W.-U. Boeckh-Behrens/W. Buskies

Gesundheitsorientiertes Fitnesstraining

Zu den Autoren

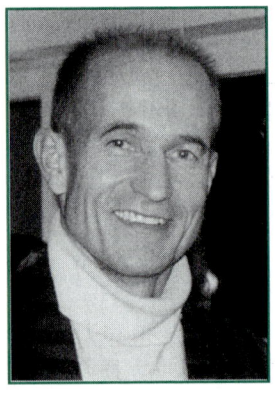

Wend-Uwe Boeckh-Behrens, Jahrgang 1943, studierte die Fächer Sport und Romanistik an den Universitäten Würzburg und Besançon. Im Rahmen seiner beruflichen Tätigkeit als Dozent an den Universitäten Würzburg (seit 1972) und Bayreuth (seit 1975) beschäftigt er sich unter anderem schwerpunktmäßig mit Fragen der Trainingslehre, Gesundheit und Fitness. Am Institut für Sportwissenschaft an der Universität Bayreuth baute er die Ausbildung Gesundheit und Fitness und den European Master in Health and Fitness auf. Seine zahlreichen Publikationen zu diesem Thema sind gekennzeichnet durch die gelungene didaktische Umsetzung der Theorie in die Praxis. Dabei kann er aus seiner langjährigen persönlichen Erfahrung als Leistungs- und Fitness-Sportler schöpfen.

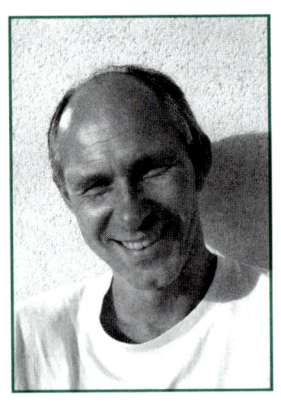

Dr. habil. Wolfgang Buskies, Jahrgang 1956, studierte Sport an der Deutschen Sporthochschule Köln und Biologie an der Universität Köln. Im Anschluß an sein Studium und eine einjährige krankengymnastische Ausbildung promovierte er 1987 an der Deutschen Sporthochschule Köln mit den Fächern Sportmedizin und Trainings- und Bewegungslehre. Seit 1987 ist er Dozent am Institut für Sportwissenschaft der Universität Bayreuth mit den Arbeitsschwerpunkten Gesundheit, Fitness sowie Trainings- und Bewegungslehre. 1998 erfolgte die Habilitation in Sportwissenschaft an der Universität Bayreuth. Er ist Verfasser zahlreicher Publikationen zu sportmedizinischen und trainingswissenschaftlichen Fragestellungen.

Inhalt

Anhang

Dr. Loges sportsCARE – Ein Service für Sportler

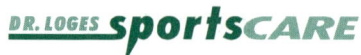

Vorwort

Die zunehmende Sensibilisierung weiter Teile der Bevölkerung für Fragen der Umwelt, der Ernährung und der Gesundheit zeugt von einem wachsenden Ökologie- und Gesundheitsbewußtsein. Damit einher geht die Erkenntnis, daß nur das selbständige, aktive Beeinflussen der Ursachen der Umwelt- und Gesundheitsgefährdung erfolgversprechend ist und nicht das halbherzige Herumdoktern an den Symptomen.

Der Band "Gesundheitsorientiertes Fitnesstraining" deckt den komplexen Bereich von Gesundheit und Fitness in umfassender Weise ab und bietet Ihnen Hintergrundwissen, praxisnahe Informationen und konkrete Anleitung. Das Buch setzt den neuesten Stand der Fitnessforschung in allgemein verständliche praktische Trainings- und Lebenshilfe um und hat das Ziel, auch Sie zu einem lebenslangen gesundheits- und fitnessorientierten Lebensstil zu motivieren.

Das "gesundheitsorientierte Fitnesstraining" spricht den noch unentschlossenen Neueinsteiger ebenso an wie den routinierten, erfahrenen Fitnessfan, die Breiten- und Leistungssportler aller Disziplinen, Fitnesstrainer, Übungsleiter, Sportlehrer sowie Studenten und Dozenten. Es ist gleichermaßen geeignet für Trainierende in Fitnessanlagen, Vereinen, Schulen und Universitäten sowie für alle Interessierte, die ihr Training selbständig organisieren.

Das vorliegende Buch wurde angeregt und unterstützt von der Arzneimittelfirma Dr. Loges + Co. GmbH. Dieses Unternehmen ist auf Naturstoffpräparate spezialisiert und bietet mit seinem *Dr. Loges sportsCARE*-Programm sportlich aktiven Menschen Präparate an, die sowohl der Gesunderhaltung und Leistungsstabilisierung dienen als auch der Vorbeugung und Behandlung von Sportverletzungen. Wir verweisen gern auf die Informationsseite am Ende dieses Bandes. Mit der dort eingehefteten Servicekarte können Unterlagen angefordert werden, auch über wissenschaftliches Trainings- und Ernährungs-know-how.

Teil I:

Grundlagen von Gesundheit und Fitness

1. Grundlagen von Gesundheit und Fitness

1.1 Die Qual der Wahl

Zukunftsforscher sagen uns neben allgemeinen gesellschaftlichen Entwicklungen wie der starken Zunahme der Anzahl älterer Menschen, dem Wandel zur Informationsgesellschaft (Medien, Computer) und zunehmender Internationalisierung auch tiefgreifende Veränderungen in der allgemeinen Wertedynamik, im Freizeitverhalten und in unserem Lebensstil voraus. Trends wie eine Zunahme des Bewußtseins für Natur und Ökologie, für Gesundheit, für körperliche Leistungsfähigkeit und Attraktivität, für Qualitätssteigerung, für Eigeninitiative, für Kultur- und Sporttourismus stehen Entwicklungen gegenüber wie Arbeitsstreß, Konsumstreß, Erlebnisstreß, „Cocooning" (Rückzug in die „neue Häuslichkeit"), Tele-, Party-, Island-, Hopping, „In-Sein", schneller Genuß, Spaß oder Individualisierung und Vereinsamung (vgl. OPASCHOWSKI 1993; WENZEL/FRANK 1993). Als übergeordneter Trend, gewissermaßen als Leittrend, ergibt sich die Vielfalt der Lebensstile. Die zahlreichen Optionsmöglichkeiten des Einzelnen, die Unabhängigkeit von Normen, die Freiräume und Freiheiten, persönliche, individuelle Entscheidungen zu treffen und Wahlmöglichkeiten zu besitzen, stellen für jeden Menschen große Chancen und große Risiken dar. Sie haben die Wahl!

Eine der stärksten positiven Strömungen unserer Zeit ist die Gesundheits- und Fitnessbewegung. Der von ihr geprägte Lebensstil spricht alle Menschen an, die aktiv ihre Gesundheit, ihre Leistungsfähigkeit, ihr äußeres Erscheinungsbild verbessern, ihr Immunsystem stärken, Risikofaktoren meiden und ihr Wohlbefinden steigern wollen.

Der Gesundheits- und Fitness-Lebensstil ist eine Lebensphilosophie der Personen, die sich nicht passiv treiben lassen wollen, die orthopädische Beschwerden, Schwächen des Herz-Kreislauf-Systems, Übergewicht und Abfall der Leistungsfähigkeit nicht als unabänderliches Schicksal hinnehmen wollen; er wendet sich an diejenigen, die ihre Risikofaktoren bekämpfen, ihre Vitalität erhal-

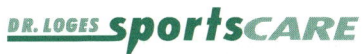
ten und stärken und ihre Lebensqualität in jedem Alter weiter verbessern wollen.

1.2 Das Gesundheitsmodell

Im Sinne einer ganzheitlichen Sichtweise integrieren wir unter dem umfassenden Begriff „Gesundheit" biomedizinische, psychologische, soziologische, pädagogische und ökologische Aspekte und erweitern den Ansatz der World Health Organization (WHO) zu einem „öko-bio-psycho-sozialen Gesundheitsverständnis".

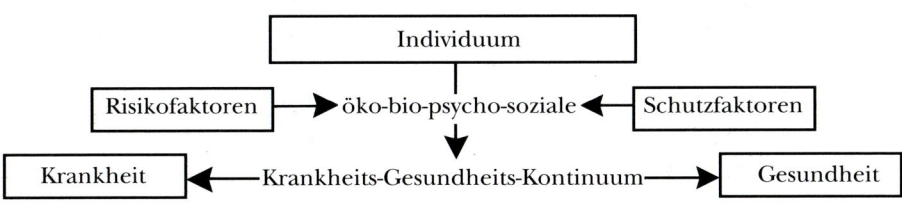

Abb. 1: Das Gesundheitsmodell (vereinfacht nach ANTONOVSKY 1979).

In Anlehnung an das Saluto-Genese-Modell (d.h. Gesundheits-Entwicklungs-Modell) von ANTONOVSKY hängt die Position des einzelnen auf dem Krankheits-Gesundheits-Kontinuum (vgl. Abb. 1) von dem Einfluß seiner vielfältigen Schutz- und Risikofaktoren ab. Wenn in bestimmten Phasen des Lebens die Risikofaktoren überwiegen - z.B. durch Überforderung und Stress in Beruf und Familie, Rauchen, Alkohol - tendiert der Mensch stärker zur Krankheit; gewinnen die Schutzfaktoren die Oberhand - z.B. durch gesunde Lebensweise und gute medizinische Versorgung - nähert er sich der Gesundheit (vgl. BÖS 1993; ANTONOVSKY 1979). Dieses Modell verdeutlicht nicht nur die Komplexität der äußeren und inneren Einflußfaktoren, es enthält auch eine sehr positive Botschaft. Es unterstützt Ihr Streben nach mehr Gesundheit, indem es Sie auffordert, durch aktives, eigenverantwortliches, gesundheitsorientiertes Handeln die beeinflußbaren Risikofaktoren zu meiden und Ihre Schutzfaktoren zu stärken.

1.3 Schutz- und Risikofaktoren

Die folgende Auflistung gibt einen Überblick über die Vielzahl an Schutz- und Risikofaktoren, die unsere Gesundheit und unser Wohlbefinden beeinflussen. Welche dieser Faktoren können Sie direkt oder indirekt beeinflussen, z. B. durch regelmäßiges Fitnesstraining, Verzicht auf Rauchen, welche können Sie nicht beeinflussen? Bei kritischer Überprüfung sehen Sie, daß die Mehrzahl der Einflußfaktoren durch unser Verhalten bestimmt wird. Verhaltensänderung ist zwar nicht einfach, aber durchaus zu schaffen. Dieses Buch möchte dazu einen kleinen Beitrag leisten - lassen Sie sich helfen, es lohnt sich!

Bereich der Gesundheit	Der Teufelskreis der Risikofaktoren	Die Macht der Schutzfaktoren
Physischer, biomedizinischer Bereich	• Bewegungsmangel	• Regelmäßige körperliche Aktivität
	• Übergewicht, Untergewicht	• Idealgewicht, gesunde, ausgewogene Ernährung, ausreichende Flüssigkeitszufuhr (Wasser)
	• Rauchen, Alkohol, übermäßiger Kaffee- und Teegenuß, Drogen, Medikamentenmißbrauch	• Verzicht auf Suchtmittel aller Art
	• Fehl- und Überbelastung im Sport, Verletzung, Verschleiß	• Regelmäßiges, ausgleichendes, gesundheitsorientiertes Fitnesstraining; Verzicht auf Risikosportarten im höheren Alter
	• Beschwerden am Bewegungsapparat z. B. Rücken, Gelenke	
	• Bluthochdruck	• Gute ärztliche Versorgung und regelmäßiges gesundheitsorientiertes Fitnesstraining
	• Zuckerkrankheit (Diabetes mellitus)	
	• Gicht	
	• Erhöhte Blutfettwerte	
	• Vernachlässigung von Vorsorgeuntersuchungen	• Regelmäßige Vorsorgeuntersuchungen
	• Genetische Disposition für Erkrankungen (ererbte Risikofaktoren)	• Genetisch positive Disposition (ererbte robuste Gesundheit)

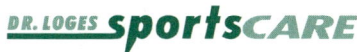

Bereich der Gesundheit	Der Teufelskreis der Risikofaktoren	Die Macht der Schutzfaktoren
	• Schädigung durch belastete Umwelt, Umweltgifte, Strahlung	• Information über Umweltbelastungen, Vermeidung soweit möglich
Psychischer Bereich	• Disstress (negativer Stress), Anspannung • Suchtverhalten • Depressionen, Agression, Angst, Minderwertigkeitsgefühl, Frustration, Unlust, Unzufriedenheit • Interesselosigkeit, Unwissenheit, Vorurteile • Überforderung, Unterforderung im Beruf • Unselbständigkeit, fremdgesteuertes Handeln • Mangelnder Wille, fehlende Beharrlichkeit, vermeintlich "keine Zeit"	• Eustress (positiver Stress), psychische Entspannungsfähigkeit • Bewältigungsressourcen (coping) • Bewältigungsstrategien, Spaß, Freude, Vergnügen, Lust, Zufriedenheit, Selbstvertrauen • Geistige Leistungsfähigkeit, Kenntnisse • Zufriedenheit, Anerkennung, Erfolg im Beruf • Aktives, selbstbestimmtes Handeln • Beharrlichkeit, gutes Time-Management

Bereich der Gesundheit	Der Teufelskreis der Risikofaktoren	Die Macht der Schutzfaktoren
Sozialer Bereich	• Mangelnde Kommunikation fehlender Freundeskreis, Isolierung, Vernachlässigung des Umfelds	• Gute Kommunikation, aktiver Freundeskreis, Geselligkeit
	• Unzufriedenheit in der Partnerschaft und Familie	• Privates Glück
	• Außenseiter	• Integration in die Gemeinschaft, soziale Anerkennung (Prestige, Status)
	• Gruppendruck, Erwartungsdruck, Konkurrenzdruck	• Anerkannte Position im Team
	• Soziale Unterschicht, geringes Bildungsniveau, schlechte Berufsausbildung, geringes Einkommen, schlechte medizinische Versorgung	• Soziale Oberschicht, gutes Bildungsniveau, gute Berufsausbildung, gehobenes Einkommen, gute medizinische Versorgung
	• Geringe Arbeitsplatzsicherheit, schlechter Arbeitsschutz, schlechte staatliche, kommunale, betriebliche Gesundheitsförderung, schlechtes Vorsorgesystem, schlechte Altersversorgung	• Gesicherter Arbeitsplatz, guter Arbeitsschutz, gute staatliche, kommunale, betriebliche Gesundheitsförderung, gutes Vorsorgesystem, gute Altersversorgung
	• Mangelnde Freizeit, viele Dienstreisen, Überstunden	• Ausreichende Freizeit
	• Keine Unterstützung durch das soziale Umfeld	• Gute Unterstützung durch Lehrer, Freunde, Familie, Kollegen
Ökologischer Bereich	• Wohn- und Lebensraum in einer Umwelt, die geprägt ist von Umweltverschmutzung, Zerstörung ökologischer Lebensräume, Lärmimmission	• Wohn- und Lebensraum in einer intakten, gesunden Umwelt

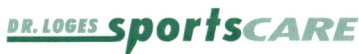

1.4 Die Säulen der Fitness

Im Rahmen einer umfassenden Gesundheitsförderung stellt Fitness nur einen - wenn auch wesentlichen - Aspekt dar. In Übereinstimmung mit STARISCHKA (1993) sehen wir die Fitness nicht als ein dem komplexen Gesundheitsbegriff ähnliches, weites Bezugsfeld, sondern als einen wesentlich engeren Bereich. Fitness beinhaltet vornehmlich jene Faktoren, die durch „Belastungs- und Beanspruchungsprozesse" beeinflußbar sind. Dabei ist es sinnvoll, in gesundheitsorientierte Fitness und sportartspezifische Fitnessaspekte zu unterscheiden. Die beiden Säulen der Fitness können folgendermaßen dargestellt werden:

FITNESS

Gesundheitsorientierte Fitness

- Aerobe Ausdauer
- Kraftausdauer
- Optimale Beweglichkeit
- Psychische und physische Entspannungsfähigkeit
- Gesunde Ernährung optimale Körperzusammensetzung
- Allgemeine Koordinationsfähigkeit

Sportorientierte Fitness

- Gesundheitsorientierte Fitnessfaktoren
- Anaerobe Ausdauer
- Schnellkraft, Explosivkraft, Maximalkraft, Reaktivkraft
- Schnelligkeit, Schnelligkeitsausdauer
- Maximale Beweglichkeit (Hyperflexibilität)
- Spezielle Koordinationsfähigkeit, sportartspezifische Techniken
- Weitere sportorientierte Fitnessfaktoren

Abb. 2: Die Säulen der Fitness.

Gesundheitsorientierte Fitness

Die sechs Elemente können als gesundheitsorientierte Fitnessfaktoren bezeichnet werden, weil sie zentrale Bedeutung für die Gesundheit des Menschen haben und gleichzeitig ein äußerst geringes Schädigungsrisiko durch Verletzung und Verschleiß mit sich bringen. Sie bilden die Basis für jedes gesundheitsorientierte Training und stehen im Mittelpunkt des Buches "Gesundheitsorientiertes Fitnesstraining".

Aerobe Ausdauer
Nur bei einem Ausdauertraining mit mäßiger Intensität steht dem Übenden genügend Sauerstoff zur Verfügung (aerobe Energiebereitstellung). Bei höherer Intensität übersteigt der Sauerstoffbedarf das Sauerstoffangebot (anaerobe Energiebereitstellung). Dies wollen wir im gesundheitsorientierten Ausdauertraining vermeiden, weil die tiefgreifenden positiven Effekte vor allem bei aerobem Ausdauertraining zum Tragen kommen (vgl. Kapitel Ausdauertraining).

Kraftausdauer
Das Training der großen Muskelgruppen von Bauch, Rücken, Brust, Schultern, Armen und Beinen formt den Körper, schützt Gelenke und Wirbelsäule und bildet eine wichtige Voraussetzung für alle Sportarten (vgl. Kapitel Krafttraining).

Optimale Beweglichkeit
Unter Gesundheitsaspekten sind weder Überbeweglichkeit (Hypermobilität, die die Stabilität der Gelenke mindert) noch eine eingeschränkte Beweglichkeit (Hypomobilität) wünschenswert. Ziel ist vielmehr eine optimale individuelle Beweglichkeit, die dazu beiträgt, muskuläre Dysbalancen zu vermeiden (vgl. Kapitel Beweglichkeitstraining).

Psychische Entspannungsfähigkeit
Leicht erlernbare, bewährte Entspannungsmethoden helfen, den vielfältigen Belastungen (Stressoren) gezielt zu begegnen und Streßsituationen besser zu meistern (vgl. Kapitel Entspannung).

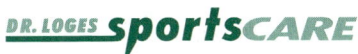

Gesunde Ernährung, optimale Körperzusammensetzung

Eine gesunde, ausgewogene Ernährung ist, gemeinsam mit regelmäßigem Training, die beste Voraussetzung für körperliche und geistige Leistungsfähigkeit, eine sportliche Figur und ein optimales Verhältnis von fettfreier Körpermasse und Körperfett (vgl. Kapitel Ernährung).

Allgemeine Koordinationsfähigkeit

Kraft und Beweglichkeit können nur durch eine gute Koordinationsfähigkeit in geschmeidige, flüssige Bewegungen umgesetzt werden. Es empfiehlt sich - im höheren Alter auch aus Sicherheitsgründen, z. B. zur Vorbeugung der Sturz- und Unfallgefahr -, das Fitnesstraining durch koordinativ anspruchsvolle, zur Kreativität anregende Übungen zu bereichern (vgl. Kapitel Alterssport).

Sportorientierte Fitness

Sportler benötigen für ihre disziplinspezifische Fitness mehr als gesundheits- orientiertes Training. Sie müssen in Wettkampf und Training auch explosive Bewegungen, Belastungsspitzen, Ausbelastungen bis zur Erschöpfung und einen hohen Belastungsumfang bewältigen. Deshalb müssen aktive Sportler zu-sätzlich zu den gesundheitsorientierten Fitnessfaktoren eine oder mehrere der sportorientierten Fitnesskomponenten berücksichtigen. Sie sind nicht Gegen- stand dieses Buches. Diese Belastungsformen bergen jedoch immer ein gewis- ses Risiko akuter Verletzungen und langfristigen Verschleißes in sich. Dies gilt für den Freizeit-, Breiten- und Schulsport ebenso wie für den Leistungssport. Wollen Sie jedoch „nur" gesund und leistungsfähig bleiben und keine spezie- le Sportart betreiben, dann können Sie auf das Training der sportartspezifischen Fitnesselemente verzichten und sich auf die gesundheitsorientierte Fitness beschränken.

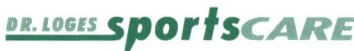

1.5 Der Gesundheits- und Fitness-Lebensstil

Der Begriff des Lebensstils wird in unterschiedlichen Theorieansätzen der Marketing- und Konsumforschung, der Psychologie und der Soziologie diskutiert. Einigkeit besteht darüber, daß der Lebensstil einer Person durch eine Vielzahl von Einflußgrößen bestimmt wird. In Anlehnung an soziologische Modelle können wir drei Dimensionen des Lebensstils unterscheiden: die Voraussetzungen (Ressourcen), die Einstellungen und das Verhalten. Beziehen wir diesen Ansatz auf den Bereich Gesundheit und Fitness, erhalten wir die Zusammenhangsebenen des gesundheitsorientierten Lebensstils. Das Strukturmodell verdeutlicht die drei Dimensionen und ihre Wechselbeziehungen.

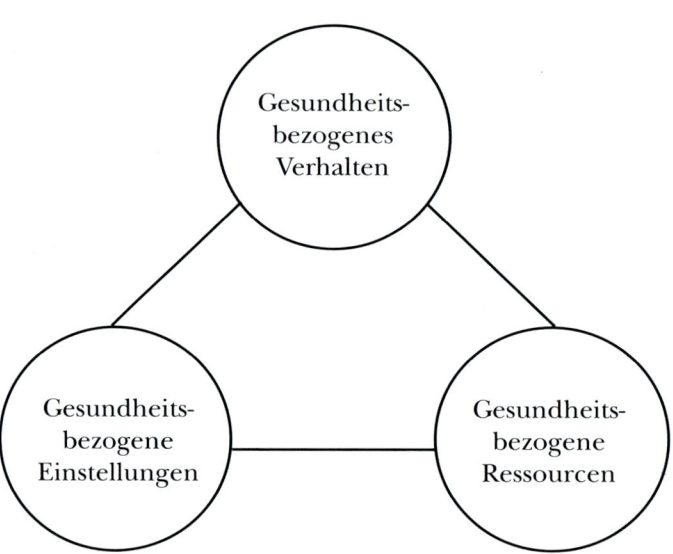

Abb. 3: Zusammenhangsebenen des gesundheitsrelevanten Lebensstils (ABEL 1992).

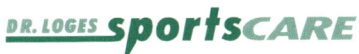

Gesundheitsbezogene Ressourcen

Die Verwirklichung unserer Ziele ist nur möglich innerhalb der vorhandenen Lebenschancen oder Ressourcen. Einige der gesundheitsrelevanten Voraussetzungen stehen fest oder können nur sehr schwer beeinflußt werden (z. B. Krankenversicherungssystem), viele können jedoch bewußt genutzt oder verändert werden (z. B. Angebote der Gesundheitserziehung, Kenntnisse über Gesundheit).

1. Personale Ressourcen beinhalten vor allem ererbte oder erworbene Schutz- oder Risikofaktoren (vgl. S. 12) wie angeborene Stärken und Schwächen (genetische Dispositionen) für oder gegen Krankheiten.

2. Die soziodemographischen Faktoren Alter, Geschlecht, familiäre Situation und Schichtzugehörigkeit begrenzen oder erweitern unsere Möglichkeiten. Untersuchungen belegen, daß in höheren gesellschaftlichen Schichten gesundheitsbezogene Einstellungen stärker im Vordergrund stehen. Der „social support", das Vorbild von Eltern, Lehrern, Freunden hat ebenso großen Einfluß wie das Meinungsbild des persönlichen Umfelds.

3. Sozioökonomische Komponenten wie Ausbildung, Beruf, Haushaltseinkommen, Arbeitsbelastung, zur Verfügung stehende Freizeit, Status- und Konsumgruppe können fördernd oder hemmend unser Gesundheitsverhalten bestimmen.

4. Sozialpolitische Faktoren dürfen ebenfalls nicht vernachlässigt werden; z. B. Krankenversicherungssystem, gesundheitspolitische Gesetzgebung, Arbeitsschutzbestimmungen, Arbeitszeitvereinbarungen, Gesundheitsvorsorge, Altersversorgung, Angebote der Gesundheitserziehung und Gesundheitsförderung durch die Träger des Gesundheitswesens, Fitnesscenter, Volkshochschulen ...

Gesundheitsbezogene Einstellungen

1. "Gesundheit ist nicht alles, aber ohne Gesundheit ist alles nichts" (SCHOPENHAUER).
Feste Überzeugungen und dauerhafte Motivation werden aufgebaut und gleichzeitig verstärkt durch die Wechselwirkungen zwischen den positiven Erfahrungen und Empfindungen beim und nach dem Fitnesstraining sowie durch Kenntnisse, den Abbau von Vorurteilen, das Gewinnen von Einsichten und durch positives Denken. Der Gesundheits- und Fitness-Lebensstil ist keine Religion, kein Dogma oder Allheilmittel, sondern bietet auf der Basis von Freiwilligkeit und Toleranz die Chance, die Lebensqualität zu verbessern. Er ermöglicht, interne Kontrollüberzeugungen (health beliefs) aufzubauen, die für die Identifikation mit dem eigenen Handeln sorgen.

2. "Add life to your years, not just years to your life".
Die Ziele und Chancen des Gesundheits- und Fitness-Lebensstils sind zahlreich (vgl. auch Schutzfaktoren, S. 12).
• Verbesserte Lebensqualität, Wohlbefinden, „Wellness", Lebensfreude, Vermeiden von Risikofaktoren.
• Gewichtskontrolle, Steigerung der Attraktivität, Körperformung.
• Stärkung des Immunsystems, verbesserte Bewältigung von Belastungen (coping process), Verbesserung der Leistungsfähigkeit in Beruf, Alltag, Freizeit in jedem Alter, Vitalität, Ausgleich zu Arbeit und Alltag.
• Lebensfreude, Spaß, innere Ausgeglichenheit, Gelassenheit, Streßabbau, Selbstbewußtsein, Entspannung.
• Kommunikation, soziale Kontakte, Geselligkeit.
Die Wege zum Erreichen dieser Ziele sind variabel und individuell wählbar. Häufig ist bereits der Weg das Ziel.

3. „Use it or lose it".
Der Mensch ist zivilisationsgeschädigt. Dauernde Untätigkeit und übermäßige körperliche Schonung sind ein schwerwiegendes Fehlverhalten, das zwangsläufig zu Beschwerden und Krankheiten führt. Die nahezu unbegrenzte und meist unterschätzte Anpassungsfähigkeit aller Funktionsbereiche des Menschen kann lebenslang genutzt werden. Alle Funktionen des Organismus sind wertvolle Geschenke, die wir durch regelmäßige, wohldosierte Nutzung gesund und leistungsfähig erhalten sollten. Dabei soll regelmäßiges, vorbeugendes Gesundheitstraining (Prävention) kurzfristiges, symptomorientiertes Krisenmanagement (Medikation, Operation) in den Hintergrund rücken.

4. „Wer rastet der rostet".

Der Gesundheits- und Fitness-Lebensstil ist auf lebenslange Aktivität angelegt. Insbesondere ältere Menschen sollen die negativen Schonungsrituale durchbrechen und bis zum Lebensende körperlich, geistig und sozial rege und aktiv bleiben.

5. „Do it yourself".

Aktives, selbstgestaltendes Handeln wird an die Stelle lähmender Passivität gesetzt. Der Mensch gestaltet und kontrolliert sein Leben selbst. Selbsthilfe ist angesagt, anstatt der Forderung nach institutioneller, therapeutischer Hilfe.

Gesundheitsbezogenes Verhalten

Erich KÄSTNER's Erkenntnis „Es gibt nichts Gutes, es sei denn, man tut es" weist auf die zentrale Bedeutung der Handlungsdimension hin. Erst durch aktives Tun können wir unsere gesundheitsbezogenen Einstellungen und Ressourcen nutzen und realisieren. Es ist entscheidend, die Bereitschaft zu entwickeln, unsere Kenntnisse über Gesundheit in die Praxis umzusetzen und die Diskrepanz zwischen Wissen und Handeln aufzuheben. Es geht in erster Linie darum, gesundheitsförderndes Verhalten auszuprägen und zu leben und gesundheitsgefährdendes Risikoverhalten zu vermeiden (vgl. Schutz- und Risikofaktoren, S. 12).

1.6 Ihr Lifestyle-Check

Wie steht es zur Zeit um Ihre Gesundheit? Die Überprüfung Ihrer Krankengeschichte, Beschwerden, Risikofaktoren, körperlichen Aktivität und Ihrer Ziele wird Ihnen zeigen, wie es um Ihre Schutz- und Risikofaktoren bestellt ist, und ob Sie eher einen gesundheitsorientierten oder stärker gesundheitsgefährdenden Lebensstil pflegen. Ihre derzeitige körperliche Leistungsfähigkeit bleibt dabei weitgehend unberücksichtigt; Kontrollverfahren der Kraft, Ausdauer und Beweglichkeit sind in den entsprechenden Kapiteln enthalten.

Gehen Sie den Lifestyle-Check sorgfältig durch und geben Sie sich selbst ehrliche Auskunft. Die Angaben geben Ihnen einen Überblick über Ihren persönlichen Lebensstil. Sie werden möglicherweise überrascht sein, in wie vielen Fällen Sie angeborenen oder verhaltensbedingten Risiken ausgesetzt sind, oder Sie werden im Gegenteil Bestätigung finden, daß Sie sich bereits sehr ge-

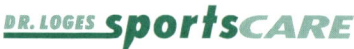

sundheitsbewußt verhalten und keine nennenswerten genetischen Risikofaktoren bestehen.

Die Ermittlung Ihres derzeitigen gesundheitlichen Lebensstil-Ist-Standes kann ein warnendes Aha-Erlebnis darstellen oder als (Teil-)Bestätigung für einen vorbildlichen gesundheitsfördernden Lebensstil dienen. In jedem Fall stellt der Lifestyle-Check den Ausgangspunkt für Ihre Bemühungen um mehr Gesundheit, Wohlbefinden, Leistungsfähigkeit und Lebensqualität dar.

Ihr Lifestyle-Check

1. Krankengeschichte

Sind bei Ihnen oder Ihren Angehörigen folgende Krankheiten/Erkrankungen aufgetreten?

	Selbst	Großeltern		Eltern		Geschwister		Kinder	
Arteriosklerose	☐	☐	☐	☐	☐	☐	☐	☐	☐
Herzrhythmusstörung	☐	☐	☐	☐	☐	☐	☐	☐	☐
Bluthochdruck	☐	☐	☐	☐	☐	☐	☐	☐	☐
Angina pectoris	☐	☐	☐	☐	☐	☐	☐	☐	☐
Herzinfarkt	☐	☐	☐	☐	☐	☐	☐	☐	☐
Schlaganfall	☐	☐	☐	☐	☐	☐	☐	☐	☐
Zuckerkrankheit	☐	☐	☐	☐	☐	☐	☐	☐	☐
Erhöhte Cholesterinwerte	☐	☐	☐	☐	☐	☐	☐	☐	☐
Chronische Bronchitis	☐	☐	☐	☐	☐	☐	☐	☐	☐
Asthma	☐	☐	☐	☐	☐	☐	☐	☐	☐
Tumorerkrankung	☐	☐	☐	☐	☐	☐	☐	☐	☐
Nierenerkrankung	☐	☐	☐	☐	☐	☐	☐	☐	☐
Schildrüsenfunktionsstörung	☐	☐	☐	☐	☐	☐	☐	☐	☐
Gicht	☐	☐	☐	☐	☐	☐	☐	☐	☐
Rheumatische Erkrankung	☐	☐	☐	☐	☐	☐	☐	☐	☐
Allergien	☐	☐	☐	☐	☐	☐	☐	☐	☐
Osteoporose	☐	☐	☐	☐	☐	☐	☐	☐	☐

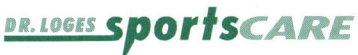

2. Orthopädische Beschwerden

Treten bei Ihnen folgende Beschwerden/Erkrankungen auf?					
Wirbelsäule/Rücken	☐ ständig	☐ häufig	☐ manchmal	☐ selten	☐ nie
Hals/Nacken	☐ ständig	☐ häufig	☐ manchmal	☐ selten	☐ nie
Schulter/Arm	☐ ständig	☐ häufig	☐ manchmal	☐ selten	☐ nie
Hüfte	☐ ständig	☐ häufig	☐ manchmal	☐ selten	☐ nie
Knie	☐ ständig	☐ häufig	☐ manchmal	☐ selten	☐ nie
Sprunggelenk/Fuß	☐ ständig	☐ häufig	☐ manchmal	☐ selten	☐ nie
sonst. Beschwerden					
	☐ ständig	☐ häufig	☐ manchmal	☐ selten	
	☐ ständig	☐ häufig	☐ manchmal	☐ selten	
	☐ ständig	☐ häufig	☐ manchmal	☐ selten	

Gehen Sie auf Nummer sicher - dies ist der oberste Grundsatz gesundheits-orientierten Fitnesstrainings. Sollten in der Krankengeschichte bei Ihnen oder gehäuft bei Ihren Angehörigen eine oder mehrere Krankheiten aufgetreten sein, fragen Sie Ihren Arzt um Rat und lassen Sie sich von ihm „grünes Licht" für Ihr Training geben. Dasselbe gilt auch für akute Beschwerden und Erkrankungen. Nutzen Sie auch die z. T. kostenlosen ärztlichen Gesundheitschecks, und diskutieren Sie unklare oder kritische Ergebnisse mit Ihrem Arzt.

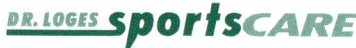

3. Risikofaktoren

3.1 Ernährung

Fühlen Sie sich selbst ...

☐ übergewichtig	☐ untergewichtig	☐ normalgewichtig

Woran liegt das Ihrer Meinung nach?

☐ zu viele Kalorien	☐ häufige Geschäftsessen	☐ Anlage	☐ Anlage
☐ zu viel Fett	☐ häufiges Kantinenessen	☐ Eßstörungen	☐ gesunde Ernährung
☐ zu viele Süßigkeiten	☐ zu wenig körperl. aktiv	☐ zu wenig Kalorien	☐ Kalorienbeschränkung
☐ zu viel Alkohol	☐ Essen aus Langeweile	☐ zu viel Sport	☐ regelmäßig Sport
☐ sonst		☐ sonst	☐ sonst

Wollen Sie abnehmen? **Wollen Sie zunehmen?** **Wollen Sie Ihr Gewicht halten?**

☐ Nein ☐ Ja, ... Kg   ☐ Nein ☐ Ja, ... Kg   ☐ Nein ☐ Ja

Machen Sie zur Zeit eine Diät?

☐ Nein ☐ Ja

3.2 Genußmittel/Medikamente

☐ Ich bin Raucher	☐ Ich rauche nicht mehr seit ..... Jahren	☐ Ich rauche nicht

Was rauchen Sie?	Wieviele pro Tag?	Seit wievielen Jahren?
Zigarette		
Pfeife		
Zigarre/Zigarillo		

Nehmen Sie zur Zeit Medikamente?	☐ Nein	☐ Ja

Welche?	Wie häufig?

Wieviele Tassen bzw. Gläser mit Koffein/Tein nehmen Sie zu sich und warum?

	pro Tag	pro Woche	Durst löschen	Genuß	ich brauche es	sonstige Gründe
☐ Kaffee			☐	☐	☐	
☐ Cola			☐	☐	☐	
☐ Tee			☐	☐	☐	

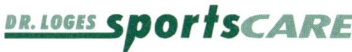

Wieviele Gläser Alkohol trinken Sie und warum?						
	pro Tag	pro Woche	Durst löschen	Genuß	ich brauche es	sonstige Gründe
☐ Bier			☐	☐	☐	
☐ Wein			☐	☐	☐	
☐ Hochproz.			☐	☐	☐	
☐ sonst			☐	☐	☐	

Haben Sie oder hatten Sie mit Alkoholproblemen zu kämpfen? ☐ Nein ☐ Ja

3.3 Beruf / Ausbildung / Freizeit

Ist Ihre berufliche Tätigkeit vorwiegend ... ☐ sitzend ☐ stehend ☐ sonst

Ihre durchschnittliche Arbeitszeit ist von .... Uhr bis ....Uhr

Wieviel Urlaubstage haben Sie pro Jahr? .... Tage

Wieviel Tage pro Monat sind Sie beruflich auf Reisen? .... Tage

Macht Ihnen Ihr Beruf Spaß?

☐ immer   ☐ meistens   ☐ manchmal   ☐ selten   ☐ nie

Wieviel Stunden schlafen Sie durchschnittlich am Tag?

☐ < 4h   ☐ 4 - 6h   ☐ 6 - 8h   ☐ > 8h

Leiden Sie unter Schlafstörungen?

☐ sehr oft   ☐ häufig   ☐ manchmal   ☐ selten   ☐ nie

Welchen Freizeitbeschäftigungen/Hobbys gehen Sie regelmäßig nach?

3.4 Psychische und soziale Faktoren

Wie häufig haben Sie negative Emotionen wie Depressionen, Angstgefühle, Aggressivität,Nervosität?

☐ nie   ☐ selten   ☐ manchmal   ☐ oft   ☐ sehr oft

Wie versuchen Sie gegebenenfalls diese Gefühle zu beseitigen?

☐ Essen   ☐ Alkohol   ☐ Rauchen   ☐ Medikamente

☐ Weinen   ☐ Schlafen   ☐ Arbeiten   ☐ Entspannung/ Meditation

☐ mit Freunden reden   ☐ Unterdrücken   ☐ sonst:

weiter auf der nächsten Seite

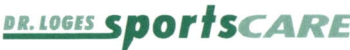
Fühlen Sie sich privat glücklich?

☐ Ja, sehr   ☐ ziemlich   ☐ teils-teils   ☐ Nein   ☐ überhaupt nicht

Haben Sie Kontakt mit Freunden?

☐ sehr oft   ☐ regelmäßig   ☐ manchmal   ☐ selten   ☐ nie

Haben Sie Schwierigkeiten mit Vorgesetzten/Berufskollegen?

☐ sehr oft   ☐ häufig   ☐ manchmal   ☐ selten   ☐ nie

Die Lifestyle-Risikofaktoren berücksichtigen mehrere Bereiche Ihres täglichen Lebens, in denen häufig Belastungen für Ihre Gesundheit verborgen sind.

Experten behaupten, daß 50 Prozent der Gesundheit durch die Ernährung bestimmt wird. Ein ehrlicher Blick auf Ihre Ernährung wird Ihnen zeigen, ob Sie z.B. übergewichtig sind, und ob die Gründe dafür in berufsbedingten Eßgewohnheiten, ungesunder Ernährung (zu viel Fett, Alkohol, Süßigkeiten), Bewegungsmangel oder schlechtestenfalls in allen drei Faktoren gemeinsam liegen.

Der Abschnitt Genußmittel/Medikamente lenkt Ihre Aufmerksamkeit auf das schwerwiegende Problem Nikotin- und Medikamentensucht und den häufig sozial akzeptierten, dennoch nicht minder gefährlichen Alkohol- und Koffeinmißbrauch.

Auch die Durchleuchtung Ihres Arbeits- und Freizeitverhaltens setzt deutliche Warnzeichen: Vorwiegend sitzende Tätigkeit, zu wenig Schlaf, zu lange Arbeitszeiten, zu viele Dienstreisen und wegen chronischer Überlastung nachlassender Spaß am Beruf.

Emotionale und soziale Belastungen wie Streß im Beruf, in der Familie, zu seltene soziale Kontakte und untaugliche Strategien, um diese negativen Emotionen zu beseitigen (Medikamente, Rauchen, Arbeit, Alkohol), stellen erhebliche Risiken für Ihre Gesundheit und Ihr Wohlbefinden dar.

Beachten Sie alle diese Warnsignale und nehmen Sie sie ernst. Das Buch "Gesundheitsorientiertes Fitnesstraining" will Ihnen den Weg zu sinnvollen Bewältigungsstrategien und einem gesundheitsfördernden Lebensstil weisen.

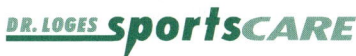

4. Körperliche Aktivitäten

Betreiben Sie regelmäßig Sport/Fitnesstraining? ☐ Ja ☐ Nein

Welche körperlichen Aktivitäten?	Wie oft pro Woche?	Wieviele Std. bzw. Min. pro Woche?	Seit wievielen Jahren?
☐ Fitnessgymnastik/Aerobic/Tanz			
☐ Krafttraining			
☐ Ausdauertraining an Geräten			
☐ Stretching			
☐ Entspannungstraining			
☐ Wandern/Bergsteigen			
☐ Schwimmen			
☐ Joggen			
☐ Radfahren			
☐ Sonstige Sportarten (Tennis, ...)			
☐ Sonstige Alltagsaktivitäten (Spazierengehen, Gartenarbeit, ...)			

Sind Sie Mitglied in einem ☐ Sportverein ☐ Fitneßstudio ☐ sonst. Sportinstitution

Wie fit fühlen Sie sich zur Zeit?
☐ total außer Form ☐ schlecht in Form ☐ mittel ☐ ganz gut ☐ topfit

Haben Sie schon einen ärztlichen Sporttauglichkeitscheck gemacht?
☐ Nein ☐ Ja, am ....

Sie wissen gar nicht, wie wohl Sie sich fühlen können, bevor Sie nicht regelmäßiges körperliches Training absolviert haben! Der Mensch ist sehr anpassungsfähig; auch den schwerwiegenden Risikofaktor „Bewegungsmangel" hält er zunächst viele Jahre ohne größere Beschwerden aus. Beeinträchtigungen des Wohlbefindens können sich zwar frühzeitig als Nervosität, Aggressivität, Mattigkeit oder Verlust an Vitalität und Lebensfreude bemerkbar machen, denn der Mensch als „Beweger" braucht körperliche Aktivität wie eine Pflanze das Wasscr. Größcre Beschwerden an Herz, Kreislauf, Rücken treten erst viel später auf, dann allerdings häufig mit stetig zunehmendem Leidensdruck. Lassen Sie es nicht so weit kommen!

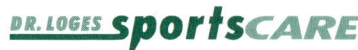

Überprüfen Sie Ihr Aktivitätsniveau. Machen Sie weiter so, wenn Sie gut in Form oder topfit sind und regelmäßig durch zügige Spaziergänge (mindestens 3 x 30 Minuten pro Woche) oder Aerobic oder Ausdauertraining oder Krafttraining oder .... körperlich aktiv sind. Dabei ist nicht die Intensität Ihres Trainings das Wichtigste, sondern die Regelmäßigkeit! Nehmen Sie die wirksamste „Pille" gegen die meisten Beschwerden und Risikofaktoren - körperliche Aktivität, zwei- bis viermal die Woche, zwischen den Mahlzeiten.

5. Ziele

Welche Verhaltensänderungen streben Sie an?

Bewegungsmangel bekämpfen durch	☐ Training im Fitnesscenter
	☐ Training im Sportverein
	☐ Privat organisiertes Training
	☐ Training bei sonstigen Sportanbietern
Krankheitsrisiken vermindern durch	☐ Regelmäßigen Gesundheitscheck
	☐ Akute Behandlung von Erkrankungen
	☐ Dispositionen für Krankheiten mit dem Arzt besprechen
Orthopädische Beschwerden an Rücken, Hals, Nacken vermeiden oder verringern durch	☐ Kursteilnahme Rückentraining
	☐ Regelmäßiges Heimtraining
	☐ Training im Fitnesscenter
Risiken des Herz-Kreislauf-Systems vermeiden oder verringern durch	☐ Ärztliche Belastbarkeitskontrolle
	☐ Regelmäßiges privates Ausdauertraining
	☐ Regelmäßiges Ausdauertraining im Fitnesscenter/Sportverein
Änderung der Ernährungsgewohnheiten durch	☐ Ernährung gesünder gestalten
	☐ Kalorienzahl beschränken, abnehmen
	☐ Kalorienzahl erhöhen, zunehmen
Genußmittel, Medikamente einschränken durch	☐ Raucherentwöhnung
	☐ Koffein, Tein, Alkohol einschränken
	☐ Medikamentenmißbrauch vermeiden
Psycho-sozialen Stress reduzieren durch	☐ Private und/oder berufliche Situation verändern
	☐ Entspannungstechniken erlernen
	☐ Kontakte pflegen

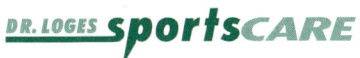

Welche Ziele streben Sie zusätzlich durch Fitnesstraining an?	
☐ Attraktivität verbessern	☐ Körperformung
☐ Muskelaufbau/Bodybuilding	☐ Regulierung des Körpergewichts
☐ Verbesserung der Leistungsfähigkeit	☐ Verbesserung der Ausdauer
☐ Verbesserung der Kraft	☐ Streßbewältigung/Entspannung
☐ Gesundheit stabilisieren	☐ Krankheitsanfälligkeit verringern
☐ Altersabbau verlangsamen	☐ Selbstbewußtsein stärken
☐ Soziale Kontakte verbessern	☐ Geselligkeit/Kommunikation
☐ Neue Kontakte knüpfen	☐ Gemeinsam mit dem Partner trainieren
☐ Spaß/Freude	☐ Lust an der Bewegung
☐ Abwechslung/etwas erleben	☐ Spaß an der Musik und Bewegung
☐ Sonstige Ziele ☐	☐
☐	☐
☐	☐

Wie regelmäßig werden Sie Fitnesstraining betreiben?

☐ 1x 14 tägig   ☐ 1x pro Woche   ☐ 2x pro Woche   ☐ öfter als 2x pro Woche

Wer sich auf den Weg macht und sein Ziel nicht kennt, wird dieses nicht auf dem schnellsten Weg erreichen. Ihre Ziele weisen Ihnen den Weg. Nutzen Sie den Zielkatalog, um Ihre persönlichen Ziele herauszufinden und mit sich selbst zu „diskutieren". Bedenken Sie, daß für manche Menschen hohe Ziele wie Schlankheit oder völlige Beschwerdefreiheit sehr fern liegen. Streben Sie in Form eines „Stufenplans" zunächst erreichbare Nahziele an wie Spaß und Freude am Training allein, mit Partner oder Freunden. Mit regelmäßigem Training ist der wichtigste Schritt bereits getan. Fitnesstraining wird ein Teil Ihres Lebensstils, und die großen Fernziele werden mit der Zeit erreichbar.

Gesamtergebnis des Lifestyle-Checks

Der Lifestyle-Check prüft Ihr Verhalten in den gesundheitsrelevanten Bereichen Krankengeschichte, Beschwerden, Risikofaktoren, körperliche Aktivität und Zielsetzungen. Überprüfen Sie die Einzelabschnitte des Gesamtchecks, stellen Sie Ihre Stärken (Schutzfaktoren) und Schwächen (Risikofaktoren) fest. Die Analyse Ihres Lifestyles, das Erkennen von Schwachstellen und das Bewußtmachen der schädigenden Wirkung der Stressoren sind bereits die ersten Schritte zur Verhaltensänderung. Bewerten Sie nun Ihr individuelles Ergebnis selbständig und entscheiden Sie, ob Verhaltensänderungen notwendig sind und von Ihnen selbst mit voller Überzeugung mitgetragen werden. Ist dies der Fall, dann handeln Sie: Machen Sie in den positiven Bereichen weiter wie bisher und verstärken Sie dieses Verhalten; ändern Sie Ihr Risikoverhalten in den negativen Bereichen.

Verhaltensänderung ist eine komplexe Aufgabe; mit Beharrlichkeit, langem Atem, Toleranz gegen sich selbst - nobody is perfect, und gelegentliche Rückfälle sind normal - sowie der Taktik der kleinen Schritte wird es Ihnen gelingen, Ihren Lebensstil allmählich gesundheitsorientiert auszurichten.

1.7 Tips zum Anfangen und Dabeibleiben

Die Schritte der Verhaltensänderung

In vielen Lebensbereichen wie der Verkehrserziehung, Suchtbekämpfung, Umwelterziehung und Gesundheitserziehung ist es das Ziel, negative, risikobehaftete, unerwünschte Verhaltensweisen abzubauen und positive, erwünschte Verhaltensweisen aufzubauen und zu stärken. Dieses schwierige Problem ist ein Schwerpunktthema der psychologischen Forschung, die Modelle entwickelt hat, welche die Schritte beschreiben, die bei der Änderung von Verhaltensgewohnheiten in der Regel durchlaufen werden (vgl. PROCHASKA 1990).

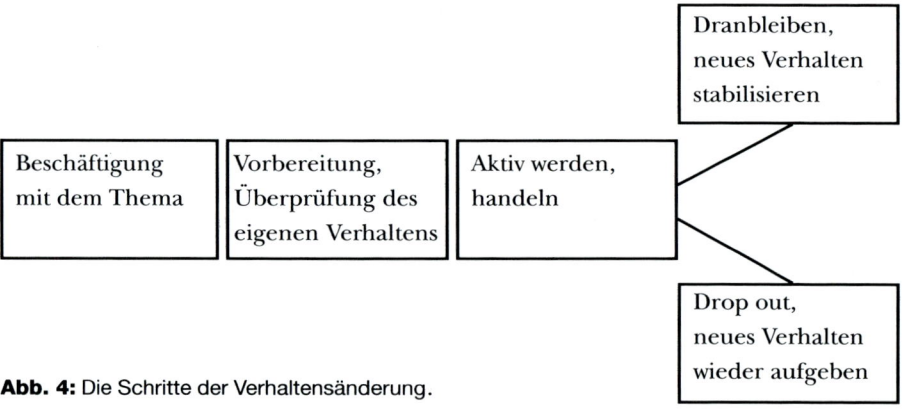

Abb. 4: Die Schritte der Verhaltensänderung.

Diese Stufen der Verhaltensänderung können wie in einer Spirale immer aufs neue durchlaufen werden, d. h. die Phasen der Stabilisierung oder der Aufgabe des neuen Verhaltens können in eine Phase der erneuten Beschäftigung mit dem Thema einmünden. Dies kann entweder zu einer weiteren Festigung des Verhaltens oder zu einem erneuten Fehlschlag führen (z. B. mehrfach gescheiterte Versuche, durch Diäten abzunehmen). In Anlehnung an dieses Modell können wir für den Bereich Gesundheit und Fitness folgende praxisnahe Tips formulieren:

1. Gesundheitsbewußtes Verhalten beginnt im Kopf.
Beschäftigen Sie sich mit dem Thema Gesundheit und Fitness. Entwickeln Sie Interesse für alle Fragen der aktiven Gesundheitsförderung, erwerben Sie Kenntnisse und bilden Sie sich eine eigene Meinung. Lassen Sie ein neues gesundheitsorientiertes Bewußtsein wachsen und gewinnen Sie eine positive Einstellung gegenüber Gesundheit und Fitness. Beobachten Sie Ihre Umgebung und bewerten Sie das beobachtete Risikoverhalten kritisch. Wenn Sie uns als Leser bis hierher gefolgt sind, ist der erste Schritt zur Verhaltensänderung bereits erfolgreich getan.

2. Überprüfen Sie Ihr eigenes Gesundheitsverhalten.
Führen Sie den Lifestyle-Check durch und beurteilen Sie Ihr bisheriges Verhalten. Entscheiden Sie sich erst dann für den Gesundheits- und Fitness-Lebensstil, wenn Sie sich davon angesprochen fühlen und überzeugt sind.

3. Befreien Sie sich aus dem Käfig alter Verhaltensweisen und fangen Sie noch heute mit praktischer, gesundheitsorientierter Lebensweise an. Suchen Sie keine Ausreden mehr und verschieben Sie es nicht. Kein Tag wird günstiger sein als heute. Zögern Sie deshalb nicht länger; heute, jetzt ist der beste Zeitpunkt.

Wählen Sie Aktivitäten, die Ihnen Spaß machen. Wenn Sie nicht gerne laufen, gehen Sie zur Aerobic oder fahren Sie Rad, um Herz und Kreislauf zu trainieren. Mit Trainingsformen, die Ihnen Spaß machen, fällt Ihnen das Training leicht und wird zum Vergnügen.

Trainieren Sie regelmäßig und legen Sie keine langen Trainingspausen ein. Erst die Summation der Effekte vieler Übungseinheiten bringt die gewünsch-

ten dauerhaften Anpassungserscheinungen. Nutzen Sie auch im All-
tag alle Möglichkeiten zur Bewegung, werden Sie ein aktiver Mensch.
- Fahren Sie, wann immer möglich, mit dem Fahrrad und nicht mit dem Auto.
- Benutzen Sie immer die Treppen, nie den Aufzug.
- Wechseln Sie im Büro zwischen Sitzen, Stehen und Gehen.
- Führen Sie Ihren Hund selbst „gassi"; erledigen Sie die Gartenarbeit selbst.
- Auf Reisen gehören Sportschuhe und Trainingsanzug immer ins Reisege-
  päck.

4. Bleiben Sie dran und genießen Sie Ihre Erfolge.
- Setzen Sie sich konkrete, erreichbare, nachprüfbare Nahziele und stellen Sie
  die nur langfristig erreichbaren Fernziele wie umfassende Gesundheit und
  Idealgewicht zunächst in den Hintergrund.
- Genießen Sie vor allem die Freude an der Bewegung, den Spaß in der Gruppe, den Stolz und die Zufriedenheit über das durchgeführte Programm und
  das Wohlbefinden nach dem Training. Diese positiven Emotionen sind viel
  wichtiger als verbissenes Gesundheitsstreben. Trainieren Sie mit Ihrem Partner und mit Freunden. Die soziale Unterstützung durch nahestehende Personen hat sich als wesentlicher unterstützender Faktor für das „Dabeibleiben"
  erwiesen.
- Feiern Sie Ihre Erfolge! Sie haben durchgehalten und vier Wochen lang regelmäßig trainiert. Es hat Ihnen Spaß gemacht, und Sie fühlen sich gut. Freu-
  en Sie sich über den Erfolg und genießen Sie das Erfolgserlebnis.
- Seien Sie tolerant mit sich selbst. Versuchen Sie nicht, Gesundheit und Fitness perfekt und total zu erreichen. Bleiben Sie flexibel, realistisch und ver-
  zeihen Sie sich kleine, gelegentliche „Sünden".

Vermeiden Sie die typischen Drop-out-Fehler:
Spontane, unvorbereitete Entscheidungen führen häufig zur Aufgabe. Dies gilt
auch für unregelmäßigen Trainingsbesuch, das Anstreben unrealistischer Fernziele, zu intensive, lange Trainingsprogramme, überfüllte Trainingsräume, fehlende Trainingspartner und soziale Unterstützung, keine Freude und kein Spaß
beim Training (vgl. BOECKH-BEHRENS 1988; BREHM 1994).

1.8 Literatur

ABEL, Th.:
Konzepte und Messung gesundheitsrelevanter Lebensstile.
In: Prävention 15 (1992) 4, 123-128.

ANTONOVSKY, A.:
Health, stress and coping. London/San Francisco 1979.

BOECKH-BEHRENS, W.-U.:
Fit durchs Leben. Krefeld 1988.

BÖS, K.:
Sport und Gesundheit. In: Sportpsychologie (1993) 1, 9-16.

BREHM, W.:
Zum Dabeibleiben motivieren. In: Bodylife (1994) 27, 69-79.

OPASCHOWSKI, H. W.:
Freizeitökonomie. Marketing von Erlebniswelten. Opladen 1993.

PROCHASKA, J.:
Prescribing to the stages and levels of change.
In: Psychotherapy (1990) 28, 463-468.

STARISCHKA, St.:
Sportmotorische Tests für Fitnesstraining.
In: BEUKER, F.: Fitness heute. Erkrath 1993.

WENZEL, C. O., FRANK, J.:
Freizeit, Freizeitbedarf, Freizeitverhalten.
In: Sportstudio und Fitnesscenter 5 (1994) 1/2, 4-8.

Teil II:

Krafttraining

2. Krafttraining

Die zunehmende Automatisation und Technisierung geht in unserer Gesellschaft bei vielen Menschen mit einer Abnahme der körperlichen Aktivität einher. Die Auswirkungen von Bewegungsmangel begünstigen dabei nicht nur degenerative Herz-Kreislauf-Erkrankungen, sie beeinflussen auch unseren Bewegungsapparat negativ. Nicht von ungefähr zählen Rückenschmerzen und Osteoporoseerkrankungen zu den häufigsten orthopädischen Krankheitsbildern. Zum Erhalt und zur Verbesserung der Leistungsfähigkeit und Belastbarkeit des Haltungs- und Bewegungsapparates ist ein gezieltes Krafttraining sinnvoll und notwendig. Dies gilt um so mehr, da die Muskelkraft bereits ab dem 30. Lebensjahr abnimmt. Einen Körper ohne adäquate Bewegungsreize kann man sich wie ein Bein vorstellen, das mehrere Wochen in Gips lag. Die Muskulatur und die Kraft nehmen drastisch ab, die Funktionsfähigkeit ist stark eingeschränkt. Viele Menschen legen ihren Körper über lange Jahre gewissermaßen freiwillig „in Gips", wenn sie ihm neben täglich acht Stunden Schreibtischarbeit zusätzlich durch eine körperlich inaktive Freizeitgestaltung die notwendigen Bewegungs- und Belastungsreize vorenthalten. Tätigkeiten, die früher leicht bewältigt wurden, werden dann plötzlich zur Anstrengung. Die vernachlässigte, geschwächte Muskulatur kann ihre Aufgabe nicht mehr voll erfüllen, und Rückenschmerzen, Verspannungen, Gelenkbeschwerden etc. treten verstärkt auf. Außer gesundheitlichen Vorteilen bietet das Krafttraining aber auch die Möglichkeit der Körperformung durch einen gezielten Muskelaufbau an den gewünschten Körperstellen, der Gewebestraffung und der Fettreduktion. Jeder hat also die Wahl zwischen einem wenig beanspruchbaren und beschwerdeanfälligen oder einem attraktiven, kräftigen und belastbaren Körper.

Die Kraft spielt auch als Basisfähigkeit für viele Sportarten eine besondere Rolle. Neben der Leistungssteigerung liegt die Hauptbedeutung des gesundheitsorientierten Fitness-Krafttrainings bei Sportlern mit ihrem häufig nur auf die Sportart ausgerichteten einseitigen Training vor allem im kompensatorischen Bereich. Ein sinnvoll durchgeführtes Krafttraining dient hierbei dem Ausgleich muskulärer Dysbalancen, dem Schutz und der Stabilisierung der im Leistungssport häufig sehr hoch belasteten Strukturen des Bewegungsapparates wie z. B. Wirbelsäule, Schulter-, Hüft- und Kniegelenk, und somit letztlich auch

der Verletzungsprophylaxe und als Vorbeugung gegen vorzeitige Abnutzungserscheinungen.

2.1 Effekte des Krafttrainings

Die Vorteile eines richtig durchgeführten Krafttrainings sind vielfältig. Die Effekte sind abhängig von der Übungsauswahl und -durchführung, der dem
Trainingszustand und den Trainingszielen angepaßten Trainingsmethode und
der Regelmäßigkeit des Trainings.

Vorteile eines regelmäßigen Krafttrainings	
Präventive Ziele	• Erhalt und Verbesserung der Leistungsfähigkeit und der Belastbarkeit des Stütz- und Bewegungsapparates • Verringerung des Verletzungs- und Verschleißrisikos im Alltag, bei der Arbeit und im Sport • Stabilisierung des passiven Bewegungsapparates – Erhöhung der Festigkeit und Belastbarkeit von Sehnen, Bändern, Knorpel und Knochen • Vorbeugung gegen Rückenbeschwerden, Haltungsschwächen, Osteoporose, arthrotischen Veränderungen, muskulären Dysbalancen, Beschwerden am Bewegungsapparat • Kompensation der Kraftabnahme im Altersgang und einer erhöhten orthopädischen Belastung aufgrund einer Körpergewichtszunahme mit fortschreitendem Alter • Kompensation bei Sportarten mit einseitigem Training – dadurch Vorbeugung von Verletzungen und vorzeitigen Abnutzungserscheinungen • Erhalt der Autonomie im Alter • Je nach Trainingsprogramm ggf. kardioprotektive Effekte wie z. B. Senkung der Ruheherzfrequenz und positive Effekte auf den Blutfettspiegel

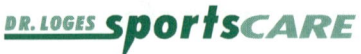

Vorteile eines regelmäßigen Krafttrainings

Rehabilitative Ziele
- Beschleunigung der Rehabilitation nach Verletzungen oder operativen Eingriffen am Bewegungsapparat, z.B. Bandscheibenvorfällen, Knochenbrüchen, Bänderrissen
- Verringerung bzw. Vermeidung von Beschwerden und funktionellen Einbußen bei chronisch oder latent auftretenden Beschwerden am Bewegungsapparat wie z.B. Rückenschmerzen und Kniebeschwerden
- Rascher Wiederaufbau der Leistungsfähigkeit nach beschwerde- und verletzungsbedingten Ruhepausen

Leistungssteigerung
- Kraftzuwachs – eine gute Kraftfähigkeit ist eine wichtige Grundlage für die meisten Sportarten
- Kompensation nicht speziell trainierter Muskelgruppen bei Sportarten mit einseitigen Kraftbeanspruchungen

Körperformung
- Aufbau von Muskelmasse
- Profilierung der Muskulatur und Gewebestraffung/ Bodyshaping
- Verringerung des Körperfettanteils
- Bei Untergewicht Steigerung des Körpergewichts durch Muskelzuwachs, bei Übergewicht möglicherweise Gewichtsreduktion

Psychische Effekte
- Steigerung des Selbstbewußtseins und Selbstwertgefühls
- Entwicklung von Körperbewußtsein und Verbesserung der Körperwahrnehmung
- Verbesserung der Stimmung (Wohlbefinden)

2.2 Fakten zum Krafttraining

1. Ein fitnessorientiertes Krafttraining ist in jedem Alter möglich und sinnvoll.

2. Gerade zu Trainingsbeginn, nach Trainingsunterbrechungen und bei Aufnahme von neuen Übungen in das Trainingsprogramm kommt es im Krafttraining häufig zu Muskelkater (Mikroverletzungen in der Muskelfaser), der nach einigen Tagen wieder ausheilt. Zur Vorbeugung ist ein langsamer Trainingsaufbau und dosierter Belastungsbeginn sowie eine sorgfältige Aufwärmarbeit sinnvoll. Es hat sich z. B. bewährt, den einzelnen Satz (= Serie - aufeinanderfolgende Wiederholungen einer Übung ohne Pause) nicht bis zur letztmöglichen Wiederholung durchzuführen.

3. Kraftverbesserungen sind bei jedem Leistungsniveau auch nach jahrelangem Training möglich. Einsteiger erzielen in den ersten Monaten und Jahren die deutlichsten Leistungssteigerungen.

4. Durch regelmäßiges Training kann die Kraft bis zum 6. Lebensjahrzehnt weitgehend konstant gehalten werden. Ab diesem Zeitpunkt wird zumindest die Geschwindigkeit der Leistungsabnahme verringert, und ein gutes Kraftniveau kann bis ins hohe Alter erhalten bleiben.

5. Eine Kraftarbeit mit geringen Gewichten beim Hanteltraining und an Kraftmaschinen ist häufig leichter und besser dosierbar als kräftigende gymnastische Übungen mit dem eigenen Körpergewicht. Der eigene Körper bedeutet für Einsteiger manchmal eine zu hohe Intensität (z. B. Klimmziehen).

6. Krafttraining ist kein komplettes Fitnesstraining. Mit dem Krafttraining können z. B. keine nennenswerten, gesundheitlich positiven Effekte auf das Herz-Kreislauf-System erzielt werden.

7. Durch Krafttraining kann zwar eine effektive Figurformung erreicht werden, als alleinige Maßnahme zum Fettabbau ist es jedoch nicht optimal. Sinnvoll ist ein ergänzendes Ausdauertraining sowie eine qualitative und quantitative Ernährungsumstellung.

8. Je mehr Muskelmasse bei gleichem Körpergewicht vorhanden ist, desto grö-

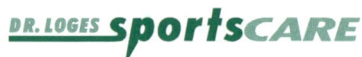

ßer ist der Energieverbrauch in Ruhe, da der Ruheumsatz des stoffwechselaktiven Muskelgewebes größer ist als der von Fettgewebe (vgl. Band 2, Kap.
Ernährung).

9. Beim Krafttraining kommt es mitunter zu einem enormen Blutdruckanstieg
(z.T. über 300 mmHg), zu einer starken Übersäuerung des Muskels (Laktatwerte
z.T. über 10 mmol/l, BUSKIES et al. 1994 vgl. Tab. 1) und zu einer gesteigerten Streßhormonausschüttung.

Maximalwerte		Laktat (mmol/l)	Herzfrequenz (l/min)	Blutdruck (mmHg)
		x ± s	x ± s	x ± s
Crunch	Ausbelastung	4.1 ± 0.9	113 ± 14	254 ± 29
	minus 20%	3.4 ± 0.7	103 ± 13	278 ± 12
	p	< 0.001	<0.001	< 0.001
Beinbeugen	Ausbelastung	7.1 ± 1.3	139 ± 15	279 ± 23
	minus 20%	5.2 ± 1.2	122 ± 11	284 ± 18
	p	< 0.001	< 0.001	> 0.05
Lat-Ziehen	Ausbelastung	8.9 ± 1.8	146 ± 18	*
	minus 20%	6.4 ± 1.5	128 ± 16	*
	p	< 0.001	< 0.001	*
Beinpressen	Ausbelastung	12.2 ± 2.8	152 ± 14	284 ± 12
	minus 20%	7.7 ± 2.6	136 ± 14	285 ± 8
	p	< 0.001	< 0.001	> 0.05

Individuelle Maximalwerte	Laktat (mmol/l)		Herzfrequenz (l/min)		Blutdruck (mmHg)	
	♂	♀	♂	♀	♂	♀
Ausbelastung	17.6	16.8	179	168	> 300	> 300
minus 20%	14.1	11.0	164	152	> 300	> 300

Tab.1 : Laktat-, Herzfrequenz- und Blutdruckverhalten bei einem Krafttraining mit Wiederholungszahlen pro Satz bis zur Ausbelastung und Sätzen mit um 20% reduzierter Wiederholungszahl. (* Die Werte konnten aus meßtechnischen Gründen nicht registriert werden.)

Diese physiologischen Reaktionen sind zwar bei Gesunden unbedenklich; bei Personen mit stark degenerativen Herz-Kreislauf-Veränderungen oder Bluthochdruckpatienten (Hypertonikern) können sie jedoch ein Gesundheitsrisiko darstellen. Eine internistische und orthopädische Untersuchung vor Trainingsbeginn jenseits des 30. - 35. Lebensjahres ist daher zumindest für Personen mit Risikofaktoren ratsam. Ein 'sanftes' Krafttraining, in dem die Serienbelastung nicht bis zur letzten möglichen Wiederholung durchgeführt wird, vermindert die kardiovaskuläre und orthopädische Belastung erheblich. Hinzu kommt, daß die Gefahr der Preßatmung deutlich geringer ist. Bei hohen Belastungsintensitäten bzw. bei den letzten Wiederholungen eines Satzes bis zur Ausbelastung - hier verlangen die letzten Wiederholungen eine maximale Kraftanstrengung, weil sie auf einen ermüdeten Muskel treffen - nutzen Trainierende die Preßatmung zur höheren Kraftentwicklung, indem sie sich über die Wirbelsäulen- und Brustkorbstabilisierung zur Verbesserung der Hebelwirkung für die Muskulatur feste Ansätze schaffen. Als Folgen der Preßatmung und der hiermit verbundenen großen Druckerhöhung im Brustraum ist der Blutrückfluß zum Herzen aus den Armen, Beinen und dem Kopfgebiet stark behindert, was dazu führt, daß die Durchblutung des Herzmuskels selbst sowie die Menge Blut, die vom Herzen zur Versorgung des Körpers pro Zeiteinheit ausgepumpt wird (Herzzeitvolumen) bis fast um die Hälfte abnehmen kann (vgl. HOLLMANN et al. 1983). Dies kann insbesondere bei Menschen ab dem 30. Lebensjahr, bei denen zunehmend mit (meist unbekannten) degenerativen Herz-Kreislauf-Veränderungen zu rechnen ist, zu einer erheblichen gesundheitlichen Gefährdung führen (z.B. Herzrhythmusstörungen, Kollapszustände).

2.3 Trainingsmethodik

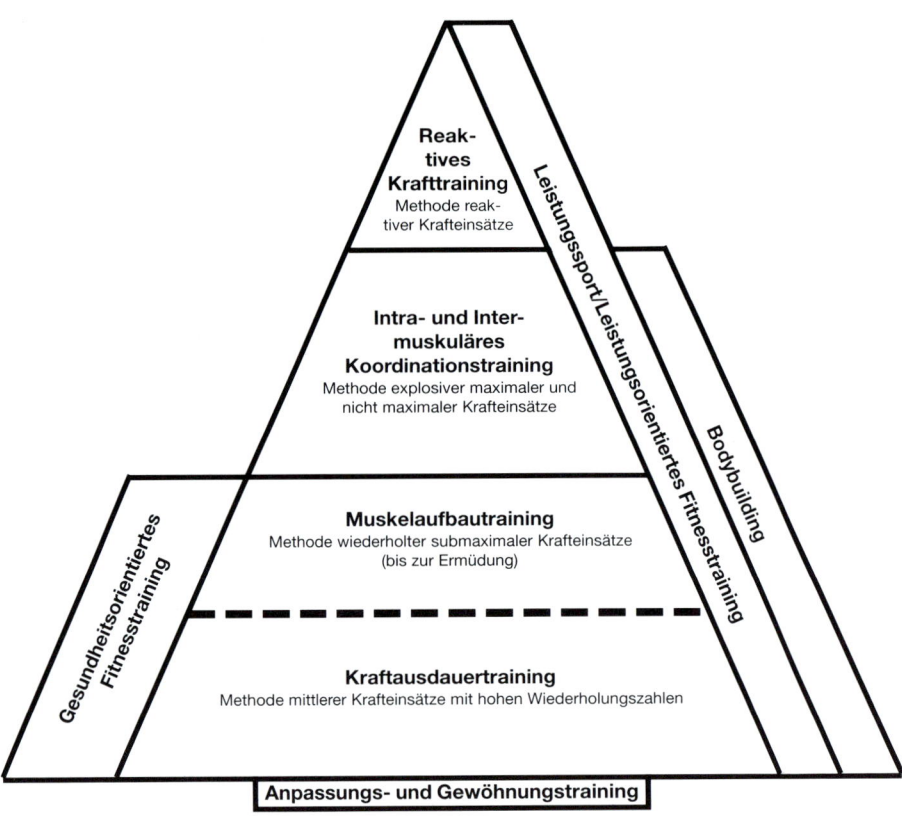

Abb. 5: Überblick über die Methoden des Krafttrainings.

Die Trainingsgestaltung im Krafttraining richtet sich nach den Trainingszielen und den individuellen Voraussetzungen. Die Abb. 5 gibt einen Überblick über die verschiedenen Methoden im Krafttraining, wobei die einzelnen Stufen der Pyramide (Methoden) aufeinander aufbauen. Neueinsteiger bzw. Personen, die lange Zeit kein Krafttraining mehr durchgeführt haben, sollten zu Beginn ein 2 - 4 wöchiges **Anpassungs- oder Gewöhnungstraining** absolvieren. Es ist durch eine sehr geringe Belastungsintensität gekennzeichnet und als Vorbeugung gegen Muskelkater und eine frühzeitige Überbeanspruchung sowie zum Kennenlernen der Geräte, der korrekten Übungsdurchführung und der Verbesserung der intermuskulären Koordination (Zusammenwirken verschiedener Muskeln in einem Bewegungsablauf) gedacht. Um die gesundheitlichen Zielsetzungen, aber auch die Ziele Figurformung und Leistungssteigerung zu erreichen, sind vor allem das **Kraftausdauer- und Muskelaufbautraining** von Bedeutung. Hiermit werden einerseits genügend hohe Reize für die gewünschten Anpassungseffekte gesetzt, andererseits wird bei korrekter Durchführung eine Gefahr der Überbeanspruchung quasi ausgeschlossen.

Im Bereich des Bodybuildings und Leistungssports bzw. des leistungsorientierten Fitnesstrainings werden in Abhängigkeit von der Sportart, der Trainingsperiode und des individuellen Trainingszustandes auch die Trainingsmethoden der Pyramidenmitte und Pyramidenspitze mit einbezogen. Die Grundlage für diese hoch intensiven Belastungen müssen vorher durch die Methoden der Pyramidenbasis geschaffen werden. Ein Training mit hohen Intensitäten wie im **intramuskulären Koordinationstraining** (Nerv-Muskel-Zusammenspiel in einem einzelnen Muskel innerhalb eines gezielten Bewegungsablaufes) von 85% - 100% bzw. maximale Belastungen, wie sie beim **reaktiven Krafttraining** auftreten (z.B. Tiefsprünge, vgl. Tab. 2), beinhaltet ein erhebliches Verletzungs- und Verschleißrisiko und sollte nur Personen vorbehalten bleiben, die schon über Jahre ein Krafttraining durchführen und somit eine gute muskuläre Grundlage aufweisen. Bei diesen gut trainierten Athleten können die genannten Belastungen ohne allzu große Gesundheitsrisiken toleriert werden. Hinzu kommt, daß mit einem solchen Training primär die Maximalkraft und die Schnellkraft trainiert werden, also beides Komponenten, die im gesundheitsorientierten Fitnesstraining von untergeordneter Bedeutung sind.

Ein fitnessorientiertes Krafttraining zielt vor allem auf die Verbesserung der Kraftausdauer und den Aufbau der Muskulatur sowie auf eine Fettreduktion und Körperformung ab. Entsprechend den gewählten Zielen können beim Fitness - Krafttraining Varianten gewählt werden, bei der die Wiederholungszahlen pro Satz bei 15 - 20 und mehr liegen (kraftausdauerorientiert = Variante 1), oder ein Training mit 8 - 15 Wiederholungen bei entsprechend höherem Gewicht (muskelaufbauorientiert = Variante 2). Bei der Variante 1 kommt es zu einem insgesamt strafferen Gewebe und zur Fettreduktion sowie

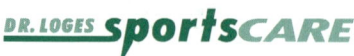

Basismethoden

Bezeichnung der Trainings- methoden		Methode mittlerer Krafteinsätze mit hohen Wiederholungszahlen	Methode wiederholter submaxi- maler Krafteinsätze bis zur Er- müdung (Hypertrophiemethode)
Intensität	(%) der Kmax	65 % - 30 %	85 % - 65 %
	Bewegungstempo Subj. Empfinden	langsam bis zügig mittel bis schwer	kontinuierlich, langsam bis zügig mittel bis schwer
Umfang	(Wh.)	20 - 50 und mehr	4 - 8 / <u>8 - 12</u> / 12 - 20
	(Serien)	Je nach Leistungsniveau und Disziplin, ca. 3 - 6	Je nach Leistungsniveau, Anfän- ger 1 - 3, Fortgeschrittene 3 - 6 Leistungssportler bis 10
Dichte	Pausenlänge zwischen den Serien	Je nach Leistungsniveau, Diszi- plin, Trainingsziel und subjek- tivem Empfinden, ca. 3 - 5 Minuten und länger	Je nach Leistungsniveau, Trai- ningsziel, Reihenfolge der Übungen und subjektivem Empfinden, 0 - 2 - 5 Minuten
Trainingshäufigkeit pro Woche		Je nach Leistungsniveau, Diszi- plin und Trainingsziel, 0 - 4	Je nach Leistungsniveau und Trainingsziel (48 Stunden-Regel): Anfänger 2, Fortgeschrittene 3 - 4, für spezielle Zwecke auch mehr als 4, z. B. Bodybuilding
Art der Übung, des Wider- standes (Beachte auch: Quali- tät der Übungsausführung und Reihenfolge der Übungen)		Kraftmaschine, Hantel, spezielle Geräte (z. B. isokinet. Schwimm- imitations-Kraftgerät), Zusatzge- wichte (z. B. Gewichtsweste), Körpergewicht	Kraftmaschine, Hantel, Zusatz- gewicht (z. B. Sandsack), Körpergewicht
Voraussetzung		I.d.R. gesonderte Trainingsein- heit, aber auch nach anderen Trainingsinhalten möglich	I.d.R. gesonderte Trainingsein- heit, aber auch nach anderen Trainingsinhalten möglich
Trainingseffekte Vgl. dimensionsanalytische Struktur der Kraftfähigkeiten (BÜHRLE 1989)		Verbesserung: • Ermüdungswiderstandsfähig- keit bei Belastungen mit hoher Kraftkomponente (Kraftaus- dauer) • Körperformung • Mittlere Zunahme an Muskel- masse	Verbesserung: • Muskelquantität (Absolutkraft, Maximalkraft, Kraftausdauer) • Körperformung • Kein positiver, evtl. negativer Effekt auf Explosivkraft und Reaktivkraft
Einsatzgebiet		• Alle Disziplinen, die Kraftaus- dauerleistungen verlangen • Gesundheitsorientiertes Kraft- training, Fitness • Bodyshaping • Rehabilitation • Kompensatorisches Training, Verletzungsprophylaxe	• In allen Trainingsetappen (schwerpunktmäßig im Grund- lagen- und Aufbautraining) • Kompensatorisches Training, Verletzungsprophylaxe • Bodybuilding, Bodyshaping • Gesundheitsorientiertes Kraft- training, Fitness • Rehabilitation

Tab. 2: Überblick über die Basismethoden des Krafttrainings.

des Krafttrainings

Methode explosiver nicht maximaler Krafteinsätze	Methode explosiver maximaler Krafteinsätze	Methode reaktiver Krafteinsätze
85 % - 30 % und weniger	100 % - 85 %	I.d.R. maximale Intensität
explosiv	explosiv	explosiv, exzentrisch-konzentrisch
3 - 8 (-15)	1 - 3 (-7)	5 - 10
Je nach Leistungsniveau 3 - 7	Je nach Leistungsniveau ca. 3 - 5 (-15)	Je nach Leistungsniveau ca. 3 und mehr
Je nach Leistungsniveau und subjektivem Empfinden 2 - 8 Minuten	Je nach Leistungsniveau und subjektivem Empfinden, ca. 3 - 5 Minuten und länger	Je nach Leistungsniveau und subjektivem Empfinden bis zu 5 Minuten und länger
0 - 4	Je nach Leistungsniveau und Trainingsperiode 0 - 1 - 3	Je nach Leistungsniveau und Trainingsperiode 0 - 1 - 3
Hantel, spezielle Geräte, Kraftmaschine, Körpergewicht, sportartspezifische Übungen	Kraftmaschine, Hantel, spezielle Geräte, Körpergewicht	Körpergewicht, ggf. leichte Zusatzlasten (z.B. Gewichtsweste)
In ausgeruhtem Zustand, nach sorgfältigem Aufwärmen	In ausgeruhtem Zustand, bei gut entwickeltem Kraftniveau, nach sorgfältigem Aufwärmen	In ausgeruhtem Zustand, bei gut entwickeltem Kraftniveau, nach sorgfältigem Aufwärmen
Angenommene Verbesserung: • Schnelle Kontraktionsfähigkeit im (sportartspezifischen) Bewegungsablauf (intermuskuläre Koordination) • Umsetzung der willkürlichen Aktivierungsfähigkeit und der schnellen Kontraktionsfähigkeit in den sportartspezifischen Bewegungsablauf	Verbesserung: • Schnelle Kontraktionsfähigkeit (Schnellkraft) • Willkürliche Aktivierungsfähigkeit (Schnellkraft, Maximalkraft) • Intramuskuläre Koordination • Keine oder nur geringe Zunahme an Muskelmasse	Verbesserung: • Reaktive Spannungsfähigkeit Schneller Dehnungs-Verkürzungszyklus, t < 250 ms (Reaktivkraft) • Insbesondere Sprungkraft bei reaktivem Bewegungsverhalten • Keine oder nur geringe Zunahme an Muskelmasse
• Schwerpunktmäßig am Ende der Vorbereitungszeit in der Wettkampfperiode • Alle Schnellkraftdisziplinen • Nicht im gesundheitsorientierten Fitnesstraining, Rehabilitation • Kinder und Jugendliche trainieren mit reduzierten Intensitäten (übungsabhängig)	• Schwerpunktmäßig am Ende der Vorbereitungszeit in der Wettkampfperiode • Verringerung des Kraftdefizits (z. B. nach Muskelhypertrophiotraining) • Alle Schnellkraftdisziplinen • Nicht im gesundheitsorientierten Fitnesstraining, Kinder- und Jugendtraining, Rehabilitation	• Z. T. ganzjährig, schwerpunktmäßig am Ende der Vorbereitungsperiode und in der Wettkampfperiode • Alle Disziplinen, die reaktive Schnellkraftleistungen verlangen (z. B. Hochsprung, Sprint, Weitsprung, ...) • Nicht im gesundheitsorientierten Fitnesstraining, Rehabilitation

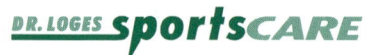

zu einer Verbesserung der Kraftausdauer mit nur geringen Effekten auf die Maximalkraft und mittleren Effekten auf das Muskeldickenwachstum (Hypertrophie). Bei der Variante 2 steht der Aufbau der Muskelmasse bei gleichzeitiger Verbesserung der maximalen Kraftleistung und der Kraftausdauer im Vordergrund. Aufgrund der geringeren Wiederholungszahl bei der Variante 2 wird hier mit einer höheren Belastungsintensität trainiert.

Gesundheitsorientiertes Fitness-Krafttraining

Belastungs-dosierung	Variante 1 (kraftausdauerorientiert)	Variante 2 (muskelaufbauorientiert)
Wiederholungen/ Intensität	ca. 15–20 und mehr (nicht bis zur letzten möglichen Wiederholung pro Satz notwendig - Abbruch des Satzes bei subjektivem Belastungsempfinden mittel bis schwer)	ca. 8 - 15 (nicht bis zur letzten möglichen Wiederholung pro Satz notwendig - Abbruch des Satzes bei subjektivem Belastungsempfinden mittel bis schwer)
Sätze (Serien)	Anfänger: 1 - 3* Fortgeschrittene: 3 - 5	Anfänger: 2 - 3 (wird erst nach mehrwöchigem Training der Variante 1 empfohlen) Fortgeschrittene: 3 - 5
Pause	nach subjektivem Empfinden (1 - 5 Minuten)	nach subjektivem Empfinden (1 - 5 Minuten)
Bewegungsausführung/ Krafteinsatz	• technisch korrekt • kontinuierlich, ruhig • regelmäßige Atmung	• technisch korrekt • kontinuierlich, ruhig • regelmäßige Atmung
Trainingshäufigkeit	mindestens 1 x pro Woche	mindestens 2 x pro Woche
Trainingseffekte	• Verbesserung der Maximalkraft (geringer) • Verbesserung der Kraftausdauer • Muskelaufbau / Zunahme der Muskelmasse (geringer) • Körperformung • Fettabbau	• Verbesserung der Maximalkraft (stärker) • Verbesserung der Kraftausdauer • Muskelaufbau / Zunahme der Muskelmasse (stärker) • Körperformung • Fettabbau

Tab. 3: Belastungsdosierung im gesundheitsorientierten Fitness-Krafttraining

* Neue Untersuchungen haben gezeigt, daß bei Anfängern beim Einsatztraining ähnlich große Krafteffekte erzielt werden können wie beim Mehrsatztraining.

Hinweise zur Durchführung des Krafttrainings

1. Im gesundheitsorientierten Fitnesstraining wird der einzelne Satz nicht bis zur Erschöpfung durchgeführt, d. h. nicht bis zur maximal möglichen Wiederholungszahl („sanftes" Krafttraining). Neuere Untersuchungen haben gezeigt, daß es für eine gute Kraftentwicklung ausreicht, den Satz zu beenden, bevor der Muskel vollständig erschöpft ist. Das subjektive Anstrengungs-empfinden am Ende des Satzes sollte „mittel bis schwer", aber nicht „sehr schwer" sein (vgl. BUSKIES et al. 1994). Die orthopädische Beanspruchung und die Gefahr der Preßatmung (vgl. Fakten zum Krafttraining) sind dabei deutlich verringert, der Muskel übersäuert weniger, und eine ausreichende Kraftentwicklung vor allem im Bereich der Kraftausdauer ist dennoch gege-ben.

2. Anfänger führen 2 - 3 Sätze mit 15 - 20 Wiederholungen bei 6 - 8 Übungen durch (Allround - Programm), Fortgeschrittene absolvieren 3 - 5 Sätze pro Übung, wobei die Wiederholungszahl je nach Trainingsziel in cinem Bereich der Varianten 1 und 2 des Fitness - Krafttrainings liegt.

3. Die Pausenzeiten zwischen den Sätzen und einzelnen Übungen richten sich nach dem individuellen subjektiven Belastungsempfinden (ca. 1 - 5 Minuten). Es ist zeitsparend, eine Kombination von 2 - 3 Übungen mit unterschiedlicher muskulärer Beanspruchung, z.B. Bauch- und Beinübungen, abwechselnd durchzuführen, da hierbei nur minimale Pausen notwendig sind.

4. Die Reihenfolge der Übungen kann frei gewählt werden.

5. Die Übungen sollen ruhig und mit korrekter Bewegungsausführung absol-viert werden. Die Muskelspannung soll kontinuierlich während der gesamten Übung im überwindenden (konzentrischen) und nachgebenden (exzentri-schen) Teil der Bewegung aufrechterhalten werden. Wichtig ist ein kon-trolliertes, langsames Heben und Senken des Gewichts.

6. Es ist wichtig, während der Übungsausführung regelmäßig weiterzuatmen, beim Heben des Gewichts (konzentrische Phase) auszuatmen und Preßatmung zu vermeiden.

7. Krafttraining und Dehntraining gehören zusammen. Um die Dehnfähigkeit

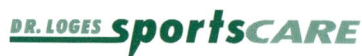

(Elastizität) der Muskulatur zu erhalten und Kontraktionsrückstände zu vermeiden, sollten die beanspruchten Muskelgruppen vor, während und/oder nach dem Krafttraining gedehnt werden.

8. Gleichförmiges Training länger als 3 bis 4 Monate dient zwar der Krafterhaltung, führt aber zu keiner weiteren Leistungsverbesserung. Um eine kontinuierliche Leistungssteigerung zu gewährleisten, müssen die Gewichte (die Belastungsintensität) dem jeweils aktuellen Trainingszustand angepaßt werden. Weitere Steigerungs- bzw. Variationsmöglichkeiten sind die Erhöhung der Satzzahl bzw. der Trainingseinheiten, ein Wechsel der Übungen bzw. eine Intensivierung des einzelnen Satzes (vgl. Trainingshinweise für das Fortgeschrittenentraining).

9. Regelmäßiges Training (mindestens einmal pro Woche).

10. Bei geringer Trainingshäufigkeit (z.B. 1-2mal pro Woche) bietet sich die Durchführung eines 'Allround'-Programms an (vgl. S. 94), das alle großen Muskelgruppen des Körpers berücksichtigt.

11. Es ist sinnvoll, ein Training nach Trainingsplan durchzuführen und in einem Trainingstagebuch zu dokumentieren (vgl. S. 95), einerseits um eine feste Trainingsvorgabe zu haben und die Leistungsentwicklung zu dokumentieren, andererseits als Motivationshilfe.

Training für Fortgeschrittene

Krafttrainierte können je nach Trainingsziel durchaus auch ein intensiveres Training nach leistungssportlichen Prinzipien des Bodybuildings durchführen. Die Methodenvarianten basieren auf Erfahrungen des Leistungsbodybuildings (vgl. englische Bezeichnungen nach J. WEIDER). Voraussetzung sind ein gesundes Herz-Kreislauf-System und ein intakter, beschwerdefreier Bewegungsapparat. Ein derart durchgeführtes Training weist aus gesundheitlicher Sicht jedoch auch Gefahrenmomente auf wie z.B. sehr hohe Blutdruckspitzen, hohe Laktatwerte, Preßatmung und eine starke orthopädische Beanspruchung.

Trainingshinweise und Methodenvarianten für Fortgeschrittene

1. Beachten Sie weiterhin die auch für Anfänger geltenden Richtlinien (vgl. Hinweise zur Durchführung des Krafttrainings).

   - Sorgfältiges Aufwärmen
   - Technisch korrekte Bewegungsführung
   - Nutzen des gesamten Bewegungsumfanges unter Berücksichtigung der Funktionalität
   - Korrekte Atemtechnik (keine Preßatmung)
   - Muskelspannung kontinuierlich aufrechterhalten (continuous tension), vor allem auch in den Umkehrpunkten der Bewegung
   - Regelmäßiges Training
   - Kontinuierliche Belastungssteigerung entsprechend dem aktuellen Kraftniveau, um Leistungsstagnation zu vermeiden (overload principle)

2. Die Intensität des jeweiligen Satzes können Sie mittels folgender Prinzipien wahlweise oder in Kombination erhöhen:

   - Beenden Sie den Satz erst, wenn der Muskel erschöpft ist, d.h. wenn keine weitere Wiederholung mehr möglich ist.
   - Bei Ermüdung am Ende eines Satzes - wenn keine weitere Wiederholung mehr möglich ist - können Sie den Muskel noch intensiver belasten, indem Sie den Widerstand durch Eigen- oder Partnerhilfe verringern. Der Übende selbst oder der Partner unterstützen das Heben des Gewichts gerade soviel, daß zusätzliche Wiederholungen möglich werden.

     * Einarmiger Bizepscurl mit der Kurzhantel - der ermüdete Arm wird mit der freien Hand unterstützt, um weitere Wiederholungen zu ermöglichen.
     * Dosierte Unterstützung z.B. beim Klimmziehen oder Stützbeugen durch den Einsatz der Beinmuskulatur
     * Einsatz der Schulter- und Armmuskulatur sowie des freien Beines zur Unterstützung der Einbeinkniebeuge

* Abfälschen der Bewegung (cheating = mogeln), indem z. B. der schwierigste Punkt einer Bewegung schwunghaft überwunden wird (korrekte Technik beibehalten).
* Der Partner hilft z. B. beim Bankdrücken oder Nackendrücken durch Zug in der Mitte der Hantelstange (forced repetition).
* Zwei Partner ziehen gleichzeitig Gewichtsscheiben von der Langhantel ab, z.B. beim Bankdrücken (stripping principle).
* Verwendung leichterer Gewichte.
  Sobald mit dem Anfangsgewicht keine Wiederholung mehr möglich ist, werden zusätzliche Wiederholungen mit leichteren Gewichten, z. B. leichtere Kurzhanteln oder leichtere Gewichte an Kraftmaschinen, absolviert.

- Intensivierung der einzelnen Wiederholung durch zusätzliche maximale isometrische Muskelspannung für 2 bis 3 Sekunden in der Endphase der Bewegung (= peak contraction).
- Kombination aus Partnerunterstützung über den 'toten Punkt' und Reduktion des Trainingsgewichts.
- Durchführung von Teilbewegungen, wenn keine ganze Bewegungsamplitude mehr möglich ist (= burns).

3. Intensivieren Sie das Training für einzelne Muskelgruppen durch mehrere Sätze.
   - Training eines Muskels (Agonist) und seines Gegenspielers (Antagonist) ohne Pause (= Supersatz).
     Ein Belastungswechsel von Muskeln mit entgegengesetzter Funktion (z.B. Beinstrecker und Beinbeuger) führt zu einer intensiveren Durchblutung des beanspruchten Körperteils (= flushing) und zu einem starken Aufpumpeffekt.
   - Durchführung mehrerer Sätze für eine Muskelgruppe ohne oder mit minimalen Pausen in Folge. Es gibt für das Training einer Muskelgruppe mehrere sinnvolle Übungen, z.B. für die Brustmuskulatur die Übungen Bankdrücken, Butterfly und Flys. Die Übungen belasten immer den gleichen Muskel, wenn auch mit unterschiedlicher Betonung einzelner Muskelanteile. Eine Steigerung der Intensität ist über die Erhöhung der Anzahl der Übungen und der Sätze möglich.

4. Nutzen Sie die Trainingszeit effektiv aus. Trainieren Sie die wichtigste Muskelgruppe zuerst (= priority training), wenn Sie noch frisch sind, und nutzen Sie die notwendigen Pausen zwischen den Sätzen zur Durchführung zusätzlicher Übungen. So kann beispielsweise zwischen zwei Sätzen für die Beinpresse eine Bauchmuskelübung eingeschoben werden.

5. Trainieren Sie bei mehreren Trainingseinheiten pro Woche nach dem Splitting Prinzip. Anfänger können in einer Trainingseinheit mit einem Umfang von 15 bis 20 Sätzen alle Muskelgruppen des Körpers trainieren, weil sie nur zwei bis drei Sätze pro Muskelgruppe absolvieren. Fortgeschrittene benötigen mehrere Übungen und Sätze pro Muskelgruppe, um weitere Leistungssteigerungen zu erzielen. Es ist jedoch auch für erfahrene Athleten nicht sinnvoll, die Trainingseinheit wesentlich länger als 90 Minuten auszudehnen und die Anzahl der Sätze über 25 bis 30 zu erhöhen. Aufgrund dieser Tatsachen ist es notwendig, einen Teil der Muskulatur in einer Trainingseinheit und den anderen Teil in einer anderen Trainingseinheit zu trainieren. Bei vier Trainingseinheiten pro Woche können der Oberkörper und die untere Extremität je zweimal schwerpunktmäßig trainiert werden (= Einfach - Splitting), bei sechs Trainingseinheiten wöchentlich je dreimal. Der Körper kann aber auch in drei Teile unterteilt werden, die jeweils im Wechsel beansprucht werden (= Doppel - Splitting). Durch das Splitting - System kann einerseits ein größerer Umfang pro Muskelgruppe in der Trainingseinheit absolviert werden, andererseits sind längere Pausen für den Muskel bis zur nächsten Beanspruchung gegeben.

6. Verändern Sie Ihr Trainingsprogramm spätestens alle 3 Monate durch Veränderung z.B. von Übungsauswahl, Ausgangsstellung, Wiederholungs- und / oder Satzzahl, Bewegungstempo, Wechsel zwischen intensivem und weniger intensivem Training, denn sonst paßt sich die Muskulatur der Belastung an, und ein weiterer Leistungszuwachs bleibt aus.

7. Beachten Sie die notwendigen Regenerationszeiten. Nach einem intensiven Training für eine Muskelgruppe sollten Sie dem Muskel 2 Tage Erholung bis zur nächsten Kraftbelastung gönnen.

8. Erfahrene Athleten trainieren im wesentlichen nach Gefühl, da sie sensibel für die Signale des Körpers sind (= instinctive principle, Individualisierung des Trainings).

Vorsicht

Die Ausrichtung des Trainings nach den Grundsätzen für Fortgeschrittene bedeutet in jedem Fall eine enorme Intensivierung der Belastung. Hohe Gewichte, viele Sätze, intensive Wiederholungen und kurze Pausen erhöhen das Verletzungsrisiko. Wenn Sie zu schnell zu viel wollen, sind häufig Übertraining und Verletzung die Folge. Schaffen Sie sich deshalb erst eine solide Basis durch systematisches und regelmäßiges Training unter Berücksichtigung der Grundsätze für Anfänger und weniger Fortgeschrittene. Anschließend können Sie langsam und schrittweise einzelne der Fortgeschrittenenprinzipien in Ihre Trainingsgestaltung integrieren. Ein Training nach den Fortgeschrittenenprinzipien ist für den gesundheitsorientierten Fitness-Sportler allerdings nicht notwendig.

2.4 Muskelgruppenspezifische Kraftübungen

2.4.1 Bauchmuskulatur

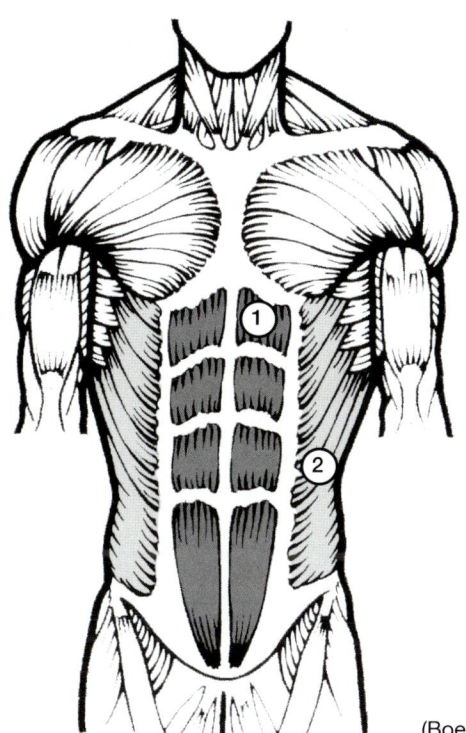

(Boeckh-Behrens 1988)

Die Bauch- und Rückenmuskulatur bildet das muskuläre Korsett des Menschen. Ihre Kräftigung ist somit von besonderer Bedeutung. Zu den wichtigsten Bauchmuskeln gehören der [1] gerade Bauchmuskel (M. rectus abdominis; Hauptfunktion: Einrollen des Rumpfes und Beckenaufrichtung) und die [2] äußere und [*] innere schräge Bauchmuskulatur (M. obliquus externus und internus abdominis; Hauptfunktion: Seitbeuge, Rotation, Einrollen des Rumpfes).

[*]   liegt unterhalb der äußeren schrägen Bauchmuskulatur, auf der Abbildung nicht sichtbar

Übungen zur Kräftigung

Nr.	Übung	
1	Gerader Crunch	
2	Total Crunch	
3	Twisted Crunch	
4	Crunch mit Fersendruck	

der Bauchmuskulatur

Primär beanspruchte Muskeln	Bemerkungen

• Gerade Bauchmuskulatur
  (M. rectus abdominis)
• Schräge Bauchmuskulatur
  (M. obliquus externus abdominis)
  (M. obliquus internus abdominis)
	• Wichtigste Übung für die gesamte Bauchmuskulatur
	• Kopf und Schulter vom Boden abheben und imaginäre
	  Wand mit den Händen wegschieben
	• Kleine Bewegungsamplitude
	• Beim Hochgehen des Oberkörpers ausatmen
	• Lendenwirbelsäule bleibt am Boden
	• **Variationen:** Verschiedene Ausgangsstellungen und
	  Armhaltungen

• Gerade Bauchmuskulatur
  (M. rectus abdominis)
• Schräge Bauchmuskulatur
  (M. obliquus externus abdominis)
  (M. obliquus internus abdominis)
	• Rückenlage - Knie 1 - 2 cm nach oben - hinten heben
	  und halten - aus dieser Ausgangsstellung einen nor-
	  malen Crunch durchführen
	• Sehr effektiv zur Kräftigung der gesamten Bauchmus-
	  kulatur
	• **Variationen:** Schultern vom Boden nehmen und
	  halten. Knie immer wieder 1 - 2 cm nach oben - hinten
	  bewegen

• Gerade Bauchmuskulatur
  (M. rectus abdominis)
• Schräge Bauchmuskulatur
  (M. obliquus externus abdominis)
  (M. obliquus internus abdominis)
	• Imaginäre Wand mit beiden Händen zur linken bzw.
	  rechten Seite schieben.
	• **Variationen:** Verschiedene Ausgangsstellungen und
	  Armhaltungen

• Gerade Bauchmuskulatur
  (M. rectus abdominis)
• Schräge Bauchmuskulatur
  (M. obliquus externus abdominis)
  (M. obliquus internus abdominis)
• Oberschenkelrückseite
  (Mm. ischiocrurales)
	• Zehen hochziehen und Fersen in den Boden nach
	  hinten unten drücken
	• Hände im Nacken verschränken, Ellbogen nach hin-
	  ten und Kopf leicht gegen die Hände drücken
	• Unteren Teil des Rückens gegen den Boden drücken
	• Kopf und Schulter vom Boden abheben

Übungen zur Kräftigung

Nr.	Übung
5	Crunch an Maschinen
6	"Rücken zum Boden"
7	"Bodendrücker"

der Bauchmuskulatur

Primär beanspruchte Muskeln	Bemerkungen
• Gerade Bauchmuskulatur (M. rectus abdominis) • Schräge Bauchmuskulatur (M. obliquus externus abdominis) (M. obliquus internus abdominis) • Häufig auch Hüftbeugemuskulatur (u. a. M. iliopsoas)	• Bei falscher Ausführung und Ermüdung ist der Miteinsatz der Hüftbeugemuskulatur wahrscheinlich
• Gerade Bauchmuskulatur (M. rectus abdominis) • Schräge Bauchmuskulatur (M. obliquus externus abdominis) (M. obliquus internus abdominis)	• Statische Übung • Eine Hand unter die Lendenwirbelsäule legen • Mit der verlängerten Ausatmung die Hand durch Anspannung der Bauchmuskulatur in den Boden drücken • Mit der Einatmung Spannung lösen • Für Personen mit schwächerer Bauchmuskulatur oder Personen, bei denen bei der Durchführung von Bauchmuskelübungen in der Rückenlage mit Heben des Oberkörpers Hals-/Nackenbeschwerden auftreten
• Gerade Bauchmuskulatur (M. rectus abdominis) • Schräge Bauchmuskulatur (M. obliquus externus abdominis) (M. obliquus internus abdominis)	• Statische Übung • Linkes Knie und rechte Hand in den Boden drücken und umgekehrt oder beide Hände und Knie in den Boden drücken und versuchen, zueinander zu schieben (Beachte: Einsatz des M. iliopsoas) • Regelmäßig atmen • Vor allem für Personen, bei denen bei der Durchführung von Bauchmuskelübungen in der Rückenlage mit Heben des Oberkörpers Hals-/Nackenbeschwerden auftreten • **Variationen:** Knie abheben, Unterarmstütz

Hinweise zum Training der Bauchmuskulatur

In vielen herkömmlichen unfunktionellen Übungen zur Kräftigung der Bauchmuskulatur wie Klappmesser und Sit ups mit fixierten Beinen wird neben der
beabsichtigten Wirkung der Kräftigung der Bauchmuskulatur auch eine starke Aktivierung der Hüftbeugemuskulatur (M. iliopsoas und M. rectus femoris)
erzielt.

Crunch

Gerader Oberschenkelmuskel

Sitzbein- Unterschenkelmuskel

Hüft- Lendenmuskel

Großer Brustmuskel

Gerader Bauchmuskel

Breiter Rückenmuskel

Rückenstrecker

Großer Gesäßmuskel

Klappmesser

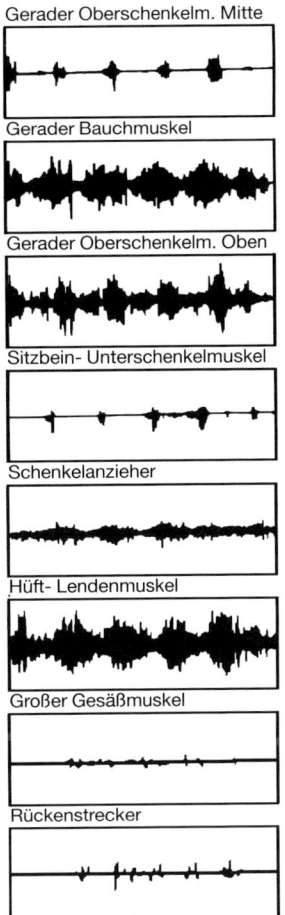

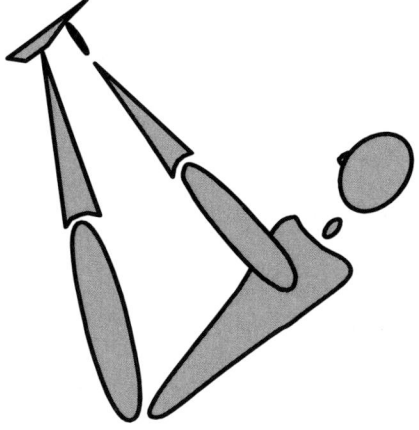

Gerader Oberschenkelm. Mitte

Gerader Bauchmuskel

Gerader Oberschenkelm. Oben

Sitzbein- Unterschenkelmuskel

Schenkelanzieher

Hüft- Lendenmuskel

Großer Gesäßmuskel

Rückenstrecker

Abb. 6: Elektrische Aktivität (EMG) verschiedener Muskelgruppen bei zwei verschiedenen Bauchmuskelübungen. Die Größe der EMG - Aktivität repräsentiert die Intensität des Muskeleinsatzes. Bei der Übung Crunch (funktionell) zeigt sich eine deutlich höhere Aktivität der Bauchmuskulatur als beim Klappmesser (unfunktionell), wo neben der Bauchmuskulatur vor allem auch noch die Hüftbeuger aktiviert werden (modifiziert nach KUNZ 1988).

Ein Training der Hüftflexoren ist aber für viele Menschen wenig sinnvoll, da die Hüftbeuger ohnehin z. B. durch längeres Sitzen zur Verkürzung neigen und somit vorzugsweise gedehnt werden sollten. Hierzu ein Beispiel: Ein verstärktes Hohlkreuz (Hyperlordosierung in der Lendenwirbelsäule), wie es bei vielen Menschen anzutreffen ist, geht häufig mit einer Verkürzung der Hüftbeuger einher. So hat der M. iliopsoas als stärkster Hüftbeuger seinen Ursprung am unteren Teil der Wirbelsäule (12. Brustwirbel und 1.-4. Lendenwirbel) und an der Innenseite des Darmbeins (vgl. Kap. Beweglichkeitstraining und Rückentraining. Eine Verkürzung kann die Beckenkippung und somit die Lendenlordose fördern. Bei einer ohnehin schon verstärkten Lendenlordose würde man sich durch ein Bauchmuskeltraining mit Beteiligung der Hüftbeuger möglicherweise noch stärker in ein Hohlkreuz 'hineintrainieren'.

Die folgenden Hinweise zum Bauchmuskeltraining helfen, eine gezielte Kräftigung zu erreichen und berücksichtigen u. a. die oben gemachten Ausführungen.

Hinweise zum funktionellen Bauchmuskeltraining in Rückenlage

• Es gibt drei Grundpositionen:

a) Rückenlage: Hüftgelenkwinkel $\leq 90°$ oder Unterschenkel auf einer Bank ablegen.

b) Rückenlage: Beine anwinkeln, Füße mit ganzer Sohle auf den Boden stellen, Becken aufrichten.

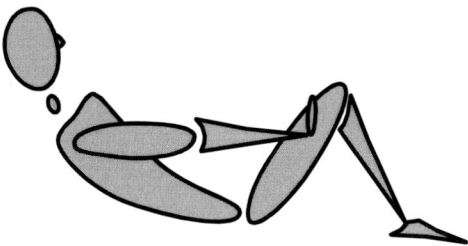

c) Wie 2 - nur ein Bein überschlagen; dies verhindert, daß der untere Rücken vom Boden gelöst wird.

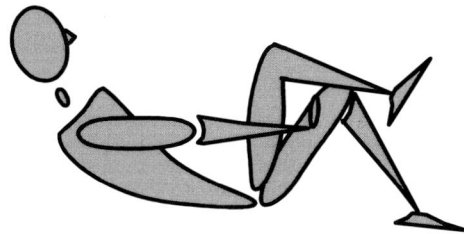

- In der Regel nicht mit fixierten Beinen (sonst Einsatz der Muskulatur der Oberschenkelvorderseite) und nicht mit gestreckten Beinen trainieren (sonst Einsatz der Hüftbeugemuskulatur).
- Keine schwunghafte Übungsausführung - ruhig, konzentriert und kontrolliert trainieren.
- Die Lendenwirbelsäule bleibt am Boden (sonst Einsatz der Hüftbeugemuskulatur).
  Der Punkt, an dem die Lendenwirbelsäule noch gerade am Boden ist, kann selbst sehr leicht durch folgende Übung erfühlt werden: Legen Sie sich auf den Rücken und stellen Sie die Füße ans Gesäß. Dann versuchen Sie, sich Wirbel für Wirbel ganz langsam bis zum Sitz aufzurichten, wobei Sie feststellen werden, daß es einen Punkt in der Bewegung gibt, der nur sehr schwer zu überwinden ist. Gehen Sie beim Training der Bauchmusku-

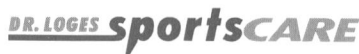

latur nicht über diesen Punkt, dann liegt die Lendenwirbelsäule in der Regel auch noch auf dem Boden.

- Die Hände nicht im Nacken verschränken (gegebenenfalls zu starker Zug an der Halswirbelsäule), die Ellbogen zeigen zur Seite.
- Kinn nicht zur Brust ziehen, den Blick schräg nach oben richten.
- Bei Nackenbeschwerden kann man mit den Händen das Kopfgewicht abstützen (Kopf schwer in die Hände fallen lassen), wobei die Ellbogen nicht nach vorne, sondern zur Seite zeigen sollen. Eine weitere Möglichkeit wäre, den Hinterkopf leicht gegen die Hände zu drücken. Alternativ können auch Übungen gewählt werden, bei denen das Kopfgewicht keine Rolle spielt (vgl. Programm Übung 6 und 7).
- Die Schultern sollten, wenn möglich, während der Übung nicht auf dem Boden abgelegt werden (continuous tension - ständige Spannung der Bauchmuskulatur).
- Während der Übung sollte regelmäßig weitergeatmet werden - keine Preßatmung. Vor allem Frauen sollten bei der Anspannung der Bauchmuskulatur ausatmen, um den Beckenboden nicht zu überlasten.
- Die Übungswirkung kann durch eine isometrische Zusatzkontraktion (Bauchmuskeln am Bewegungsendpunkt bewußt fest anspannen) verstärkt werden (peak contraction).
- Vor dem Training der Bauchmuskulatur sollte der untere Anteil des Rückenstreckers gedehnt werden.
- Eine Differenzierung der Grundübungen von leicht bis schwer kann über die Armhaltung erfolgen: Nur die Schultern abheben - mit den Händen eine imaginäre Wand wegschieben - die Arme auf der Brust verschränken - die Hände an die Ohren legen - die gestreckten Arme nach hinten oben nehmen (Hände - hoch - Position).

2.4.2 Arm-, Brust- und Schultermuskulatur

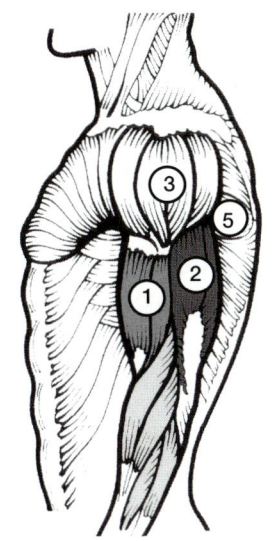

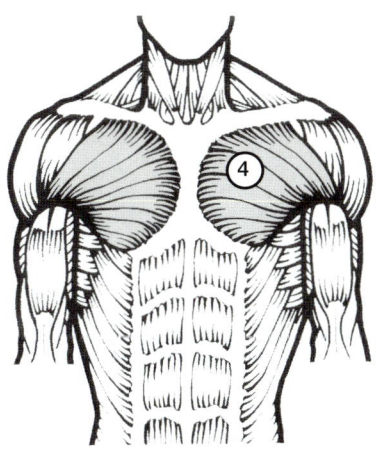

(Boeckh-Behrens 1988)

Die Armmuskulatur ([1] M. biceps brachii-Hauptfunktion Ellbogen beugen und [2] M. triceps brachii-Hauptfunktion: Ellbogen strecken) ist aus gesundheitlicher Sicht weniger bedeutend als beispielsweise die Bauch- und Rückenmuskulatur. So hat aufgrund eines schwachen Biceps brachii sicherlich noch niemand einen Arzt aufgesucht. Darüber hinaus werden z. B. die Armmuskeln bei vielen anderen Übungen (z.B. Rudern, Lat-Ziehen etc.) mittrainiert. Ein Training dieser Muskelgruppen ist natürlich dann sinnvoll, wenn z. B. aus optischen Gesichtspunkten eine Gewebestraffung oder beispielsweise wie im Bodybuilding ein besonders muskulärer Arm angestrebt werden. Aus gesundheitlicher Sicht von Bedeutung ist die Schultergelenksmuskulatur, da das Schultergelenk praktisch keine knöcherne Führung besitzt, sondern muskulär gesichert werden muß. Eine wichtige Rolle spielt dabei z. B. der [3] Deltamuskel (M. deltoideus), der den Arm zur Seite wegführt (Abduktion) und bei den Vor- und Rückbewegungen sowie der Innen- und Außenrotation beteiligt ist. An der Bewegung im Schultergelenk sind als weitere wichtige Muskeln auch der große Brustmuskel ([4] M. pectoralis major - Hauptfunktion: Heranführen des Armes an den Körper, Innenrotation und Vorbringung des Armes) und der breite Rückenmuskel ([5] M. latissimus dorsi - Hauptfunktionen: Zurückführen des Armes, Innenrotation, Senken des erhobenen Armes und Heranziehen des Armes) beteiligt.

Übungen zur Kräftigung de|

Nr.	Übung	
1	Bankdrücken mit weitem Griff	
2	Liegestütz	
3	Butterfly an Maschinen	

Arm-, Brust- und Schultermuskulatur

Primär beanspruchte Muskeln	Bemerkungen

• Brustmuskulatur
  (M. pectoralis major)
• Oberarmrückseite
  (M. triceps brachii)
• Deltamuskel
  (M. deltoideus)
	• Füße erhöht abstellen oder Oberschenkel senkrecht stellen (Entlastung der Lendenwirbelsäule)
	• Ausatmung mit dem Ausstoßen
	• Ellbogen nicht unter Schulterhöhe absinken (sonst hohe Belastung im Bereich des Schultergelenks)
	• **Variationen:** Griffbreite, Bankneigung

• Brustmuskulatur
  (M. pectoralis major)
• Oberarmrückseite
  (M. triceps brachii)
• Deltamuskel
  (M. deltoideus)
	• Anspannung der Rumpfmuskulatur, Körper gerade
	• Fingerspitzen zeigen leicht nach innen
	• Ellbogen nicht ganz strecken
	• **Variationen:** Stützweite (weit, mittel, eng), Knieliege-stütz (leichter), mit erhöhten Beinen (schwerer)

• Brustmuskulatur (M. pectoralis major)	• Aufrechte Sitzhaltung, Rücken gerade • Ausatmung beim Zusammendrücken • Kontrollierte Armrückführung, Ellbogen nur bis auf Schulterhöhe, Überdehnung vermeiden • Nicht mit Schwung arbeiten • **Variationen:** Winkel zwischen Rumpf und Oberarm verändern

Übungen zur Kräftigung der

Nr.	Übung	
4	Flys - Fliegende Bewegungen	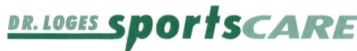
5	Bankdrücken mit engem Griff	
6	Trizepsdrücken an Maschinen	

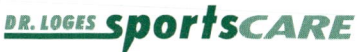

Arm-, Brust- und Schultermuskulatur

Primär beanspruchte Muskeln	Bemerkungen
• Brustmuskulatur (M. pectoralis major) • Oberarmrückseite (M. triceps brachii)	• Rückenlage auf einer Bank/Schrägbank • Beine anheben bzw. Füße erhöht aufstellen • Ellbogen anwinkeln und Hanteln im Kreisbogen nach oben führen • Ellbogen nicht unter Schulterhöhe absinken (sonst hohe Belastung im Bereich des Schultergelenks) • **Variationen:** Bankneigung
• Oberarmrückseite (M. triceps brachii)	• Oberschenkel senkrecht stellen/Füße erhöht absetzen • Ausatmung mit der Ausstoßbewegung • Ellbogen nicht unter Schulterhöhe absinken (sonst hohe Belastung im Bereich des Schultergelenks) • **Variationen:** Liegestütz mit engem Stütz, Bankneigung
• Oberarmrückseite (M. triceps brachii)	• Ellbogen an den Körper legen und dort fixieren • Bewegung nur im Ellbogengelenk, keine Mitbewegung von Rumpf und Schultergürtel • Gewicht vor dem Körper nach unten drücken bis die Arme gestreckt sind • Rücken gerade halten • Nicht mit Schwung arbeiten • **Variationen:** Griffhaltung (Ristgriff, Kammgriff)

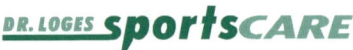

Übungen zur Kräftigung der

Nr.	Übung
7	Bizepscurls einarmig mit Kurzhantel
8	Bizepscurls beidarmig an der Maschine

Arm-, Brust- und Schultermuskulatur

Primär beanspruchte Muskeln	Bemerkungen

• Unterarmbeuger
  (M. biceps brachii, M. brachialis,
  M. brachioradialis)
	• Sitz auf der Bank, Ellbogen zur Stabilisierung an der Innenseite des Oberschenkels fixieren
	• Rücken gerade halten
	• Beim Beugen des Armes zeigt die Handfläche nach oben
	• Nicht mit Schwung arbeiten
	• Oberkörper ruhig halten
	• **Variationen:** Beidarmig mit Kurzhanteln, Langhantel, SZ-Hantel; Griffweite, Griffart

• Unterarmbeuger
  (M. biceps brachii, M. brachialis,
  M. brachioradialis)
	• Gerader Sitz und Anspannung der Rumpfmuskulatur
	• Nicht mit Schwung arbeiten
	• Streckbewegung rechtzeitig abbremsen
	• **Variationen:** Griffweite, Griffart

Übungen zur Kräftigung der

Nr.	Übung
9	Schulterheben mit Kurzhanteln
10	Seitheben der Arme mit Kurzhanteln

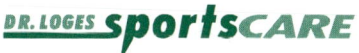

Arm-, Brust- und Schultermuskulatur

Primär beanspruchte Muskeln	Bemerkungen
• Kapuzenmuskel (M. trapezius) • Schulterblattheber (M. levator scapulae)	• Schulterbreiter Stand, Knie etwas gebeugt; Bauch- und Gesäßmuskulatur leicht anspannen • Rücken gerade, Blick geradeaus • Schultern ganz hoch ziehen, Arme lang lassen • **Variationen:** Schulterkreisen vorwärts, rückwärts
• Deltamuskel (M. deltoideus) • Kapuzenmuskel (M. trapezius)	• Schulterbreiter Stand; Bauch- und Gesäßmuskulatur leicht anspannen • Rücken gerade, Blick geradeaus • Anheben der gebeugten Arme seitlich bis über Schulterhöhe • Daumen zeigen nach unten • **Variationen:** Daumen und Zeigefinger zeigen nach oben, alternatives Vor - Hoch - Heben der Arme; Aus- führung im Sitzen

2.4.3 Bein- und Gesäßmuskulatur

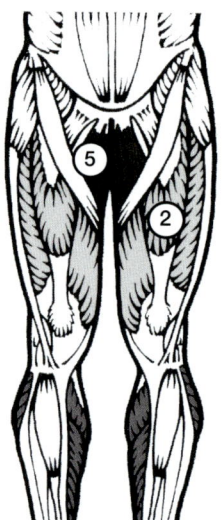

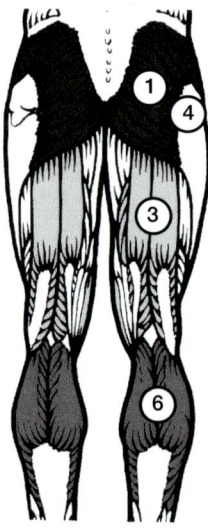

Eine kräftige Bein- und Gesäßmuskulatur besitzt sowohl unter sportlichen als auch gesundheitlichen Aspekten - z.B. im Hinblick auf die Beckenstellung und die Entlastung des Hüftgelenkes oder die Stabilisierung des Kniegelenkes - eine große Bedeutung. Der große Gesäßmuskel ([1] M. glutaeus maximus) ist hauptsächlich für die Rückführung des Beines sowie die Beckenaufrichtung verantwortlich. Die Hauptaufgabe der Oberschenkelvorderseite ([2] M. quadriceps femoris) liegt in der Kniestreckung bzw. Hüftbeugung (nur M.rectus femoris), die der Oberschenkelrückseite ([3] Mm. ischiocrurales = M. semitendinosus, M. semimembranosus, M. biceps femoris) in der Kniebeugung und Hüftstreckung. Die Abduktorengruppe [4] hebt das Bein zur Seite, die Adduktorengruppe [5] zieht das Bein wieder an den Körper heran.Mit Hilfe der Wadenmuskulatur ([6] M. gastrocnemius, M. soleus) ist es möglich, in den Ballenstand zu gehen.

(Boeckh-Behrens 1988)

Tips zum Training der Bein- und Gesäßmuskulatur

1. Bei allen Kniebeugeübungen (einschließlich Beinpresse) muß auf die korrekte Hüft-, Knie-, Fußeinstellung geachtet werden, um Fehlbelastungen zu vermeiden. Hierbei ist es wichtig, daß die Hüft-, Knie- und Fußgelenke eine Linie bilden. Darüber hinaus darf das Kniegelenk nicht nach innen oder außen gekippt werden (X- bzw. O-Beinstellung), weil sich dadurch erhebliche Schwerbelastungen für das Knie ergeben.

Achten Sie auch darauf, immer die ganze Fußsohle zu belasten und beim Beugen der Beine nicht die Fersen anzuheben. Dies bedeutet eine Mehrbelastung für das Kniegelenk.

2. Zur Effektivierung des Trainings der Beinstreckmuskulatur werden häufig Zusatzgewichte eingesetzt. Zusatzlasten bedeuten aber immer auch eine stärkere Beanspruchung und ein erhöhtes Verletzungsrisiko der Wirbelsäule. Bei Übungen mit Gewichten muß deshalb auf die technisch korrekte Ausführung mit geradem Rücken besonderes Augenmerk gelegt werden. Die in den Übungsvorschlägen dargestellte "Einbeinkniebeuge" stellt eine gute Möglichkeit dar, die Beinstreckmuskulatur effektiv zu trainieren ohne den Rücken zu belasten.

3. Die Muskulatur der Oberschenkelvorderseite wird sowohl im Alltag als auch im Sport häufig beansprucht und gekräftigt, die Oberschenkelrückseite dagegen in der Regel vernachlässigt. Dies führt zu einem Kraftungleichgewicht im Bereich der Kniestrecker und -beuger, was Kniebeschwerden (z. B. retropatellare Knorpelschäden) begünstigen kann. Die ischiocrurale Muskulatur muß deshalb gezielt gekräftigt werden. Da sie darüber hinaus auch zur Verkürzung neigt, darf ihre Dehnung ebenfalls nicht vernachlässigt werden. Erfahrungsgemäß werden auch häufig die Abduktoren- und Adduktorengruppe und die vordere Schienbeinmuskulatur vernachlässigt. Die Schienbeinvorderseite trainieren Sie z. B., indem Sie sich auf die Fersen stellen und die Fußspitzen anheben. Diese Übung können Sie durch einbeinige Ausführung und den Stand auf einer Treppenstufe (größere Bewegungsamplitude) intensivieren.

4. Achten Sie bei den Kniebeugeübungen auch darauf, in den Umkehrpunkten der Bewegung die muskuläre Spannung aufrechtzuerhalten. Vermeiden Sie, sich in der tiefen Kniebeugestellung in die Bänder "zu hängen", weil in diesem Fall die Last allein vom passiven Bewegungsapparat (z. B. Bänder) getragen werden muß.

	Übungen zur Kräftigung der
Nr.	**Übung**
1	Beinpresse
2	Kniebeugen
3	Einbeinkniebeugen

Bein- und Gesäßmuskulatur

Primär beanspruchte Muskeln	Bemerkungen
• Oberschenkelvorderseite (M. quadriceps femoris) • Gesäßmuskulatur (M. glutaeus maximus) • Oberschenkelrückseite (Mm. ischiocrurales)	• Schulterbreite parallele Fußstellung, Knie über den Füßen (Knie - Fußeinstellung) • Rumpfmuskulatur zur Stabilisierung anspannen • **Variationen:** Horizontal, 45° Presse
• Oberschenkelvorderseite (M. quadriceps femoris) • Gesäßmuskulatur (M. glutaeus maximus) • Oberschenkelrückseite (Mm. ischiocrurales)	• Schulterbreite parallele Fußstellung, Knie über den Füßen (Knie - Fußeinstellung) • Blick geradeaus, Rücken gerade • Rumpfmuskulatur zur Stabilisierung anspannen • **Variationen:** Mit und ohne Gewicht, mit reduziertem Gewicht durch Handunterstützung z. B. an der Sprossenwand, unterschiedliche Bewegungsamplitude beim Tiefgehen • Die beidbeinige freie Kniebeuge mit Gewicht ist aus gesundheitlicher Sicht nicht notwendig (Voraussetzung korrekte Technik)
• Oberschenkelvorderseite (M. quadriceps femoris) • Gesäßmuskulatur (M. glutaeus maximus) • Oberschenkelrückseite (Mm. ischiocrurales)	• Einbeiniger Stand auf einer Bank (Hocker, Kasten) • Halt beider Hände sichert das Gleichgewicht und die achsengerechte Ausführung • Tiefes Beugen des Standbeines und leichtes Aufsetzen des Spielbeines, so früh und so lange wie möglich • Kontinuierliche, langsame Einbeinkniebeuge - Halten der Muskelspannung über den gesamten Bewegungsablauf • Standfuß bleibt die gesamte Übungszeit auf der ganzen Sohle • Fuß, Knie und Hüftgelenk auf einer Achse • **Variationen:** Mit Zusatzgewicht, unter erleichterten Bedingungen mit Armunterstützung

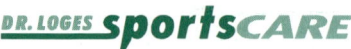

Übungen zur Kräftigung der

Nr.	Übung
4	Beinbeugen
5	Bein heranziehen/ Bein zur Seite heben

Bein- und Gesäßmuskulatur

Primär beanspruchte Muskeln	Bemerkungen
• Oberschenkelrückseite (Mm. ischiocrurales)	• Haltegriffe festhalten, um den Körper zu stabilisieren • Nicht mit Schwung arbeiten • Wichtige Übung als Ausgleich zu der häufig vermehrt belasteten und trainierten Beinstreckmuskulatur • Bei hohen Intensitäten und bei Ermüdung kann ein Hohlkreuz häufig nicht vermieden werden • **Variationen:** Einbeinige Ausführung, wenn es die Maschine ermöglicht, das freie Bein dabei unter den Körper stellen Es ist auch eine Ausführung mit abgehobenen Oberschenkeln möglich. Dadurch entfällt die Hüftbeugeraktivität und die Variante wird zur Topübung für die Muskulatur des unteren Rückens, der Oberschenkelrückseite und des Gesäßes.
• Adduktorengruppe • Abduktorengruppe	• Polster liegt oberhalb des Kniegelenks • Fußspitze zeigt nach vorne und ist angezogen • Körperspannung halten • Nicht mit Schwung arbeiten • Individuellen Bewegungsumfang nutzen • Muskelspannung konstant aufrechterhalten

Übungen zur Kräftigung der Bein-

Nr.	Übung
1	Ausfallschritt
2	"Fersendrücker"
3	Kickback einbeinig

und Gesäßmuskulatur ohne Gerät

Primär beanspruchte Muskeln	Bemerkungen
• Oberschenkelvorderseite (M. quadriceps femoris) • Gesäßmuskulatur (M. glutaeus maximus) • Oberschenkelrückseite (Mm. ischiocrurales)	• Nach vorne oder seitlich • Aus dem Stand einen weiten Schritt vorwärts oder seitwärts in die Ausfallschrittposition und wieder zurück in den Stand durch Abdruck des vorderen Beines – ggf. mit den Händen auf dem Oberschenkel abstützen • Kniespitze über dem Fuß (Knie-Fußstellung) • Starke exzentrische Beanspruchung • Oberkörper aufrecht halten • **Variationen:** Schrittweise, Zusatzgewicht
• Oberschenkelrückseite (M. ischiocrurales) • Gerade Bauchmuskulatur (M. rectus abdominis)	• Rückenlage - Fußspitzen hochziehen - Bauch anspannen und Lendenwirbelsäule auf den Boden drücken • Fersen nach hinten/unten in den Boden drücken • Regelmäßig atmen
• Gesäßmuskel (M. glutaeus maximus) • Oberschenkelrückseite (Mm. ischiocrurales) • Unterer Rücken (M. erector spinae pars lumbalis) • Oberer Rücken (Mm. rhomboidei, M. trapezius, M. erector spinae pars thoracalis)	• Bankstellung, ein Bein nach hinten strecken • Kopf in Verlängerung des Rumpfes, Blick zur Stützhand • **Variationen:** Gegenarm nach vorne strecken - dadurch zusätzlich Kräftigung der Rückenmuskulatur, Partner "erschüttert" das Gleichgewicht der "Statue" durch Antippen/Ziehen/Drücken in verschiedene Richtungen

Übungen zur Kräftigung der Bein-

Nr.	Übung
4	"Unterarmklemme"
5	Nackenbrücke
6	"Becken-Lift"

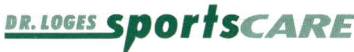

und Gesäßmuskulatur ohne Gerät

Primär beanspruchte Muskeln	Bemerkungen
• Adduktorengruppe	• Sitz - Unterarm zwischen die Knie legen und Knie zusammendrücken • Statische Übung - regelmäßig atmen • Rücken gerade halten
• Großer Gesäßmuskel (M. glutaeus maximus) • Oberschenkelrückseite (Mm. ischiocrurales) • Oberschenkelvorderseite (M. quadriceps femoris)	• Rückenlage, Gesäß abheben bis zur Hüftstreckung • **Variationen:** Ein Bein strecken
• Großer Gesäßmuskel (M. glutaeus maximus) • Oberschenkelrückseite (Mm. ischiocrurales)	• Rückenlage - ein Knie Richtung Brust ziehen • Fuß vom anderen Bein hochziehen und Ferse in den Boden stemmen, so daß sich die Hüfte einige Zentimeter vom Boden abhebt • Becken heben und senken

Übungen zur Kräftigung der Bein-

Nr.	Übung
7	Bein abspreizen
8	Wadenheben

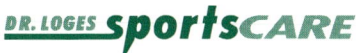

und Gesäßmuskulatur ohne Gerät

Primär beanspruchte Muskeln	Bemerkungen

• Abduktorengruppe	• Seitlage – Hüfte gestreckt
	• Oben liegendes Bein nach oben abspreizen, Fuß-
	  spitze anziehen
	• Bein nicht nach außen drehen,
	  Fußspitze zeigt nach vorne

• Wadenmuskulatur
  (M. gastrocnemius, M. soleus)
	• Stand auf einem kleinen Podest oder einer Stufe
	• Kniegelenke bleiben gestreckt
	• Körper senkrecht heben und senken
	• **Variationen:** beidbeinig, einbeinig, mit Zusatzgewicht,
	  Ballenstand bei jeder Wiederholung 2 - 3 Sek. halten,
	  Fußstellung variieren (Fußspitzen nach innen und
	  außen)

2.4.4 Rückenmuskulatur

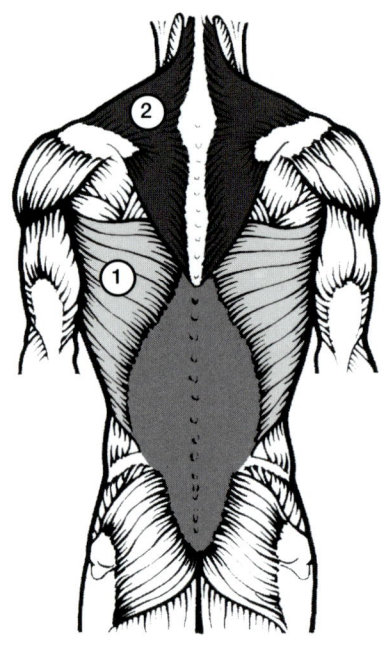

(Boeckh-Behrens 1988)

Der Rückenmuskulatur kommt im Hinblick auf die Stabilisation der Wirbelsäule beim Sport und im Alltag sowie beim Haltungsaufbau eine zentrale Bedeutung zu. Der M. erector spinae ist eine Ansammlung vieler kleinerer und größerer Muskeln, die direkt an der Wirbelsäule liegen und deren gemeinsame Hauptaufgabe die Streckung (Aufrichtung) der Wirbelsäule ist (im Bild nicht sichtbar). Andere wichtige Rückenmuskeln wie z. B. der breite Rückenmuskel ([1] M. latissimus dorsi), der Kapuzenmuskel ([2] M. trapezius) und die Rautenmuskeln (Mm. rhomboidei, im Bild nicht sichtbar) bewegen primär den Schultergürtel und die obere Extremität. Während der M. latissimus dorsi dem Rücken die athletische V-Form ('das Kreuz') verleiht, haben der M. trapezius und die Mm. rhomboidei u. a. die Funktion, die Schulterblätter nach hinten zu ziehen. Sie tragen somit zur aufrechten Körperhaltung bei.

Tips zur Durchführung von Übungen in Bauchlage:

- Stirn auf den Boden legen oder Kopf etwas vom Boden abheben (Kopf nicht in den Nacken nehmen !).
- Hyperlordosierung (verstärktes Hohlkreuz) im Lendenwirbelsäulenbereich vermeiden - deshalb bei allen Übungen zuerst Bauch- und Gesäßmuskulatur anspannen, gegebenenfalls auch das Becken z.B. mit einer Handtuchrolle unterlagern. Hilfreich kann es sein, die Fersen gegeneinander und die Fußoberseite leicht in den Boden zu drücken.
- Bei allen Übungen Arme und Beine nur minimal vom Boden abheben.
- Nie beide Arme und beide Beine gleichzeitig abheben (Gefahr Hyperlordosierung).
- Bei Vorliegen einer Hyperlordose in der Regel mehr über die Arme als über die Beine arbeiten.
- Eine Erhöhung der Übungsintensität kann erreicht werden durch die Vorstellung, daß die Bewegungen gegen einen imaginären Widerstand durchgeführt werden.
- Gleichmäßig atmen, Preßatmung vermeiden.
- Bei Schmerzen oder Verkrampfungen Übung beenden.
- Dehnübungen einbauen, insbesondere für die untere Rückenmuskulatur.
- Die Haltedauer beträgt ca. 8 - 10 Sekunden (bei besser Trainierten auch deutlich länger) bei mindestens 3 Sätzen pro Muskelgruppe.
- Alle Übungen werden ruhig und konzentriert ausgeführt, keine schnellen, ruckartigen oder schwunghaften Bewegungen.

Übungen zur Kräftigung

Nr.	Übung
1	"Statue" in Bauchlage

a)

b)

c)

d)

e)

der Rückenmuskulatur

Primär beanspruchte Muskeln	Bemerkungen
• Gesamter Rückenstrecker (M. erector spinae) • Großer Gesäßmuskel (M. glutaeus maximus) • Rautenmuskeln (Mm. rhomboidei) • Kapuzenmuskel (M. trapezius)	• Bauch und Gesäßmuskel anspannen • Linken Arm und rechtes Bein minimal vom Boden abheben und umgekehrt • Handrücken und Fußspitze anziehen, Handballen und Ferse versuchen weit voneinander zu entfernen • Regelmäßig atmen • Kopf in Verlängerung des Rumpfes halten, Blick zum Boden • **Variationen:** b) Beine liegenlassen, beide Arme minimal vom Boden abheben und kleine Kreisbewegungen durchführen c) Arme vor dem Kopf langsam beugen und strecken unter der Vorstellung, einen ganz schweren Widerstand nach vorne wegzuschieben (Arme strecken) und dann heranzuziehen (Arme beugen) - Fäuste ballen d) Handflächen neben den Schultern aufsetzen, Ellbogen zeigen nach oben - Ellbogen so weit nach oben hinten ziehen, bis sich die Handflächen vom Boden lösen e) Ein Arm gestreckt vorn, ein Arm gestreckt an der Seite - beide Arme unter Spannung etwas vom Boden abheben Die Übungen können auch z. B. liegend auf einer Bank mit angezogenen Beinen und kleinen Hanteln/Hantelscheiben durchgeführt werden.

Übungen zur Kräftigung

Nr.	Übung

2   Reverse Flys mit Kurzhanteln

3   Reverse Butterfly

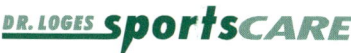

der Rückenmuskulatur

Primär beanspruchte Muskeln	Bemerkungen

• Rückenstrecker im Brustwirbel-
  säulenbereich
  (M. erector spinae pars thoracalis)
• Rautenmuskeln
  (Mm. rhomboidei)
• Kapuzenmuskel
  (M. trapezius)
	• Bauchlage auf der Schrägbank oder besser auf der
	  Flachbank, Ellbogen und Schulterblätter nach hinten
	  ziehen, Ellbogen zeigen nach außen.
	
	• **Variationen:** Statisch - dynamisch, Arme weiter vorne
	  oder hinten

• Rückenstrecker im Brustwirbel-
  säulenbereich
  (M. erector spinae pars thoracalis)
• Rautenmuskeln
  (Mm. rhomboidei)
• Kapuzenmuskel
  (M. trapezius)
	• Aufrechter Sitz mit der Brust an der Stütze, Bauch-
	  muskulatur anspannen
	• Kopf gerade halten
	• Ellbogen und Schulterblätter nach hinten ziehen

Nr.	Übung
4	"Scheiben kreisen"
5	Rudern sitzend mit Bruststütze

der Rückenmuskulatur

Primär beanspruchte Muskeln	Bemerkungen
• Rückenstrecker im Brustwirbel-säulenbereich (M. erector spinae pars thoracalis) • Rautenmuskeln (Mm. rhomboidei) • Kapuzenmuskel (M. trapezius) • Deltamuskel (M. deltoideus)	• Bauchlage auf einer Bank, Gewichtsscheiben fassen und vorwärts bzw. rückwärts Armkreisbewegungen durchführen • **Variationen:** Ausmaß der Kreisbewegungen
• Breiter Rückenmuskel (M. latissimus dorsi) • Ellbogenbeuger (M. biceps brachii) • Kapuzenmuskel (M. trapezius) • Rautenmuskel (Mm. rhomboidei) • Rückenstrecker im Brustwirbel-säulenbereich (M. erector spinae pars thoracalis)	• Aufrechter Sitz, Brust an der Stütze • Vor dem Anziehen Rumpfmuskulatur anspannen und Spannung bis zum Ablegen des Gewichts auf-rechterhalten • Rücken während der gesamten Übungsausführung gerade lassen • Ellbogen und Schulterblätter nach hinten ziehen • **Variationen:** Zuggriffe, Zugstange, Griffweite, Griff-haltung

Übungen zur Kräftigung

Nr.	Übung
6	"Radfahren" in der Bauchlage
7	Lat.-Ziehen von oben

er Rückenmuskulatur

Primär beanspruchte Muskeln	Bemerkungen

• Unterer Rückenstrecker
  (M. erector spinae pars lumbalis)
• Großer Gesäßmuskel
  (M. glutaeus maximus)
• Oberschenkelrückseite
  (Mm. ischiocrurales)
	• Rumpf in Bauchlage auf einer Bank ablegen
	• Kopf in Verlängerung der Wirbelsäule
	• Ein Bein strecken und halten, das andere Bein ist angezogen
	• Stellung 3 - 5 Sekunden halten
	• Mehrfacher Beinwechsel

• Breiter Rückenmuskel
  (M. latissimus dorsi)
• Großer Rundmuskel
  (M. teres major)
• Ellbogenbeuger
  (M. biceps brachii)
• Kapuzenmuskel
  (M. trapezius)
	• Rücken gerade
	• Mit der Ausatmung das Gewicht in den Nacken ziehen, Rumpf nicht beugen
	• Beim Strecken der Arme das Gewicht kontrolliert ab-bremsen
	• **Variationen:** Griffhaltungen, Griffweite, Bewegungs-amplitude, Zusatzgewicht, Erleichterung durch Ab-stützen mit dem Fuß, nach vorn oder hinten ziehen, verschiedene Klimmzugvarianten

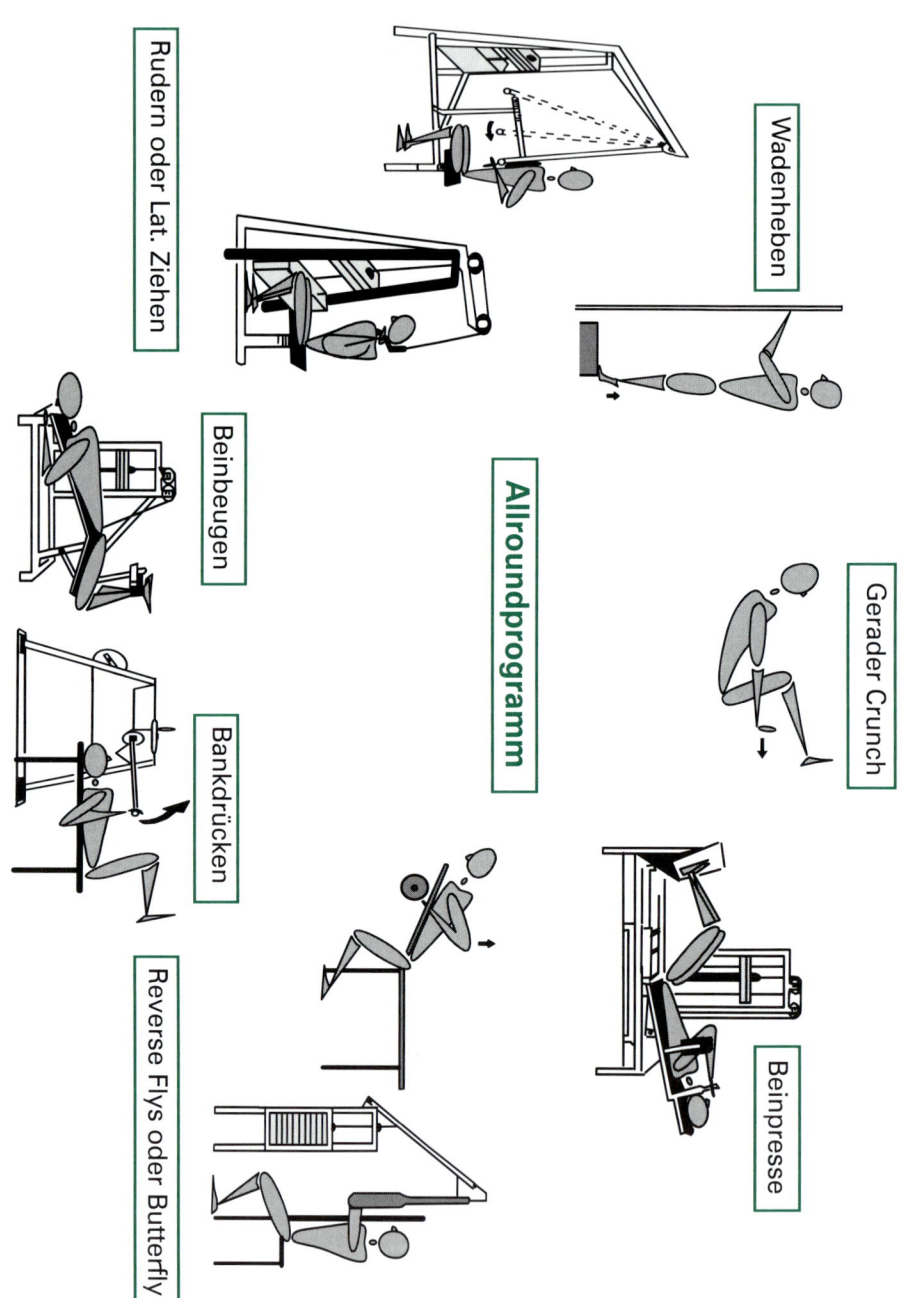

Rudern oder Lat. Ziehen

Wadenheben

Beinbeugen

Allroundprogramm

Gerader Crunch

Bankdrücken

Reverse Flys oder Butterfly

Beinpresse

2.5 Allround - Trainingsprogramm

Das Trainingsprogramm auf Seite 94 berücksichtigt alle großen Muskelgruppen des Körpers. Es eignet sich vor allem für Einsteiger, kann aber auch für Fortgeschrittene sinnvoll sein, wenn pro Übung drei Sätze und mehr absolviert werden. Die Reihenfolge der Übungen ist nicht festgelegt.

2.6 Trainingsplan/Trainingstagebuch

Ein fester Trainingsplan, der entsprechend den Zielen und Trainingsfortschritten immer aktuell angepaßt wird, stellt erfahrungsgemäß eine große Motivationshilfe bei der Trainingsdurchführung dar. Der Trainierende braucht auch nicht vor jeder Einheit überlegen, welche Übungen mit welchen Methoden er „heute" trainiert.

Das Anlegen eines Trainingstagebuches bietet sich an, um die Leistungsentwicklung zu dokumentieren. Anhand des Trainingstagebuches ist es auch möglich, eine fehlende oder unzureichende Leistungssteigerung zu erkennen und z. B. eine Programmänderung in Absprache mit einem Fitnesstrainer vorzunehmen. Darüber hinaus kann dem Trainingstagebuch sofort das aktuelle Trainingsgewicht bei den verschiedenen Übungen entnommen werden. Bei häufigem Krafttraining kann der Trainierende aus dem Trainingstagebuch zudem ersehen, welche Übungen und Muskelgruppen er in der letzten Trainingseinheit absolviert hat und welche nun in der folgenden Einheit durchgeführt werden sollen.

Seite 97 zeigt das Beispiel eines Trainingsplanes mit einem Allroundprogramm für Einsteiger und ein korrekt ausgefülltes Trainingstagebuch.

Trainingstagebuch von ....

Trainingsplan

Übungen	Vorgabe Datum / Gewicht (kg)			Satz	Wh	kg	Satz	Wh	kg	Satz	Wh	kg	Satz	Wh	kg	Satz	Wh	kg
	Satz	Wh	kg*															

* Es wird das Gewicht eingetragen, was individuell ca. 15 - 20 Wiederholungen zuläßt.

Trainingsplan/Trainingstagebuch

Trainingstagebuch von ....

Übungen	Vorgabe Satz	Wh	kg*	27.1.95 78 Satz	Wh	kg	30.1.95 78,5 Satz	Wh	kg	4.2.95 77,5 Satz	Wh	kg	7.2.95 78 Satz	Wh	kg	11.2.95 77 Satz	Wh	kg
Gerader Crunch	2			2	20/21	/	2	21/19	/	2	21/20	/	3	21/19/18	/	2	24/19	/
Beinpresse	2	15-20		2	17/16	80	2	17/16	80	2	17/17	80	2	17/17	80	2	18/17	80
Reverse flys	2	15-20		2	17/15	15	2	19/16	15	2	17/17	15	2	20/19	15	2	15/15	20
Bankdrücken	2	15-20		2	16/13	50	2	17/13	50	1	17	50	2	17/17	50	2	18/16	50
Beinbeugen	2	15-20		2	20/20	40	2	16/15	45	1	16	45	2	17/15	45	2	17/16	45
Lat.-Ziehen	2	15-20		2	18/18	40	2	18/17	40	2	19/17	40	2	17/18	40	2	18/19	40
Wadenheben	2	15-20		2	19/18	/	2	17/18	/	2	18/19	/	2	19/20	/	2	15/15	10

* Es wird das Gewicht eingetragen, was individuell ca. 15 - 20 Wiederholungen zuläßt.

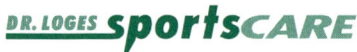

2.7 Testmöglichkeiten im Krafttraining

Im Bereich des gesundheitsorientierten Krafttrainings spielen weder Schnell-
kraft- noch Sprungkraft- oder Maximalkrafttests eine Rolle, da hiermit einerseits eine hohe orthopädische Belastung sowie ein Verletzungsrisiko gegeben
sind, andererseits Schnelligkeit und Maximalkraft im gesundheitsorientierten
Fitnesstraining keine sinnvollen Trainingsziele darstellen. Von großer Bedeutung sind Kraftausdauertests. Regelmäßig durchgeführt geben sie Aufschluß
über die Entwicklung der eigenen Leistungsfähigkeit und die Effektivität des

Darstellung der Testübung	
Testbeschreibung	Legen Sie sich in Rückenlage auf eine Matte auf den Boden, und stellen Sie Ihre Füße mit der ganzen Sohle schulterbreit an die Wand, so daß sowohl im Hüft- als auch im Kniegelenk ein rechter Winkel besteht. Ermitteln Sie zunächst Ihre maximale Aufbäumweite, indem Sie Kopf und Schultern vom Boden ab-heben und z. B. einen Stab mit Ihren Fingerspitzen so weit wie möglich zur Wand hinschieben, die Lendenwirbelsäule bleibt dabei am Boden. Danach ziehen Sie den Stab zwei Zentimeter zu sich hin, fixieren ihn dort (Partner), legen sich auf die Matte zurück und entspannen kurz. Zum eigentlichen Testvorgang heben Sie nun Kopf und Schultern nochmals vom Boden, und berühren Sie mit den Fingerspitzen den nun z. B. durch Hilfe eines Partners festgestellten Stab. Versuchen Sie den Kontakt mit dem Stab möglichst lange aufrecht zu erhalten.
Bewertung	Es wird die Haltezeit gestoppt, während der die Fingerspitzen den Stab berühren. Die Stoppuhr wird angehalten, sobald der Kontakt der Finger zum Stab verlorengeht. Der Abstand vom Stab zur Wand wird notiert, damit der Stab im Retest die glei-che Entfernung von der Wand aufweist.

gewählten Trainingsprogramms. Bei Übungen an Kraftmaschinen wird hierbei im Eingangstest ein Gewicht gewählt, das ca. 10-15 Wiederholungen zuläßt. Der Retest nach einer Trainingsphase erfolgt dann mit dem gleichen Gewicht bei identischer Geräteeinstellung. Das Vergleichskriterium zwischen Eingangs- und Retest ist die absolvierte Anzahl an Wiederholungen. Eine sehr genaue Kraftmessung ist vor allem auch mit elektronisch gesteuerten oder isokinetischen Kraftmaschinen möglich.

Auf Seite 98 wird ein Test zur Ermittlung der Kraftausdauer der Bauchmuskulatur beschrieben, da diese Muskelgruppe für verschiedene Zielgruppen (z. B. Personen mit Rückenbeschwerden) eine besondere Bedeutung besitzt, und die meisten Maschinen zum Training der Bauchmuskulatur für einen Test weniger geeignet sind.

2.8 Aufwärmen und Abwärmen

Wie bei jeder anderen Sportart ist das Aufwärmen auch beim Krafttraining zur Verletzungsprophylaxe, Leistungssteigerung und Einstimmung ein wichtiger Teil jeder Trainingseinheit. Wird eine ca. 5-10minütige Ausdauerbelastung an den Anfang des Trainings gestellt, so sollte darauf geachtet werden, daß die Muskelgruppen angesprochen werden, die anschließend im Krafttraining auch trainiert werden. So bringt Radfahren an gezielten Aufwärmeffekten nur wenig, wenn anschließend ein Oberkörpertraining absolviert wird, da die bei beiden Aktivitäten beanspruchten Muskelgruppen völlig unterschiedlich sind. In diesem Fall würde sich dann beispielsweise eher eine Drehkurbelaktivität oder Armkreisen u.ä. anbieten.

In jedem Fall sinnvoll ist ein auf das sich anschließende Krafttraining abgestimmtes Dehnprogramm. Dehnübungen sollten auch immer mal wieder zwischen den Sätzen einer Übung und den verschiedenen Übungen durchgeführt werden.

Ein wichtiges belastungsspezifisches Aufwärmen stellen vor allem die Aufwärm-sätze dar. Man versteht darunter einen Satz mit leichtem Gewicht und relativ hoher Wiederholungszahl der Übung, die im Anschluß trainiert wird. Liegt z. B. bei der Beinpresse das normale Trainingsgewicht bei 70 kg mit 15 Wieder-holungen pro Satz, könnte der Aufwärmsatz mit 40 kg und 25 Wiederholun-gen erfolgen.

Da es beim Krafttraining z. T. zu einer erheblichen Laktatproduktion - mitun-ter von über 10 mmol/l - kommen kann, ist eine leichte aerobe Belastung von mindestens 5 Minuten am Trainingsende zur Beschleunigung der Regenera-tion sinnvoll. Um Verkürzungsrückstände in der beanspruchten Muskulatur zu vermeiden, bietet sich zusätzlich ein 'Ausdehnen' an.

2.9. Literatur

BOECKH-BEHRENS, W.-U.:
Fit durchs Leben. Krefeld 1988.

BÜHRLE, M.:
Maximalkraft - Schnellkraft - Reaktivkraft. Sportwissenschaft 1989, 311 - 325.

BUSKIES, W., BENKER, A., BOECKH-BEHRENS, W.-U., ZIESCHANG, K.:
Zur Problematik der metabolischen und kardialen Belastung bei zwei verschiedenen Krafttrainingsmethoden. In: Liesen, H. M. Weiss, M. Baum: Regulations- und Repairmechanismen. 33. Deutscher Sportärztekongreß. Köln 1994, 97 - 99.

EHLENZ, H., GROSSER, M., ZIMMERMANN, E.:
Krafttraining. München-Wien-Zürich 1991.

HOLLMANN, W., ROST, R., DUFAUX, B., LIESEN, H.:
Prävention und Rehabilitation von Herz-Kreislauferkrankungen durch körperliches Training. Stuttgart 1983.

KUNZ, H:
Muskeleinsatz beim Krafttraining. Magglingen 1988.

STEMPER, Th.:
Effekte des gerätegestützten Fitnesstrainings. Veränderung anthropometrischer, motorischer und physiologischer Parameter durch Training an Fitnessgeräten. Hamburg 1994.

STEMPER, Th., WASTL, P.:
Gerätegestütztes Krafttraining. Hamburg 1995.

Teil III:

Beweglichkeitstraining
Stretching

3. Beweglichkeitstraining - Stretching

Was tun Ihr Hund oder Ihre Katze nach einer längeren Ruhepause? Sie rekken und dehnen sich genüßlich, einmal nach vorne, einmal nach hinten, und schon sind sie bereit zum Spielen und Toben. Geht es Ihnen nicht ebenso? Auch Sie fühlen sich nach langem Sitzen zunächst steif und unbeweglich.

Ohne Dehnen, englisch „Stretching", läßt die Beweglichkeit bereits im Kindesalter nach, und mit zunehmendem Alter schränken uns die Beweglichkeitseinbußen der Wirbelsäule, der Hüft- und Schultergelenke im Alltag und im Sport zunehmend ein. Die häufige Vernachlässigung des Fitnessbausteins „optimale Beweglichkeit" mag daran liegen, daß Dehnen zunächst weniger im Mittelpunkt steht als Kraft- und Ausdauertraining, und daß der heutige Kenntnisstand der Wissenschaft über das Dehnen noch recht gering ist. Dabei ist Beweglichkeitstraining schon mehrere tausend Jahre alt, wie es die spektakulären Dehnpositionen asiatischer Tempelbilder und Yogaübungen zeigen. In vielen alten hochentwickelten Kulturen waren Dehnübungen ein wichtiger Teil eines kulturellen Gesamtsystems, das Körperübungen mit der Konzentration auf innere Energiequellen verband und so ein physisches und psychisches Gleichgewicht anstrebte. Nutzen auch Sie die harmonisierenden, anregenden Wirkungen regelmäßigen Dehnens, machen Sie Stretching zu einem festen Bestandteil Ihres Auf- und Abwärmprogramms, und nutzen Sie das Dehnen der Muskulatur für Ihre Entspannung.

3.1 Effekte des Stretching

Es spielt keine Rolle, wie alt, wie leistungsfähig, wie schwer, wie steif, wie kräftig, wie ausdauernd oder wie sportlich begabt Sie sind - Stretching kann jeder von Anfang an. Stretching verlangt keine selbstüberwindenden, quälenden Anstrengungen. Beim richtigen Stretching können Sie sich nicht überanstrengen oder verletzen. Sie kommen nicht außer Atem und geraten kaum ins Schwitzen. Dennoch bietet Ihnen Stretching mehrere, durch keine andere Aktivität erreichbare Vorteile.

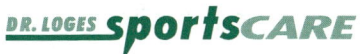

Effekte regelmäßigen Dehnens

Systeme des Körpers, die die Dehnung beeinflussen	• Passiv-mechanische (morphologische) Eigenschaften von Muskel und Bindegewebe • Neurophysiologische Steuerungsfähigkeit
Primäre Effekte	• Verbesserung der Beweglichkeit, Vergrößerung des maximal erreichbaren Gelenkwinkels • Steigerung der Zugtoleranz des Muskels; der Muskel hält höhere dehnende Kräfte aus (vgl. WIEMANN 1993) • Verbesserung der Kraftfähigkeit des Muskels in gedehnter Position* • Vorbeugen von Verletzungen * • Vermeidung und Abbau muskulärer Dysbalancen • Beschleunigung der Rehabilitation nach Verletzungen • Verbesserung der Entspannungsfähigkeit des Muskels * • Abbau von Muskelverspannungen * • Beschleunigung der Regeneration *
Sekundäre Effekte	• Verbesserung der sportlichen Leistungsfähigkeit • Verbesserung des Körpergefühls • Verbesserung des Wohlbefindens

*) Dieser Effekt wird von Praktikern aus Erfahrung angenommen bzw. der eindeutige wissenschaftliche Nachweis steht noch aus.

3.2 Fakten zum Stretching

1. Stretching und Dehnen, zwei Bezeichnungen für dieselbe Sache
Bob ANDERSON veröffentlichte 1980 in den USA seinen Bestseller „Stretching". Die dadurch ausgelöste Stretchingwelle schwappte von den USA nach Deutschland über, und die „moderne" amerikanische Bezeichnung verdrängte den bisher gebräuchlichen deutschen Begriff des Dehnens. Heute bezeichnen mehrere Autoren insbesondere die aus der Physiotherapie auf den Sport übertragenen Dehnmethoden als Stretching: Statisches Stretching, Contract-Relax- Stretching, Stretching durch Kontraktion der Antagonisten. Eine Unterscheidung der Begriffe Dehnen und Stretching erscheint jedoch nicht gerechtfertigt und beide Bezeichnungen können gleichbedeutend verwendet werden.

2Nicht maximale, sondern optimale Beweglichkeit

Die Muskulatur, die Bänder und Gelenkkapseln stabilisieren unsere Gelenke und die Wirbelsäule. Weder die eingeschränkte Beweglichkeit eines „steifen Knochens" noch die Hyperflexibilität eines „Schlangenmenschen" sind für unsere Gesundheit und Leistungsfähigkeit zuträglich, sondern eine individuelle, optimale Beweglichkeit. Die Beweglichkeit ist dann optimal, wenn sie auf der einen Seite die Gelenke stabilisiert und schützt, auf der anderen Seite eine uneingeschränkte, freie Gelenkbeweglichkeit ermöglicht.

3.Welcher Körpertyp sind Sie?

Es besteht möglicherweise ein Zusammenhang zwischen den angeborenen Muskelfasertypen eines Menschen, seiner Beweglichkeit und der Art seiner häufigsten Verletzungen und orthopädischen Beschwerden. In einer Grobeinteilung unterscheiden wir langsam und schnell zuckende Muskelfasern. Viele Menschen haben etwa 50 % langsam und 50 % schnell zuckende Muskelfasern.

Diejenigen mit einem größeren Anteil schnell zuckender Muskelfasern sind „geborene Talente" in Sportarten, in denen schnellkräftige, explosive Bewegungen leistungsbestimmend sind, wie zum Beispiel Leichtathletik und Spiele. Die durch das Erbgut festgelegte, angeborene Fähigkeit zu explosiven Bewegungsausführungen geht häufig einher mit festem Bindegewebe und relativ geringer Flexibilität. Der explosiv-steife Typ zieht sich im Sport vorwiegend Muskelverletzungen zu wie Zerrungen oder Faserrisse und neigt stärker zu Gelenkknorpelverschleißerscheinungen und Sehnenansatzentzündungen. Menschen mit überwiegend langsam zuckenden Muskelfasern sind für Ausdauerleistungen prädestiniert.

Die meisten Menschen gehören weder dem einen noch dem anderen der geschilderten Extremtypen an. Sie stehen dazwischen und tendieren mehr oder weniger nach einer Seite.Wenn Sie mehr der explosiv-steifen Kategorie angehören, sind regelmäßige Dehnübungen für Sie wichtiger als für den von Natur aus bereits sehr beweglichen Menschen.

4. Haben Sie muskuläre Dysbalancen?

Die über ein Gelenk ziehenden Muskeln müssen in einem gut abgestimmten Kraft- und Dehnungsverhältnis zueinander stehen, um die optimale Gelenkfunktion sicherzustellen. Stehen starken Muskelabschwächungen auf der einen Seite deutliche Muskelverkürzungen auf der anderen Seite gegenüber, werden das (Gelenk, die Wirbelsäule oder das Becken aus der Balance gezogen, und wir sprechen von einer muskulären Dysbalance. So ist z. B. für den Hohlrücken (verstärktes Hohlkreuz) eine Verkürzung der unteren Rücken- und Hüftbeugemuskulatur sowie eine Abschwächung der Bauch- und Gesäßmuskulatur charakteristisch (vgl. Kapitel Rückentraining). Die Folgen asymmetrischer Zug- und Druckverhältnisse auf das Gelenk sind ein Teufelskreis aus verminderter Belastbarkeit, Ausgleichsbewegungen, Überlastung bis zu steigender Verletzungsanfälligkeit, Beschwerden und im Extremfall dauerhaftem Gelenkschaden.

Als Ursachen für muskuläre Dysbalancen gelten vor allem einseitige Belastungen bei der Arbeit, im Alltag oder beim Sport, Fehl- und Überbelastungen, nicht ausgeheilte Verletzungen sowie körperliche Über- bzw. Unterforderung. Bestimmte Muskeln neigen stärker zu Verkürzungen als andere und müssen deshalb im Dehntraining besonders berücksichtigt werden: (vgl. Abb. Seite 108)

5. Was wird beim Stretching gedehnt?
Die Sehnen eines Muskels sind am rumpfnahen Ursprung und am rumpffernen Ansatz mit dem Knochen verbunden. Der Muskel zieht über ein oder mehrere Gelenke. Verkürzt er sich, nähern sich Ansatz und Ursprung einander an, das Gelenk wird z. B. gebeugt. Wird der Muskel gedehnt, entfernen sich Ansatz und Ursprung, das Gelenk wird z. B. gestreckt. Beim Dehnvorgang werden die Muskelfasern und die sie umgebenden Bindegewebsfibrillen in die Länge gezogen; die Sehne dagegen verändert ihre Länge kaum. Nach der Dehnung kehrt der elastische Muskel in seine Ausgangslänge zurück. Es ist noch ungeklärt, ob nach dem Dehnen, als Trainingseffekt, ein verlängerter Muskel und damit ein Dehnungsrückstand zurückbleibt (vgl. KNEBEL 1988) oder nicht (vgl. WIEMANN 1993). Erwiesen ist jedoch, daß die Gelenkbeweglichkeit durch regelmäßiges Dehnen erheblich verbessert wird.

6. Dehnen verbessert die Zugtoleranz Ihrer Muskeln
Wenn man die Kräfte mißt, die ein Übender beim Dehnen eines Muskels aushält, stellt man fest, daß nach einer Periode regelmäßigen Dehntrainings höhere Kräfte toleriert werden als vorher. Ein wesentlicher Effekt des Dehntrainings ist folglich die Gewöhnung an höhere Dehnspannungen. Es kann derzeit noch nicht beantwortet werden, ob strukturelle Veränderungen im Muskel, eine verbesserte Schmerztoleranz oder beide Mechanismen für die-

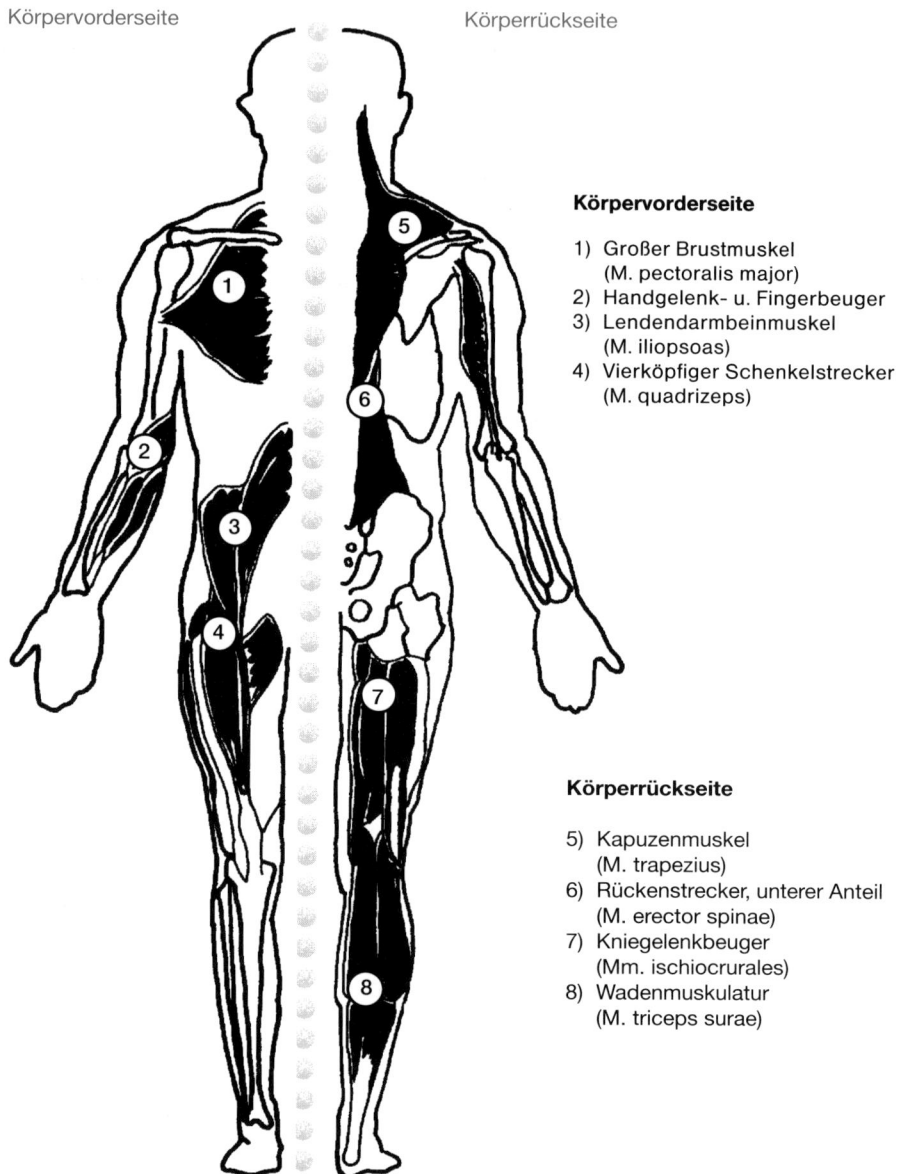

Körpervorderseite   Körperrückseite

Körpervorderseite

1) Großer Brustmuskel
   (M. pectoralis major)
2) Handgelenk- u. Fingerbeuger
3) Lendendarmbeinmuskel
   (M. iliopsoas)
4) Vierköpfiger Schenkelstrecker
   (M. quadrizeps)

Körperrückseite

5) Kapuzenmuskel
   (M. trapezius)
6) Rückenstrecker, unterer Anteil
   (M. erector spinae)
7) Kniegelenkbeuger
   (Mm. ischiocrurales)
8) Wadenmuskulatur
   (M. triceps surae)

Abb. 7: Zur Verkürzung neigende Muskeln (verändert nach KNEBEL 1988).

sen Effekt verantwortlich sind (vgl. WIEMANN 1991 und 1993). Die dem Dehnen zugeschriebene Vorbeugung von Verletzungen kann u.a. durch die Verbesserung der Zugtoleranz des Muskels unterstützt werden.

7. Ist Dehnen eine spezielle Form des Krafttrainings?

In eigenen Untersuchungen wurde gefunden, daß der Muskel, nach einem regelmäßigen Training mit der Methode der wiederholten Dehnung, in maximal gedehnter Position nicht nur mehr Zug toleriert, sondern auch eine größere eigene Kraft entwickeln kann(unpublizierte Ergebnisse, Universität Bayreuth 1994/95). Die nach einer Dehntrainingsperiode gemessene isometrische Maximalkraft war deutlich größer als der vorher ermittelte Wert. Dehnen kann möglicherweise als eine spezielle Art des Krafttrainings angesehen werden und könnte somit zur unmittelbaren Steigerung der sportlichen Leistungsfähigkeit beitragen. In weiteren Untersuchungen müssen die näheren Umstände von Kraftgewinnen durch Dehntraining erforscht werden (siehe Seite 110).

8. Das „Iliopsoas-Rätsel" oder die spezifische Wirkung einzelner Dehnübungen

In den Jahren 1991-1995 sind an der Universität Bayreuth im Arbeitsschwerpunkt Beweglichkeit über 30 Untersuchungen zu den Fragen Trainingsmethoden, Meßverfahren und Effekte von Dehntraining durchgeführt worden.

Bisher unerwähnt geblieben ist die Tatsache, daß verschiedene Dehnübungen für einen Muskel sehr verschiedene Wirkungen haben können. Gewissermaßen als zufälliges Nebenergebnis mehrerer Forschungsarbeiten wurde festgestellt, daß durch die meisten in der Literatur empfohlenen Ausfallschritt-Dehnübungen für den M. iliopsoas (Hüftlendenmuskel) keine Verbesserung der Beweglichkeit im Hüftgelenk erzielt werden konnte; im Gegenteil, bei mehreren Untersuchungen verschlechterte sich die Beweglichkeitsleistung sogar. Bei der mehrfach wiederholten systematischen Überprüfung dieses Phänomens konnte dieser Sachverhalt bestätigt werden, und es wurde festgestellt, daß die in der Physiotherapie übliche Partnerdehnung des M. iliopsoas in Rückenlage (vgl. Abb. S. 110) dagegen gute Beweglichkeitsgewinne erbrachte. Zur Erläuterung dieses „Iliopsoas-Rätsel" sollen die folgenden Untersuchungsergebnisse dienen (siehe Seite 111).

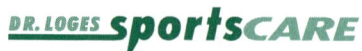

Als Beleg für die genannten Effekte eines Dehntrainings werden beispielhaft die Ergebnisse von zwei Untersuchungen dargestellt.

Probanden:	26 Sportstudierende
Trainingsumfang:	Durchschnittlich 18,5 Trainingseinheiten innerhalb von 10 Tagen
Testverfahren:	An der Universität Bayreuth entwickeltes Meßverfahren, bei dem der Gelenkwinkel, die Zugtoleranz und die isometrische Maximalkraft "unter Zug" gemessen werden.
Trainingsmethoden:	Wiederholte Dehnung, 1 Serie mit 30 Wiederholungen
Gedehnter Muskel:	M. iliopsoas (Hüftlendenmuskel)
Trainingsübung:	

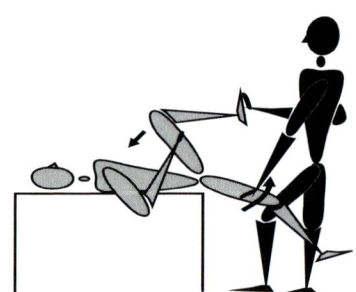

Untersuchungsergebnis:

	Eingangstest	Retest	Differenz
Winkel im Hüftgelenk in Grad (°)	192,8 °	196,6 °	+ 3,8 °
Zugtoleranz in Newton (N)	179,25 N	224,65 N	+ 45,4 N
Isometrische Maximalkraft in Newton (N)	439,0 N	555,75 N	+116,75 N

Die Ergebnisse zeigen, daß durch das absolvierte Dehntraining die Gelenkbeweglichkeit, die Zugtoleranz und die isometrische Maximalkraft des M. iliopsoas deutlich verbessert werden konnten.

Effekte von zwei verschiedenen Übungen für den M. iliopsoas (Hüftlendenmuskel) auf die Beweglichkeit im Hüftgelenk und die Zugtoleranz des Muskels.

Untersuchungsablauf:

Gruppe 1:	Anzahl:	23 Sportstudierende
	Trainingsumfang:	Durchschnittlich 16,1 Trainingseinheiten innerhalb von 10 Tagen
	Trainingsübung:	

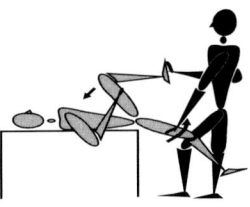

Gruppe 2:	Anzahl:	23 Sportstudierende
	Trainingsumfang:	Durchschnittlich 18,1 Trainingseinheiten innerhalb von 10 Tagen
	Trainingsübung:	

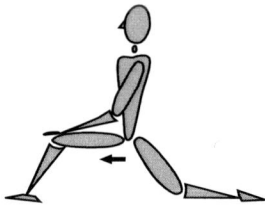

Trainingsmethoden: für beide Gruppen	Methode der wiederholten Dehnung, 1 Serie mit 30 Wiederholungen
Testverfahren:	Beweglichkeitsmessung "ohne Zug", Winkel im Hüftgelenk Beweglichkeitsmessung "mit Zug", Winkel im Hüftgelenk Messung der Zugtoleranz des Muskels

(weiter nächste Seite)

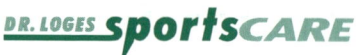

Untersuchungsergebnisse:

	Gruppe 1 n = 23			Gruppe 2 n = 23		
	Ein- gangs- test	Retest	Differenz	Ein- gangs- test	Retest	Differenz
Messung "ohne Zug" Winkel im Hüftgelenk in Grad (°)	189,65 °	192,30 °	+2,65 °	189,36 °	188,70 °	-0,65 °
Messung "mit Zug" Winkel im Hüftgelenk in Grad (°)	200,61 °	208,46 °	+7,85 °	202,83 °	205,04 °	+2,21 °
Messung der Zugtole- ranz in Newton (N)	170,57N	239,20N	+68,63N	187,82N	220,29N	+32,47N

Die Ergebnisse zeigen, daß die Ausfallschrittübung die Beweglichkeit im Hüftgelenk nicht (- 0,65 °, gemessen "ohne Zug") oder nur geringfügig verbessert (+ 2,21 °, gemessen "mit Zug"). Auch der Zuwachs an Zugtoleranz fällt deutlich geringer aus (+ 32,47 N), als bei der Partnerübung. Diese bewirkt deutliche Beweglichkeitsgewinne im Hüftgelenk (+ 2,65 °,ge- messen "ohne Zug" und 7,85 ° "mit Zug") und eine über doppelt so große Verbesserung der Zugtoleranz des M. ilipsoas (+ 68,63 N).

Interpretation der Ergebnisse:

Die überraschenden Ergebnisse sind in mehreren Untersuchungen überprüft und bestätigt worden. Erste Versuche mit unterschiedlichen Dehnübungen für andere Muskeln weisen darauf hin, daß das Phänomen der „spezifischen Wirkung einzelner Dehnübungen" möglicherweise auch bei anderen Muskeln anzutreffen ist. Die Gründe dafür sind weitgehend unbekannt und bedürfen weiterer Untersuchungen. Die unterschiedlichen Effekte der beiden Dehn- übungen für den M. iliopsoas könnten folgende Ursachen haben:

A) Die durchgeführte Ausfallschrittübung mißachtet den folgenden Grundsatz der Dehnung zweigelenkiger Muskeln: „Fixiere ein Gelenk in Endstellung und dehne den Muskel über das freie Gelenk" (vgl. S. 136). Der M. iliopsoas ist ein mehrgelenkiger Muskel, der über das Hüftgelenk, das Iliosakralgelenk und mehrere Wirbelgelenke zieht.

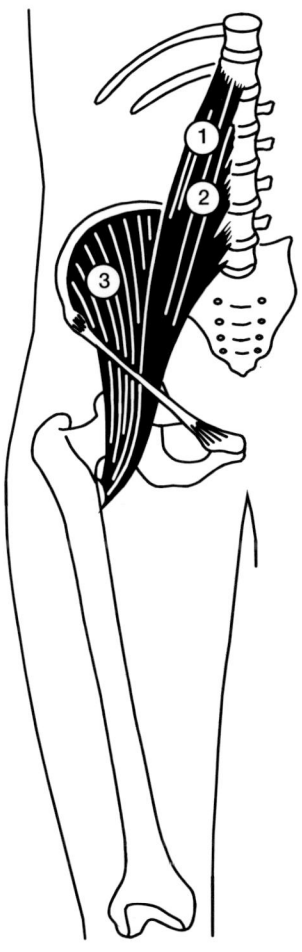

M. iliopsoas

1) M. psoas major
   Ursprung: Wirbelkörper Th12-L4
   Ansatz: Trochanter minor femoris

2) M. psoas minor
   Ursprung: Wirbelkörper Th12-L1
   Ansatz: Fascia iliaca

3) M. iliacus
   Ursprung: Fossa iliaca
   Ansatz: Trochanter minor femoris
   Funktion: Beugung im Hüftgelenk, Außenrotation, Seitwärtsneigung der Lendenwirbelsäule, Vorneigung des Beckens

Abb. 8: Beugemuskulatur des Hüftgelenks, M.iliopsoas (verändert nach ROHEN 1977, 424).

Bei der Partnerübung wird das Becken und die Lendenwirbelsäule durch das zur Brust gezogene Bein fixiert. Über das freie Hüftgelenk erfolgt die Dehnung mit Hilfe des Partners.

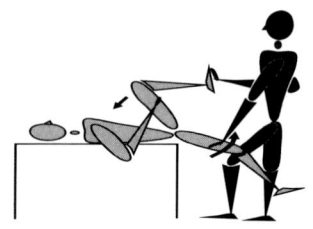

Bei der Ausfallschrittübung sind Becken und Lendenwirbelsäule nicht fixiert, Ansatz und Ursprung des Muskels sind bei der Dehnung frei beweglich. Eine optimale Dehnung ist somit nicht möglich.

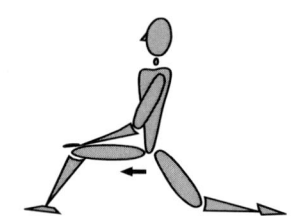

B) Während der Ausfallschrittübung muß das Körpergewicht durch Anspannung der Muskulatur getragen werden. Eine vollständige Entspannung des M. iliopsoas ist aufgrund dieser Haltespannung möglicherweise nicht möglich; dieser Umstand könnte eine optimale Dehnung behindern.

9. Nutzen Sie die Funktionen der Muskelspindel!
Das Zentralnervensystem kontrolliert u. a. unsere Muskeltätigkeit und unsere Koordination. Für die Dehnung sind insbesondere die Reflexmechanismen von Rückenmark und Muskulatur von Bedeutung. In der Muskulatur liegen die Muskelspindeln, die die aktuelle Muskellänge registrieren (Längen- bzw. Dehnungsrezeptoren). Sie erfassen sowohl die Geschwindigkeit als auch das Ausmaß der Muskeldehnung. Ihre Aktivierung löst reflektorisch über das Rückenmark eine Kontraktion der gedehnten Muskelfasern aus, was eine weitere Dehnung erschwert. Je schneller und intensiver die Dehnung erfolgt, desto stärker werden die Muskelspindeln gereizt, desto kräftiger fällt die schützende reflektorische Kontraktion des Muskels aus und desto schwieriger ist es, den Muskel zu dehnen. Die Kenntnis dieser Zusammenhänge ist der Grund dafür, daß wir explosive und rasch wippende Bewegungen beim Dehnen vermeiden.

Die Dehnungsempfindlichkeit (Soll-Wert-Einstellung) der Muskelspindel kann allerdings über höhere Nervenzentren (z. B. das Bewußtsein) verändert wer-

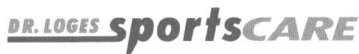

den. Es ist ein wichtiges Ziel aller Dehnmethoden, die Dehnungsempfindlichkeit der Muskelspindel zu senken und ihre Aktivität zu verringern, um so die Dehnung zu erleichtern.

Darüber hinaus ist die Muskelspindel mit der antagonistischen Muskulatur verbunden. Eine Kontraktion des Oberschenkelstreckers ruft reflektorisch eine Entspannung der Oberschenkelrückseite hervor (= reziproke Hemmung).

Ein zweiter wichtiger Rezeptor, die Golgi-Sehnenorgane, haben als Spannungsmesser hemmende Wirkung (= autogene Hemmung) auf die Kontraktion des Muskels, wenn sehr hohe Spannungen erreicht werden. Dies dient als Schutzmechanismus des Muskels gegen plötzlich auftretende Belastungsspitzen.

Fortgeschrittene Dehnmethoden nützen diese neurophysiologischen Steuerungsmöglichkeiten aus, um eine optimale Dehnung zu erreichen. Die praktischen Hinweise zur Umsetzung dieser Zusammenhänge enthält die folgende Übersicht.

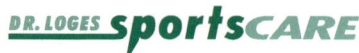

Umsetzung der neurophysiologischen Grundlagen in die Praxis des Dehntrainings

Übungshinweise	Neurophysiologische Grundlagen
Langsam und kontrolliert dehnen, explosive, ruckhafte Dehnung vermeiden	Die Aktivität der Muskelspindel steigt mit zunehmender Dehnungsgeschwindigkeit
Sanft dehnen, extreme Dehnung in den Schmerzbereich vermeiden	Die Aktivität der Muskelspindel steigt mit zunehmender Dehnungsintensität
Konzentration auf die Entspannung des gedehnten Muskels	Die Dehnungsempfindlichkeit der Muskelspindel kann über die Gamma-Schleife durch bewußte Entspannung (Einfluß höherer Zentren des ZNS) herabgesetzt werden. Dadurch kann der Sollwert der Muskelspindel verändert werden.
Unterstützung der Dehnung durch Kontraktion des Antagonisten	Bei Kontraktion des Antagonisten wird durch die Muskelspindel eine reflektorische Entspannung (reziproke Hemmung) des gedehnten Muskels bewirkt
Unterstützung der Dehnung durch Betonung von Ausatmung und Atempause (vgl. S.117)	Bei Ausatmung und Atempause wird die Muskulatur reflektorisch entspannt (vgl. Psychoregulation/Beruhigungsatmung)
Dehnung längere Zeit (ca. 20 Sek.) aufrechterhalten oder viele Wiederholungen ausführen	Erreichen einer neuen Sollwerteinstellung der Muskelspindel und damit Verringerung des Dehnwiderstands durch Anpassung der Muskelspindel an den gleichbleibenden Dehnreiz (?)*
Kurzzeitig anspannen, entspannen, nachdehnen	Nutzen der autogenen Hemmung durch die Golgi-Sehnenorgane (?) oder der kurzzeitigen Anpassungsblockade der Muskelspindel (?)*
Langandauernde starke Dehnung	Nutzen der autogenen Hemmung durch die Golgi-Sehnenorgane (?)*

* Die noch umstrittenen Nutzungsmöglichkeiten einiger Reflexmechanismen sind mit einem (?) gekennzeichnet.

Tab. 4: Umsetzung neurophysiologischer Grundlagen in die Praxis des Dehntrainings.

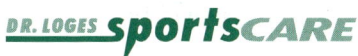

10. Muskeldehnung und Atmung

Nur ein entspannter Muskel kann optimal gedehnt werden, weil sich ein ange-
spannter Muskel der Dehnung widersetzt. Die Entspannung der Muskulatur
kann durch die Atmung wirkungsvoll unterstützt werden (vgl. Kapitel Entspannung).

Muskulatur	Ausatmen = Entspannen	Atempause = Lösen	Einatmen = Anspannen
1. Zwerchfell = Hauptatemmuskel	entspannt sich - Zwerchfellkuppel wölbt sich bis zu Brustwarzenhöhe in die Brusthöhle hinein	ruht gelöst in Mittel- lage (Indifferenzlage)	spannt sich an - Zwerchfellkuppel flacht ab, senkt sich 1 - 3 cm in die Bauchhöhle
2. Äußere Zwischenrippen- muskeln	entspannen sich - verengen und sen- ken dadurch den Brustkorb passiv	lösen sich	spannen sich an, heben den Brust- korb und stellen die Brusthöhle nach außen-seitlich weit
3. Einatemhilfs- muskeln	entspannen sich	lösen sich	spannen sich nur bei verstärkter Ein- atmung an
4. Ausatemmuskeln (= innere Zwischen- rippenmuskeln)	spannen sich nur bei tiefer Ausatmung an	lösen sich	entspannen sich
5. Bauchmuskulatur und übrige Rumpf- muskulatur	sinkt ein, ohne sich anzuspannen	löst sich	wölbt sich aus- weitend nach außen

Tab. 5: Atmung und Entspannung (verändert nach LODES 1990).

Nutzen Sie die entspannende Wirkung gezielter Atmung. Atmen Sie beim
Dehnvorgang bewußt aus und nutzen Sie die Atempause.

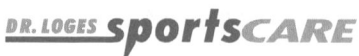

11. Schnellkraftsportler - Vorsicht beim Warm-up Stretching!

Die Notwendigkeit des Aufwärmens vor dem Sport ist eine anerkannte Praxis. Dehnübungen sind neben der Aktivierung des Kreislaufs durch Einlaufen oder Einfahren, kräftigenden Gymnastikübungen sowie sportartspezifischen Aufwärmübungen ein üblicher Bestandteil von Warm-up-Programmen. Bei Schnellkraftsportlern (z. B. Sprint, Sprung, Spiele) sind im Aufwärmprogramm Dehnübungen jedoch umstritten. Mehrere Untersuchungen berichten über Leistungseinbußen bei Schnellkraftaktivitäten nach Dehnübungen. HENNING/PODZIELNY (1994) ermittelten z. B. einen Abfall der vertikalen Sprungleistungen und reduzierte reaktive Spannungsfähigkeit nach statischem Stretching. Wenn auch die Zusammenhänge noch nicht endgültig geklärt sind, sollten Athleten von Schnellkraftdisziplinen langandauerndes statisches Dehnen beim Aufwärmen vermeiden oder den Muskel anschließend durch explosiv ausgeführte Bewegungen wieder tonisieren. Für gesundheitsorientierte Fitnessportler bestehen diese Bedenken jedoch nicht. Sie können jede Art von Dehntraining unbedenklich in ihr Aufwärmprogramm aufnehmen.

12. Muskelkater trotz Stretching

Muskelkater entsteht durch ungewohnte, hohe Muskelspannungen. Diese treten vorwiegend bei exzentrischen Belastungen auf wie Bergabgehen oder -laufen, Landungen nach Sprüngen, Senken hoher Gewichte. Es entstehen auf Zellebene mikroskopisch nachweisbare Kleinstverletzungen, die in einer zeitlichen Verzögerung von 12 - 20 Stunden durch kleine ödemartige Schwellungen zu dem bekannten Muskelkaterschmerz führen. Muskelkater kann nur durch eine angemessene Dosierung der Belastung vermieden werden, und auch Stretching kann das Eintreten und den Verlauf des Muskelkaters leider nicht verhindern (vgl. BUROKER/SCHWANE 1989).

3.3 Beweglichkeitscheck

Vorteile des Beweglichkeitschecks

1. Erkennen und akzeptieren Sie Ihren Körpertyp (vgl. S. 106).
Personen mit geringer Gewebsdichte und weichem Bindegewebe können auch ohne Training sehr flexibel sein und sollten ihre angeborene Hyperflexibilität durch Krafttraining ausgleichen. Menschen mit größerer Gewebsdichte und festem Bindegewebe haben häufig eine geringe Beweglichkeit und sollten dieses Defizit durch regelmäßiges Stretching kompensieren.

2. Decken Sie Ihre Stärken und Schwächen auf. Welches Gelenk weist eine zu große, normale oder zu geringe Beweglichkeit auf? Die Testergebnisse bieten Ihnen eine gute Orientierungsgrundlage für ein gezieltes Training.

3. Liegen muskuläre Dysbalancen vor (vgl. Kapitel Rückentraining)? Muskelverkürzungen können mitverantwortlich für Beschwerden insbesondere im Nacken-, Rücken- und Kniebereich sein.

4. Dokumentieren Sie Leistungsveränderungen. Beweglichkeitschecks, die Sie in regelmäßigen Abständen wiederholen, objektivieren die Erfolge Ihres Dehntrainings und motivieren Sie zu weiterem Üben. Die einfachen Testübungen bieten Ihnen jederzeit die Möglichkeit, Ihre Beweglichkeit selbständig zu überprüfen.

5. Überbewerten Sie die Ergebnisse nicht. Die folgenden einfachen Muskelfunktionstests sind Grobtests, die als sogenannte „semiobjektive" Verfahren in der Physiotherapie eingesetzt werden (vgl. JANDA 1981, SCHMIDT 1983, KENDALL/KENDALL 1988). Exakte Beweglichkeitsmessungen erfordern einen größeren apparativen Aufwand und Expertenwissen.

Überprüfung der Dehnfähigkeit des Hüftlendenmuskels (M. iliopsoas)

Bedeutung des M. iliopsoas (vgl. S. 113)	Eine Verkürzung des Hüftlendenmuskels geht mit verstärktem Zug auf die Lendenwirbelsäule und häufig mit einer stärkeren Hohlkreuzbildung (Hyperlordose) einher, in Verbindung mit einem Nachvornekippen des Beckens. Dadurch kann ein Zusammenhang mit Rückenbeschwerden vermutet werden. Eine Dehnfähigkeit des Hüftlendenmuskels ist deshalb aus gesundheitlicher Sicht wichtig.
Darstellung der Testübung	
Testbeschreibung	Legen Sie sich in Rückenlage auf einen Kasten/Tisch und achten Sie darauf, daß sich Ihr Steißbein am Kastenende befindet. Ziehen Sie ein Bein mit den Händen maximal an den Rumpf bis zur Bewegungsgrenze. Lassen Sie das Testbein entspannt und locker hängen.
Bewertung	Das Erreichen einer waagerechten Position des Oberschenkels (b: Hüftgelenkwinkel = 180 °) entspricht dem empfohlenen Normwert (LEWIT 1987, 286). Zeigt der Oberschenkel abwärts (a: Hüftwinkel größer als 180 °), bedeutet dies eine gute, über der Norm stehende Dehnfähigkeit des Hüftlendenmuskels. Je stärker der Oberschenkel aufwärts gerichtet ist, desto ausgeprägter ist die Verkürzung des M. iliopsoas (c und d: Hüftgelenkwinkel kleiner als 180 °).

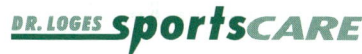

Überprüfung der Dehnfähigkeit des geraden Schenkelmuskels (M. rectus femoris)

Bedeutung des M. rectus femoris	Der über das Hüft- und das Kniegelenk ziehende zweigelenkige gerade Schenkelmuskel neigt insbesondere bei Sportlern stark zur Verkürzung. Es ist empfehlenswert, derartige Einschränkungen der Beweglichkeit zu vermeiden, um muskuläre Dysbalancen zu verhindern.
Darstellung der Testübung	

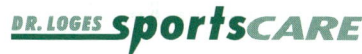

Testbeschreibung	Legen Sie sich in Bauchlage auf den Boden oder einen Kasten/Tisch. Ein Kniegelenk wird vom Testhelfer gebeugt und Ihr Fuß durch leichten Druck in Richtung Gesäß geführt. Entspannen Sie den gedehnten Muskel, und melden Sie dem Testhelfer, wenn die Bewegungsgrenze erreicht ist. Ihre Hüfte muß während des gesamten Meßvorgangs auf dem Kasten aufliegen und darf nicht gebeugt werden. Der Testhelfer ermittelt den Abstand zwischen Gesäß und Unterkante der Ferse mit einem Lineal.
Bewertung	Abstand Gesäß - Unterkante Ferse mit leichtem Druck: a) 0 - 7 cm: normale bis gute Beweglichkeit b) 8 - 15 cm: leichte Verkürzung des M. rectus femoris c) über 15 cm: deutliche Verkürzung des M. rectus femoris (unveröffentlichte Befunde, Universität Bayreuth 1990)

Überprüfung der Dehnfähigkeit der Oberschenkelrückseite (ischiocrurale Muskulatur) sowie der Wirbelsäule

Bedeutung der ischiocruralen Muskulatur	Die über das Knie- und das Hüftgelenk ziehende ischiocrurale Muskulatur neigt zur Verkürzung und zur Abschwächung sowie in der Folge vermehrt zu Verletzungen im Sport. Im Rahmen eines Fitnesstrainings muß diese Muskelgruppe sowohl gedehnt als auch gekräftigt werden.
Darstellung der Testübung "Modifizierter Sit - and - reach - Test" (HOEGER/HOPKINS 1992)	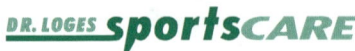
Testbeschreibung	Setzen Sie sich mit geschlossenen Beinen und gestreckten Kniegelenken an eine Wand auf den Boden. Hüfte, Rücken und Kopf berühren die Wand. Die Füße werden gegen einen ca. 30 cm hohen Kasten/Karton gestellt, auf dem ein langes Lineal/Zollstock liegt. Strecken Sie nun Ihre Arme nach vorne, und legen Sie beide Hände übereinander, wobei Hüfte, Rücken und Kopf an der Wand bleiben müssen; nur die Schultern dürfen nach vorne geschoben werden. Nun wird der bewegliche Zollstock auf dem Kasten so weit in Richtung Ihrer Hände geschoben, daß die Skala mit dem Nullpunkt Ihre Fingerspitzen berührt. In dieser Position wird der Zollstock festgehalten bzw. festgeklebt. Aus dieser Grundposition, also dem individuellen Nullpunkt, beugen Sie den Oberkörper langsam so weit wie möglich nach vorne. Der Wert der tiefsten Position, die Sie 3 Sek. halten müssen, wird vom Testhelfer auf dem Zollstock als Ihr Ergebnis abgelesen.
Wichtiger Hinweis	Führen Sie als standardisiertes Aufwärmen 4 Test-Vorversuche durch. Messen Sie erst den 5. Versuch.
Bewertung	a) weniger als 38 cm: leichte bis starke Verkürzung b) 38 - 46 cm: normale bis gute Beweglichkeit c) mehr als 46 cm: sehr gute Beweglichkeit

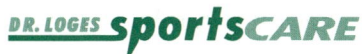

3.4 Die vier erfolgreichen Dehnmethoden

Die vier dargestellten Dehnmethoden haben sich in der Praxis des Sports und der Physiotherapie bewährt und können als **Basismethoden** bezeichnet werden. Der Fitnessportler wählt sich daraus eine beliebige Methode zum Dehnen aus.

Basismethoden der Dehnung

Methode der Dauerdehnung		
Kurzbeschreibung		
Einnehmen der Dehnposition, so daß eine deutliche Dehnspannung spürbar ist (=Andehnen). Halten der Dehnposition, Muskulatur entspannen, Ausatmung und Atempause betonen. Wenn das Spannungsgefühl nachläßt, Verstärkung der Dehnung und erneutes Halten der Dehnposition (= Nachdehnen).		
Intensität	**Spannungsgefühl**	Je nach Ziel, leicht bis sehr stark, angenehm bis schmerzhaft möglich
	Bewegungstempo	Halten der Dehnposition
Dauer		nach subjektivem Empfinden, ca. 20 Sek. andehnen, ca. 20 Sek. nachdehnen
Umfang	**Wiederholungen**	1 (-2)
Trainingshäufigkeit		Je nach Trainingsziel ein- bis mehrmals täglich

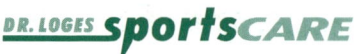

Methode der Dauerdehnung durch Anspannung der Antagonisten

Kurzbeschreibung

Die Dehnung erfolgt durch aktive Anspannung der antagonistischen Muskulatur. Durch aktive Kontraktion des Antagonisten wird im Agonisten eine Dauerdehnung erzeugt. Auch während der Anspannung soll kontinuierlich weitergeatmet werden.

Intensität	**Kontraktion**	der Antagonisten: mittel bis maximal möglich
	Spannungsgefühl	Je nach Ziel, leicht bis stark möglich, abhängig vom Krafteinsatz der Antagonisten
	Bewegungstempo	Halten der Dehnposition
Dauer		nach subjektivem Empfinden und Kraftfähigkeit der Antagonisten ca. 20 Sek., (10 - 30 Sek.)
Umfang	**Wiederholungen**	1 (-3)
Dichte	**Pausenlänge zwischen den Wiederholungen**	nach subjektivem Empfinden
Trainingshäufigkeit		Je nach Trainingsziel ein- bis mehrmals täglich

1. Alle vier Methoden sind geeignet, die Beweglichkeit zu verbessern. Es ist anzunehmen, daß jede Methode weitere spezielle Effekte hat (z. B. Verbesserung der Regenerationsfähigkeit). Diese sind bei dem derzeitigen sportwissenschaftlichen Kenntnisstand jedoch nicht bekannt. Es ist ebenfalls bis heute wissenschaftlich nicht geklärt, mit welcher der vier **Basismethoden** die besten Effekte erzielt werden. Für Anfänger und Personen mit wenig Bewegungserfahrung sind die Methoden der Dauerdehnung und der wiederholten Dehnung am leichtesten umsetzbar, da sie die geringste Ansprüche an die Körpererfahrung stellen.

2. Durch Veränderung der einzelnen Belastungskomponenten (z. B. Intensität, Dauer, Anzahl der Wiederholungen) entstehen **Methodenvarianten** der Basismethoden. Beispiel: Bei der Methode der Dauerdehnung werden gesundheits-

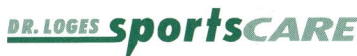

Methode der wiederholten Dehnung

Kurzbeschreibung

Wiederholtes, geführtes, nicht ruckhaftes "Schieben" in die Dehnposition mit kleiner Bewegungsamplitude und Betonung der Ausatmung. Bewegungsgrenze weiter hinausschieben.

Intensität	Spannungsgefühl	Je nach Ziel, leicht bis sehr stark, angenehm bis schmerzhaft möglich
	Bewegungstempo	kontrolliert, langsam bis zügig
Umfang	Wiederholungen	nach subjektivem Empfinden, ca. 20 - 30 Wiederholungen
	Serien	1 (-2)
Trainingshäufigkeit		Je nach Trainingsziel ein- bis mehrmals täglich

orientierte Fitnessportler ein leichtes angenehmes Spannungsgefühl wählen, Akrobaten und Turnerinnen der rhythmischen Sportgymnastik möglicherweise die Variante eines sehr starken bis schmerzhaften Spannungsgefühls, um ihre Beweglichkeit maximal zu entwickeln.

3. Durch das Aneinanderreihen mehrerer Methoden bei der Ausführung einer Dehnübung entstehen **Methodenkoppelungen**, die z. B. in der Behandlungspraxis der Physiotherapie häufig angewendet werden. Beispiel: Bei der Partnerübung zur Dehnung der Brustmuskulatur kann der Dehnvorgang mit der Dauerdehnung beginnen, mit der Anspannungs-Entspannungsmethode fortgesetzt werden und mit der Methode der Anspannung der Antagonisten intensiviert werden.

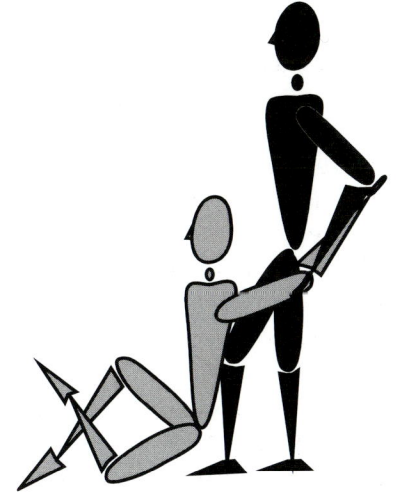

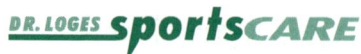

Methode der Anspannungs-Entspannungs-Dehnung

Kurzbeschreibung

Einnehmen der Dehnposition, so daß eine Dehnspannung spürbar ist. Zusätzlich isometrische Anspannung der gedehnten Muskulatur. Ausatmen beim Entspannen der Muskulatur unter Beibehaltung der Gelenkstellung und sofortiges Nachdehnen. Dauerdehnung in der neuen Position. Wiederholung des gesamten Vorgangs.

Intensität	Kontraktion	mittel bis maximal möglich
	Spannungsgefühl	Je nach Ziel, leicht bis sehr stark, angenehm bis schmerzhaft möglich
	Bewegungstempo	Halten, "Schieben", Halten
Dauer	Kontraktionsdauer	nach subjektivem Empfinden, ca. 6 Sek. oder ca. 14 Sek.
	Dehndauer	nach subjektivem Empfinden, ca. 10 - 15 Sek.
Umfang	Wiederholungen	2 (-3)
Dichte	Pausenlänge zwischen den Wiederholungen	ohne Pause
Trainingshäufigkeit		Je nach Trainingsziel ein- bis mehrmals täglich

4. Für manche Übungen eignen sich einzelne Methoden besonders gut, andere nicht. Beispiel: Die folgende Übung zur Dehnung der Muskulatur der Oberschenkelrückseite kann nur mit der Methode der Dauerdehnung durch Anspannung der Antagonisten korrekt ausgeführt werden. Der Oberschenkel wird mit den Händen fixiert und das Kniegelenk durch die Kraft der Oberschenkelvorderseite langsam gestreckt, bis die Dehnung spürbar wird.

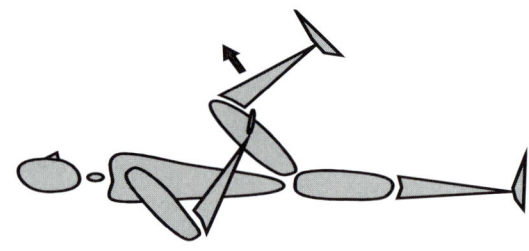

5. Die Methode der wiederholten Dehnung war nach dem Aufkommen der Stretchingwelle als „falsche Methode" verpönt, weil man die reflektorische Kontraktion durch die Muskelspindelaktivität (vgl. S. 114) befürchtete. Diese Methode ist inzwischen vollständig „rehabilitiert", ihre Wirksamkeit vielfach nachgewiesen und bei kontrolliertem, geführtem, nicht ruckhaftem Bewegungseinsatz sogar sehr zu empfehlen.

6. Die in den Tabellen der Methodenbeschreibungen enthaltenen Angaben zur Dehndauer und zu den Wiederholungszahlen sind in Untersuchungen 1992 bis 1994 mit der Methode der subjektiven Einschätzung an Sportstudierenden ermittelt worden. Es ergibt sich das interessante Phänomen, daß ca. 20 Sekunden Dehndauer pro Muskel bei allen Methoden eine subjektiv angemessene Dehndauer darstellt. Der Übende sollte sich grundsätzlich von seinem subjektiven Empfinden und seinem Körpergefühl leiten lassen, wobei die ermittelten Werte als Richtwerte dienen können.

3.5 Ihr optimales Dehnprogramm

Wenn Sie wenig Zeit haben, wählen Sie aus den Programmen einzelne Übungen, die Ihnen besonders gut tun. Bereits 5 Minuten dehnen - und schon fühlen Sie sich besser. Haben Sie dagegen Muße, hilft ein umfassendes Stretchingprogramm, das alle großen Muskelgruppen berücksichtigt, Ihre Verspannungen zu lösen und Ihr Wohlbefinden zu steigern. Gezielt wählen Sie geeignete Übungen zum Aufwärmen vor dem Training, zum Abwärmen nach dem Sport oder gegen Nacken- und Rückenbeschwerden. Stretching ist an keinen Ort gebunden und hilft Ihnen im Fitness-Studio ebenso wie in einer kurzen Pause im Büro, vor und nach dem Tennismatch und dem Waldlauf sowie am Feierabend zu Hause im Wohnzimmer auf dem Teppich. Führen Sie alle Übungen korrekt aus und beachten Sie die wichtigen Übungshinweise.

Dehnprogramm Rücken

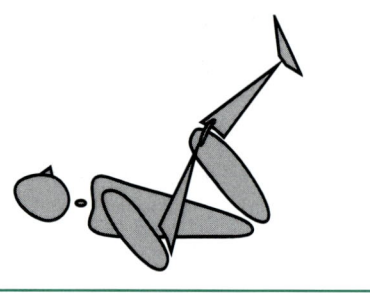

Der ruhende Käfer

- Kopf liegen lassen und Kinn leicht anziehen
- Oberschenkel am Rumpf vorbei in Richtung Boden ziehen
- Dehnposition halten und entspannt weiteratmen
- Verstärken Sie die Dehnung. Greifen Sie durch die Beine an die Fersen und ziehen Sie die geöffneten Knie am Körper vorbei in Richtung Boden

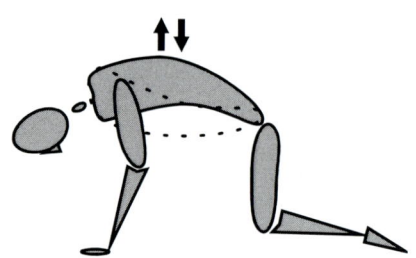

Katzenbuckel

- Alle Teile der Wirbelsäule rund machen
- Katzenbuckel und Hohlkreuz langsam abwechseln
- Langsames „Schwanzwedeln" (Blick zum Gesäß nach rechts und links)
- Die Übung dient der Mobilisierung der Wirbelsäule

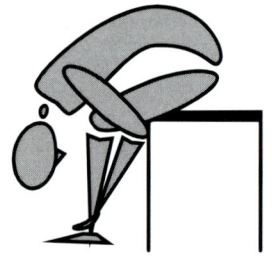

„Was ist unter dem Stuhl?"

- Oberkörper entspannt nach vorne beugen, durch die Beine schauen
- Zug der Hände kann die Dehnung verstärken
- Beim Aufrichten mit den Händen auf den Oberschenkeln abstützen

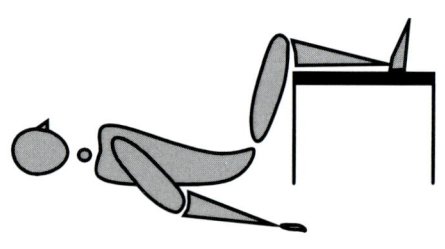

Stufenlagerung

- Unterschenkel so auf den Hocker legen, daß ein leichter Zug im unteren Rücken spürbar ist
- Fühlen Sie die Entlastung der Lendenwirbelsäule und die Entspannung der Muskulatur

Dehnprogramm Hals, Nacken, Schulter, Brust

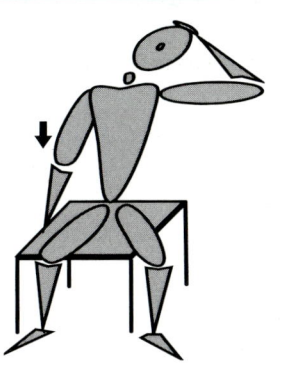

Der entspannte Nacken

- Kopf zur Seite neigen
- Schulter der Gegenseite aktiv nach unten ziehen, unterstützt durch Griff am Stuhl
- Variation durch unterschiedliche Kinnpositionen
- Spüren Sie die Dehnung in der seitlichen Halsmuskulatur und im Nacken

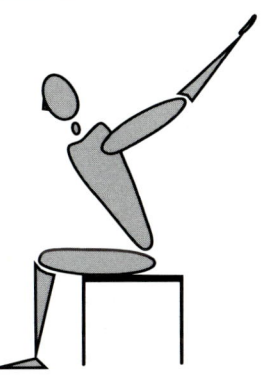

Der Adler

- Arme rück-hoch ziehen, Handflächen nach oben
- leicht nach vorne beugen mit geradem Rücken
- Position der Arme variieren: seitlich-schräg hoch-hoch
- Fühlen Sie die Dehnung der Brust- und die Anspannung der Rückenmuskulatur

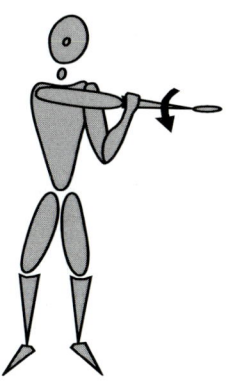

Wegweiser I

- Drehen des Armes, so daß der kleine Finger nach oben zeigt
- Gestreckten Arm an den Körper ziehen
- Gedehnt werden die Außenrotatoren des Schultergelenks

Dehnprogramm Hals, Nacken, Schulter, Brust

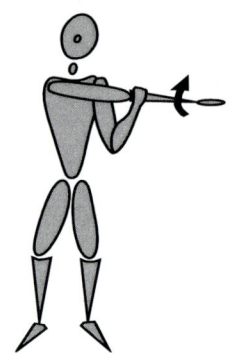

Wegweiser II

- Drehen des Armes, so daß der Daumen nach oben zeigt
- Gestreckten Arm an den Körper ziehen
- Gedehnt werden die Innenrotatoren des Schultergelenks

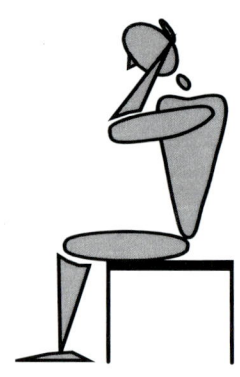

Kopfneigen

- Kopf nach vorne neigen
- Die Hände unterstützen durch vorsichtigen Zug
- Spüren Sie die Dehnung im Nacken und im oberen Rücken

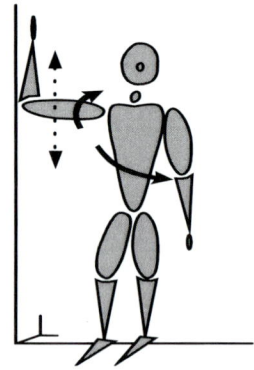

Der Türsteher
- Oberarm waagerecht, Unterarm und Kleinfingerkante der Hand an einen Türrahmen anlegen
- Drehung des Rumpfes vom Arm weg
- Variation der Griffhöhe
- Spüren Sie die Dehnung in der Brustmuskulatur

Dehnprogramm Bein, Hüfte

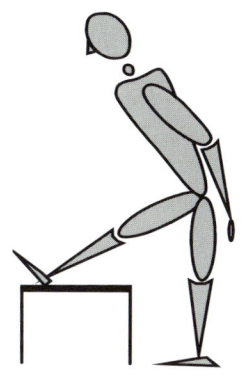

„Good morning"

- Beckenachse im 90°-Winkel zum gestreckten Bein
- Fußspitze nach innen drehen
- Becken nach vorne kippen und Rücken gerade halten
- Hüfte beugen
- Fühlen Sie die Dehnung in der Oberschenkelrückseite
- Halten Sie sich mit der Hand irgendwo fest, um das Gleichgewicht zu halten

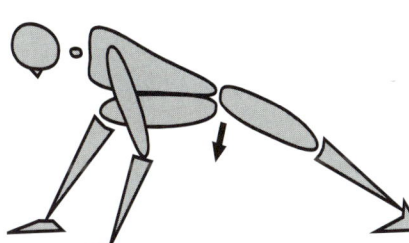

Riesenausfallschritt

- Im Riesenausfallschritt den Oberkörper auf den Oberschenkel vorklappen; Hände stützen am Boden
- Hüfte Richtung Boden drücken, hinteres Knie strecken
- Spüren Sie die Dehnung im Hüftlendenmuskel

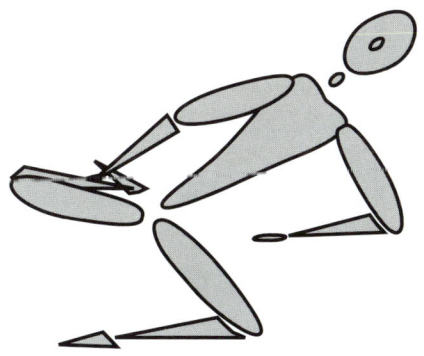

Schräger Käfer

- Seitenlage, unteres Bein an den Körper heranziehen, Unterarmstütz
- Endposition fixieren
- Ferse zum Gesäß ziehen und dort fixieren
- Oberschenkel nach hinten ziehen; die Dehnung erfolgt über das Hüftgelenk
- Spüren Sie die Dehnung in der Hüfte und der Oberschenkelvorderseite (gerader Schenkelmuskel)

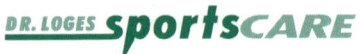
Dehnprogramm Bein, Hüfte

„Stütz die Wand"

- Die Ferse des hinteren Beines bleibt am Boden
- Hüfte zur Wand drücken
- Spüren Sie die Dehnung in der Wadenmuskulatur
- Beugen Sie das Kniegelenk des hinteren Beines, um die untere Wadenmuskulatur und die Achillessehne zu dehnen

„Schneider-Spreiz"

- Aufrechter Sitz, Fersen nah an den Körper, Fußsohlen gegeneinander
- Lassen Sie die Knie entspannt nach außen fallen
- Spüren Sie die Dehnung an den Innenseiten der Oberschenkel
- Verstärken Sie die Dehnung. Drücken Sie die Knie mit den Unterarmen weiter nach außen

Partner-Dehnprogramm

Die Partnerübungen müssen kompetent vermittelt werden, da es schwierig ist, sie ohne Anleitung korrekt auszuführen. Der helfende Partner muß sehr behutsam vorgehen und die Dehnspannung immer in Absprache mit dem Übenden aufbauen.

Partner-Dehnprogramm

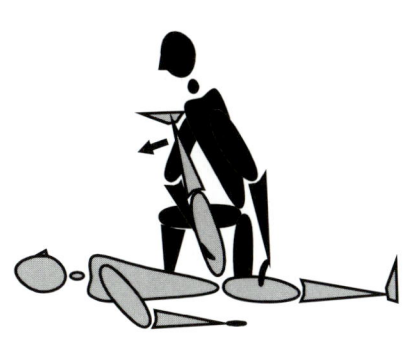

Ischio-Partnerdehnung

- Beide Beine gestreckt; Ferse an der Schulter des Partners stabilisieren, Kniestreckung kontrollieren
- Der Partner drückt das Bein langsam nach vorne
- Der Übende teilt dem Partner die Zunahme der Dehnung in der Oberschenkelrückseite mit

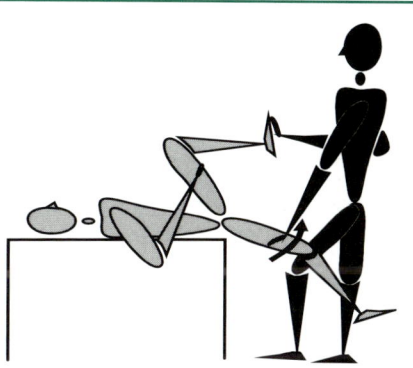

Iliopsoas-Partnerdehnung

- Rückenlage bis zum Hüftgelenk auf einem Tisch/Kasten
- Ein Bein beugen und mit beiden Händen maximal zur Brust heranziehen (Becken fixiert)
- Partner drückt den herabhängenden Oberschenkel nach unten und fixiert das gebeugte Bein
- Der Übende teilt dem Partner die Zunahme der Dehnung des Hüftlendenmuskels mit

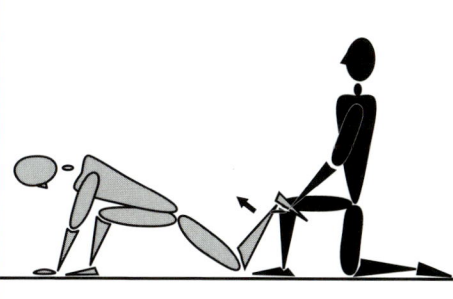

Rectus-Partnerdehnung

- Weiche Unterlage unter das Knie legen
- Großer Knieausfallschritt; Oberkörper auf den Oberschenkel ablegen; Hüfte maximal verschieben und in dieser Endposition fixieren
- Der Partner drückt den Unterschenkel sanft Richtung Gesäß
- Der Übende teilt dem Partner mit, wenn die Dehnung der Oberschenkelvorderseite zu stark wird

Partner-Dehnprogramm

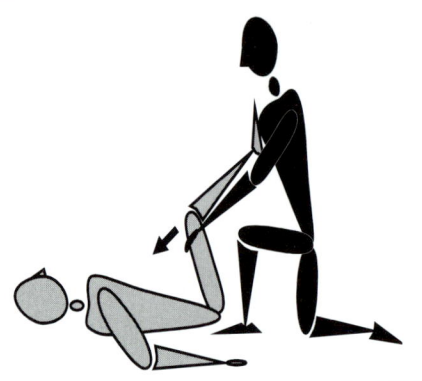

Rücken-Partnerdehnung

- Kopf liegen lassen, Kinn leicht anziehen
- Dem dosierten Partnerdruck entspannt nachgeben, dabei die Beine öffnen und die Knie neben dem Körper in Richtung Boden drücken lassen.
- Es ist in der Regel kein starkes Dehngefühl im Rücken spürbar, dennoch ist die Übung wirksam

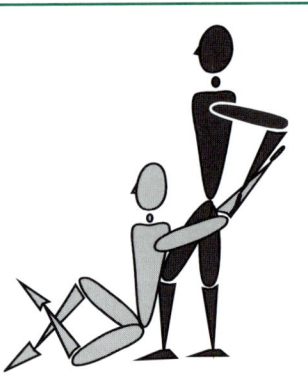

Pectoralis-Partnerdehnung

- Der Partner stabilisiert den geraden Rücken mit seinem seitlich gestellten Bein
- Arme heben, Handflächen nach oben
- Partner zieht die Arme - Griff am Oberarm - nach hinten oben, bis eine deutliche Dehnung der Brustmuskulatur spürbar wird
- Es bietet sich eine Methodenkoppelung Anspannung-Entspannung und Kontraktion der Antagonisten an

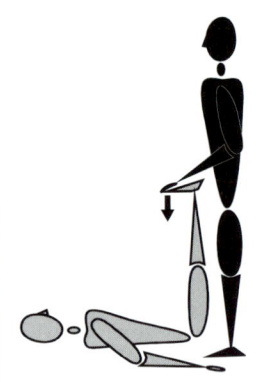

Waden-Partnerdehnung

- Beine heben und gestreckt an den Partner lehnen
- Partner drückt Fußballen nach unten
- Spüren Sie die Dehnung in den Wadenmuskeln

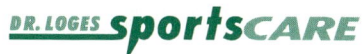

3.6 Die goldenen Stretching-Regeln

1. Beachten Sie, daß die meisten Muskeln mehrere der folgenden Funktionen haben: Beugen-Strecken, Heranziehen-Abspreizen, Innenrotation-Außenrotation, nach vorne führen-nach hinten führen. Die Dehnposition muß deshalb entgegengesetzt zu der Funktion eingenommen werden, die der Muskel bei Kontraktion hat.
Beispiel:

Muskeln der Oberschenkelrückseite (Mm. ischiocrurales)		
Gelenk/Körperteil	**Kontraktion**	**Dehnung**
Hüftgelenk	Streckung	Beugung
Becken	Aufrichten	Nach vorne kippen
Kniegelenk	Beugen Außenrotation des Unterschenkels bei gebeugtem Kniegelenk (M. biceps femoris) Innenrotation des Unterschenkels bei gebeugtem Kniegelenk (M. semimembranosus, M. semitendinosus)	Streckung Innenrotation Außenrotation

Für eine optimale Dehnung der Muskeln der Oberschenkelrückseite müssen wir folglich das Kniegelenk strecken, das Becken nach vorne kippen und das Hüftgelenk beugen. Wenn wir den - häufig verkürzten - Beinbizeps dehnen wollen, scheint es günstiger zu sein, das Spielbein nach innen zu rotieren (Fuß des zu dehnenden Beines zeigt nach innen). Dies ist bei folgender Übung umgesetzt:

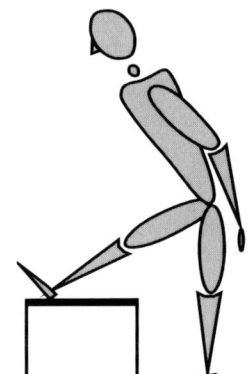

- Ferse auf eine erhöhte Unterlage legen (z.B. Hocker/Kasten)
- Knie des Spielbeines strecken
- Innenrotation des Spielbeines (M. biceps femoris) oder Außenrotation (M. semimembranosus und M. semitendinosus)
- Becken kippen
- Hüftgelenk beugen

2. Fixieren Sie bei Muskeln, die über zwei oder mehr Gelenke ziehen, ein Gelenk in Endstellung, und dehnen Sie den Muskel über das freie Gelenk. Beispiel: Bei der unter 1. vorgestellten Übung zur Dehnung der Muskeln der Oberschenkelrückseite, die über das Knie- und das Hüftgelenk ziehen, wird das Kniegelenk in Streckstellung fixiert und durch Beugen des freien Hüftgelenks die Dehnung erreicht.

3. Beachten Sie beim Dehnen die Atmung. Nutzen Sie die entspannende Wirkung von Ausatmung und Atempause (vgl. S. 117). Atmen Sie während der Dehnung kontinuierlich weiter, halten Sie den Atem nicht an.

4. Entspannen Sie den Muskel. Nur ein entspannter Muskel kann allmählich dem Dehnzug nachgeben. Richten Sie Ihre ganze Aufmerksamkeit auf den gedehnten Muskel und entspannen Sie ihn bewußt; versuchen Sie auch feine Spannungsunterschiede zu erfühlen.

5. Stretching erfordert Geduld und Ruhe. Nur ruhiges, stetiges Dehnen ist erfolgreich; mit ungeduldigem, schnellem Zerren am Muskel, mit Hetze und Eile erreichen Sie nichts.

6. Dehnen im gesundheitsorientierten Training soll nicht schmerzen. Gehen Sie sanft und gefühlvoll mit Ihrem Körper um. Verletzungen müssen Sie vollständig ausheilen, bevor Sie diese Muskeln wieder dehnen.

7. Stretching ist kein Wettkampf. Vergessen Sie Konkurrenzdenken und den Wunsch, andere zu übertreffen. Die Unterschiede von Mensch zu Mensch und von Muskel zu Muskel sind sehr groß. Sie haben optimal trainiert, wenn Sie Ihre Muskulatur gewissenhaft und ruhig gedehnt haben. Das Ausmaß Ihrer Gelenkbeweglichkeit ist nebensächlich und wird sich bei regelmäßigem Dehnen automatisch verbessern.

8. Schaffen Sie günstige äußere Bedingungen. Eine weiche Unterlage, angenehme Temperatur und ruhige Musik sind gute Voraussetzungen für erfolgreiches, angenehmes Dehnen.

9. Dehnen Sie nach Gefühl. Beachten Sie Ihr subjektives Empfinden und entwickeln Sie Ihr Körpergefühl. Gehen Sie von den vier erfolgreichen Basismethoden (vgl. S. 123) aus und variieren und kombinieren Sie diese nach eigenem Ermessen.

10. Stretchen Sie regelmäßig! Die tägliche Dehn-Einheit sollte kein Problem sein, weil Stretching überall möglich ist und wenig Zeit und Aufwand erfordert. Probieren Sie es aus: **„nicht stressen, sondern stretchen!"**

3.7. Literatur

ANDERSON, B.:
Stretching. Bolinas, USA 1980.

BUROKER, K. C., SCHWANE, J. A.:
Does postexercise static stretching alleviate delayed muscle soreness?
In: Physician and Sports Medicine, 17 (1989) 6, 65-83.

HENNIG, E., PODZIELNY, S.:
Die Auswirkungen von Dehn- und Aufwärmübungen auf die
Vertikalsprungleistung.
In: Deutsche Zeitschrift für Sportmedizin 45 (1994)6.

HOEGER, W., HOPKINS, D.:
A comparison of the sit and reach and the modified sit and reach in the
measurement of flexibility in woman.
In: Research quarterly for exercise and sport 63 (1992) 2, 191-195.

JANDA, V.:
Muskelfunktionsdiagnostik. Heidelberg 1979.

KENDALL, F. P., KENDALL, E.:
Muskeln - Funktionen und Tests. Stuttgart/New York 1988[2].

KNEBEL, K. P., HERBECK, B., SCHAFFNER, S.:
Tennis Funktionsgymnastik. Reinbek bei Hamburg 1988.

LEWIT, K.:
Manuelle Medizin im Rahmen der medizinischen Rehabilitation München u. a.
1987[5].

LODES, H.:
Atme richtig – der Schlüssel zu Gesundheit und Ausgeglichenheit. München
1990.

ROHEN, J. W.:
Funktionelle Anatomie des Menschen. Stuttgart/New York 1977[3].

SCHMIDT, H., FRAUENDORF, V., ASMUSSEN, U., KRAFT, W.:
Der Muskeltest nach Janda für sportmedizinische Praxis. In: Medizin und Sport 23 (1983) 9, 271-278.

SÖLVEBORN, S.-A.:
Das Buch vom Stretching. München 1983.

WIEMANN, K.:
Beeinflussung muskulärer Parameter durch ein zehnwöchiges Dehnungstraining. In: Sportwissenschaft 21 (1991) 3, 295-306.

WIEMANN, K.:
Stretching-Grundlagen, Möglichkeiten, Grenzen. In: Sportunterricht 42 (1993) 3, 91-105.

WYDRA, G.:
Muskeldehnung - aktueller Stand der Forschung. In: Deutsche Zeitschrift für Sportmedizin 44 (1993) 3, 104-111.

Teil IV:

Ausdauertraining

4. Ausdauertraining

Durch ein geeignetes regelmäßiges körperliches Training gelingt es Ihnen, "20 Jahre lang 40 Jahre alt" zu bleiben (vgl. HOLLMANN/HETTINGER 1990). Ausdauertraining ist dabei unumstritten der wichtigste Faktor. Es verbessert nicht nur Ihre Leistungsfähigkeit und Ihr Wohlbefinden, sondern spielt auch in der Vorbeugung von degenerativen Herz-Kreislauferkrankungen und bei der Stärkung des Immunsystems eine entscheidende Rolle. Durch ein adäquates körperliches Training bleiben Sie lebenslang funktionell jünger als es Ihrem chronologischen Alter gemäß dem Geburtsschein entspricht.

In der westlichen Welt liegen die Krankheiten des Herz-Kreislaufsystems und die Tumorerkrankungen an erster Stelle in der Todesstatistik. Als wichtigster Faktor für die Entstehung von Herz-Kreislauferkrankungen und somit auch für den Herzinfarkt gilt die Arteriosklerose. Hierunter wird ein Elastizitätsverlust der Blutgefäße und eine Verkleinerung des Gefäßdurchmessers infolge von Ablagerungen (z. B. Cholesterin) in der Gefäßwand verstanden. Ausgeprägte arteriosklerotische Veränderungen führen z. B. im Bereich der den Herzmuskel versorgenden Herzkranzgefäße zur koronaren Herzkrankheit oder im Gehirn im Extremfall zum Gehirnschlag. Viele wissenschaftliche Untersuchungen belegen, daß bedeutende Risikofaktoren für die Entstehung von Arteriosklerose, wie z. B. ein erhöhter Blutfettspiegel, Bluthochdruck, körperliche Inaktivität und Streß, durch ein richtig dosiertes Ausdauertraining abgeschwächt oder beseitigt werden können. Ausdauertraining ist also eine hervorragende Möglichkeit, bereits bestehende Risikofaktoren zu bekämpfen und präventiv Herz und Kreislauf optimal zu stärken.

Ausdauertraining besitzt aber nicht nur im Bereich der gesundheitsorientierten Fitness eine herausragende Bedeutung, sondern stellt darüber hinaus auch eine Basisfähigkeit für die meisten Sportarten dar. Da durch ein Training der Ausdauer nicht nur die Ausdauerleistungsfähigkeit gesteigert, sondern auch die Fähigkeit zur schnelleren Regeneration nach körperlicher Belastung verbessert werden, gilt dies nicht nur für ausdauerbetonte Sportarten wie Langlauf, Radfahren, Rudern etc., sondern auch für solche, in denen Schnelligkeit, Schnellkraft oder Maximalkraft dominieren, wie z. B. Tennis, Fußball, Basketball und Badminton. Ein Tennisspieler, der eine gute Ausdauer besitzt, erholt

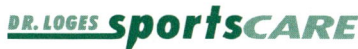

sich zwischen den einzelnen Ballwechseln schneller. Dies führt dazu, daß er eine höhere Trainings- und Wettkampfbelastung (z. B. ein mehrstündiges Spiel) toleriert, und daß seine Konzentrationsfähigkeit und somit seine Schlagpräzision länger aufrechterhalten wird, da die Ermüdung erst später eintritt.

4.1 Positive Auswirkungen eines regelmäßigen Ausdauertrainings

Herz	• Absinken von Ruhepuls und Belastungspuls • Vergrößertes maximales Schlag- und Herzminutenvolumen • Vergrößerung von Herzmuskel und Herzkammern (nur bei langjährigem umfangreichen Training) • Verbesserte Durchblutung des Herzmuskels • Vergrößerung der maximalen Sauerstoffaufnahmefähigkeit und des maximalen Sauerstoffpulses • Ökonomisierung der Herzarbeit und geringere Herzbelastung
Gefäßsystem und Blut	• Geringeres Risiko von Arteriosklerose • Abnahme des Blutfettspiegels und Vergrößerung des positiven HDL-Anteils • Geringere Streßhormonausschüttung • Bessere Versorgung der Organe und der Muskulatur mit Sauerstoff und Nährstoffen • Bessere Fließeigenschaften • Geringere Thromboseneigung • Vergrößerte Blutmenge und vermehrter Hämoglobingehalt
Lunge/Atmung	• Vergrößerung des maximalen Atemminutenvolumens • Verbesserung der Atemökonomie für vergleichbare Belastungen
Risikofaktoren	• Vorbeugung von Herz-Kreislauferkrankungen und Abschwächung bzw. Beseitigung von Risikofaktoren wie z. B. Bluthochdruck, Diabetes mellitus, Übergewicht, erhöhte Blutfettwerte, erhöhter Harnsäurespiegel und Bewegungsmangel
Osteoporose	• Vermutlich vorbeugende Wirkung

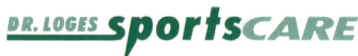

Muskulatur	• Verbesserte Durchblutung • Verbesserte Sauerstoffaufnahme, -speicherung, -verarbeitung
Immunsystem	• Stärkung des Immunsystems • Vorbeugende Wirkung gegen Tumorerkrankungen
Leistung	• Verbesserte Ausdauerleistungsfähigkeit und gesteigerte Leistungsfähigkeit im Beruf, im Alltag und in der Freizeit
Regeneration	• Beschleunigte Erholung, verbesserte Regenerationsfähigkeit
Körperformung	• Zusätzlicher Energieverbrauch, Fettabnahme, Körpergewichtsreduktion bei Übergewichtigen im Zusammenhang mit einer qualitativen und/oder quantitativen Ernährungsumstellung
Psyche	• Verbesserung des Wohlbefindens, Abbau von Streß, Anspannung und Ängsten, Entwicklung von Körperbewußtsein, Verbesserung der Körperwahrnehmung, Steigerung des Selbstbewußtseins

Tab. 6: Positive Effekte eines regelmäßigen Ausdauertrainings.

Folgendes Beispiel kann insbesondere die Ökonomisierung der Herzarbeit veranschaulichen: Wenn es Ihnen gelingt, die Ruhepulsfrequenz als Folge der Anpassung an ein Ausdauertraining um 10 Schläge/min zu senken, also z. B. von 75 auf 65 Schläge/min, so reduziert sich die Herzarbeit pro Stunde um 600, pro Tag um 14.400 und pro Jahr um 5.256.000 Schläge. Hiervon muß man die vermehrte Herzaktivität während des Ausdauertrainings abziehen, was z. B. 3 x pro Woche über 30 Minuten mit einer Herzfrequenz von ca. 150 Schlägen/min stattgefunden hat. Der Mehraufwand für das Herz würde dabei ca. 350.000 Schläge ausmachen. Insgesamt aber muß das Herz knapp 5 Millionen mal pro Jahr weniger schlagen.

4.2 Ausdauertests

4.2.1 Bedeutung von Ausdauertests

Tests bzw. Leistungskontrollen können zu folgenden Zwecken genutzt werden:

1. Beurteilung der allgemeinen Leistungsfähigkeit
2. Ableitung von Trainingsempfehlungen
3. Überprüfung von Trainingseffekten und Feststellung von Trainingsmangeleffekten
4. Motivationssteigerung
5. Gesundheitscheck: Aufdeckung von Krankheitssymptomen, die erst unter Belastung sichtbar werden bzw. Beurteilung von Symptomen, die in Ruhe vorhanden sind, unter Belastung jedoch verschwinden. Für die Durchführung eines Gesundheitschecks ist die Erstellung eines Belastungselektrokardiogramms unter ärztlicher Kontrolle notwendig.

Eine Beurteilung der allgemeinen Leistungsfähigkeit im Vergleich z. B. zur Durchschnittsbevölkerung kann nur auf der Basis von Vergleichswerten (Normwerten) erfolgen, die an einer großen Anzahl vergleichbarer Personen bei demselben Test ermittelt wurden. Bei vielen Ausdauertests liegen jedoch keine gesicherten Normen vor, so daß die Bewertung der Testergebnisse mit Vorbehalt zu betrachten ist. Auch eine Ableitung von Trainingsempfehlungen ist nur eingeschränkt möglich, da viele Tests, die ohne ärztliche Kontrolle erfolgen, aus Sicherheitsgründen nicht bis zur Ausbelastung durchgeführt werden, was den Aussagewert einschränkt. Zudem wird meistens auf die Bestimmung von Blutlaktatwerten (vgl. Kap. 4.4) verzichtet, obwohl diese bei Empfehlungen für die Durchführung eines Ausdauertrainings einen großen Stellenwert besitzt. Sehr gut bieten sich hingegen Tests ohne Ausbelastung und ohne Laktatbestimmung zur Kontrolle von Trainingseffekten nach einer Trainingsperiode an. Hiermit kann die Effektivität eines Trainingsprogramms überprüft werden, wobei die Demonstration der gesteigerten Leistungsfähigkeit häufig einen Motivationsschub verleiht; dieses Erfolgserlebnis animiert zu einer Fortsetzung des Ausdauertrainings.

4.2.2 Kontraindikationen und Abbruchkriterien

Um eine Gefährdung der Gesundheit auszuschließen, müssen folgende Kriterien, die gegen die Durchführung eines Tests sprechen (Kontraindikationen) bzw. zum Testabbruch führen sollten (Abbruchkriterien), berücksichtigt werden:

Kontraindikationen

- Organische Schäden z. B. an Herz, Lunge etc.
- Akute und chronische Erkrankungen der Atemwege
- Zuckerkrankheit (Diabetes mellitus)
- Starker Bluthochdruck (Hypertonie)
- Fieberhafte Erkrankungen
- Entzündungen, z. B. Mandelentzündung oder eitrige Zahnentzündung
- Akute Erkrankungen
- Infektionskrankheiten
- Subjektives Unwohlsein

(Wenn Sie sichergehen wollen, lassen Sie sich nach Abklingen der Beschwerden/Erkrankungen vom Arzt grünes Licht geben.)

Abbruchkriterien

- Subjektive Beschwerden wie z. B. akute Atemnot, Schmerzen oder Engegefühl im Brustbereich, Übelkeit, Schwindel, Erschöpfung, Schmerzen, orthopädische Probleme.
- Überschreiten von ärztlich festgelegten Pulsobergrenzen.
- Auftreten abnormer Blutdruckreaktionen - sofern eine Registrierung vorgenommen wird - wie z. B. Blutdruckabfall unter Belastung, fehlender Blutdruckanstieg, abnorm starker Blutdruckanstieg.

4.2.3 Testgeräte

Es gibt die verschiedensten Ausdauertrainingsgeräte, und theoretisch ist an jedem Gerät ein Test möglich. Als universelles Testgerät bietet sich das Fahrrad-

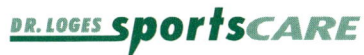

ergometer an, dem folgende Vorteile zuzuordnen sind:

- Die Belastung ist meistens exakt dosierbar und reproduzierbar.
- Die Belastung ist auch im niedrigen Belastungsbereich gut dosierbar. Dies ist wichtig für ältere und leistungsschwächere Personen.
- Es treten keine Koordinationsprobleme auf, und es besteht keine Sturzgefahr.
- Die Gefahr der Fehlbelastung ist gering. Fahrradfahren ist eine gelenkschonende Aktivität, die auch für übergewichtige Menschen oder Personen mit Gelenkbeschwerden gut geeignet ist.
- Das Fahrrad eignet sich für alle Personengruppen unabhängig vom Geschlecht, Alter und Leistungszustand.
- Die Messung von Blutdruck, Herzfrequenz und Laktat ist problemlos möglich.

Tests können beispielsweise auch auf dem Stepper oder am Ruderergometer durchgeführt werden, sofern später schwerpunktmäßig an diesen Geräten trainiert werden soll. Das Laufband weist als Testgerät im Fitnessbereich einige Probleme auf. Die Gründe hierfür liegen in der Sturzgefahr, der Notwendigkeit der Installation einer Sicherheitsleine, in Koordinationsproblemen bei ungeübten Läufern, in der Vergleichbarkeit der Belastung, z. B. bei Veränderungen des Körpergewichts zwischen Eingangstest und Retest, und in fehlenden Belastungsdosierungsmöglichkeiten im niedrigen Intensitätsbereich, weil das eigene Körpergewicht immer getragen werden muß.

4.2.4 Durchführung von Tests

Für die Durchführung von Tests z. B. im Fitnessstudio bieten sich prinzipiell zwei Möglichkeiten an:

Der Trainierende greift auf einen bereits in einem Fitnessgerät installierten Test zurück. Viele Gerätehersteller haben entsprechende Testmöglichkeiten in der Software ihrer Geräte vorgesehen. Bei der Vielzahl von verschiedenen Geräten und Testmöglichkeiten ist eine detaillierte Bewertung dieser Tests hier nicht möglich. Häufig sind jedoch die dem Test zugrunde liegenden Kriterien unzureichend und gesicherte Normwerte fehlen. Dennoch können diese Tests sinnvoll sein, um z. B. Trainingsfortschritte durch einen identischen Retest nach einer Trainingsphase zu dokumentieren.

2. Es wird ein wissenschaftlich erprobter Test durchgeführt. Hier bietet sich ein PWC-Test (Physical work capacity) entsprechend den Vorgaben der Weltgesundheitsorganisation (WHO) an.

Der PWC-Test

Beim PWC-Test handelt es sich um einen submaximalen Stufentest, der bei einer Herzfrequenz von 130 (PWC 130), 150 (PWC 150) oder 170 (PWC 170) Schlägen pro Minute abgebrochen wird. Je nach Gerät kann beim Stufentest die Wattzahl oder die Belastungsstufe erhöht werden. Beim Stufentest mit Wattbelastungen wird entsprechend dem WHO-Test die Belastung beginnend mit einer Eingangsstufe von 25 Watt alle zwei Minuten um 25 Watt bis zum Erreichen der Pulsfrequenz von 130, 150 oder 170 Schlägen/min gesteigert. Um die Gesamttestdauer in einem akzeptablen Rahmen zu halten, können besser Trainierte und Leistungssportler auch bei 50 Watt beginnen und Steigerungsstufen von 50 Watt wählen. Die PWC ist altersunabhängig, da für eine gegebene submaximale Belastungsintensität die Herzfrequenz nicht wesentlich vom Alter beeinflußt wird (vgl. KINDERMANN 1987). Als Meßgrößen werden kontinuierlich am Ende jeder Belastungsstufe die Herzfrequenz und das subjektive Belastungsempfinden bestimmt. Der PWC 130 kann bei Personen ab dem 40. Lebensjahr empfohlen werden. Jüngere Menschen können einen PWC 150-Test bzw. Sportler auch einen PWC 170-Test durchführen.

4.2.5 Retest und Testbewertung

Retests dienen der Trainingskontrolle und der erneuten Bestimmung der Leistungsfähigkeit nach einer Trainingsphase oder längeren Trainingsunterbrechung. Um eine Vergleichbarkeit zwischen Eingangs- und Retest zu gewährleisten, sollten folgende Faktoren erfüllt sein:

- Benutzung desselben Ergometers bei gleicher Einstellung, z. B. Sattelhöhe
- Identisches Testverfahren: Eingangsstufe, Stufendauer, Stufensteigerung, Drehzahl

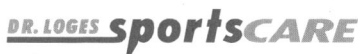

• Möglichst gleiche Tageszeit und Temperatur.

Grundsätzlich sollten Tests weder nüchtern noch nach reichhaltiger Mahlzeit durchgeführt werden. Auch vorangegangene Belastungen wie z. B. Krafttraining, Aerobic - Kurs oder 10 km Anfahrt mit dem Fahrrad verfälschen die Testergebnisse.

Beim PWC - Test kommen folgende Bewertungsmöglichkeiten in Betracht:

1. Einschätzung der allgemeinen Ausdauerleistungsfähigkeit aufgrund von Normwerten. Dies kann getrennt für den Eingangs- und Retest erfolgen. Die beim PWC-Test erreichte Wattzahl wird durch das Körpergewicht in kg geteilt. Aus dem hieraus resultierenden Wert kann die Leistungsbeurteilung entsprechend der Tab. 7 erfolgen.

Beispiel: Ein 80 kg schwerer, 50jähriger Mann erreicht bei einem PWC 130-Test 120 Watt. Dividiert man die Wattzahl durch das Körpergewicht (120:80), so erhält man den Kennwert 1,5. Entsprechend der Tab. 7 kann die Leistungsbewertung „befriedigend" zugeordnet werden.

	PWC 130 - Frauen	PWC 130 - Männer
sehr gut	über 2,0	über 2,5
gut	1,6 - 2,0	2,0 - 2,5
befriedigend	**1,25** - 1,6	**1,5** - 2,0
unbefriedigend	1,0 - 1,25	1,0 - 1,5
ungenügend	unter 1,0	unter 1,0

	PWC 150 - Frauen	PWC 150 - Männer
sehr gut	über 2,5	über 3,0
gut	2,0 - 2,5	2,5 - 3,0
befriedigend	**1,6** - 2,0	**2,0** - 2,5
unbefriedigend	1,25 - 1,6	1,5 - 2,0
ungenügend	unter 1,25	unter 1,5

	PWC 170 - Frauen	PWC 170 - Männer
sehr gut	über 3,0	über 3,5
gut	2,5 - 3,0	3,0 - 3,5
befriedigend	**2,0** - 2,5	**2,5** - 3,0
unbefriedigend	1,6 - 2,0	2,0 - 2,5
ungenügend	unter 1,6	unter 2,0

Tab. 7: Bewertungsskala für verschiedene PWC-Tests (Watt/kg Körpergewicht). Die fettgedruckten Werte sind in der Literatur als Normwerte beschrieben (vgl. ROST/HOLLMANN 1982).

Vergleich der Ergebnisse von Eingangs- und Retest und Überprüfung der Leistungsentwicklung (vgl. Testprotokoll S. 153). Folgende Vergleiche können herangezogen werden:

• Vergleich der Leistung (Watt- bzw. Belastungsstufe) bei der vorgegebenen Pulsfrequenz von 130, 150 oder 170 Schlägen pro Minute.

Hat sich die Wattstufe (oder Belastungsstufe) für die gegebene Pulsfrequenz im Retest erhöht, spricht dies für eine verbesserte Leistungsfähigkeit.

Beispiel: Schafft eine Person im Eingangstest bei einer Pulsfrequenz von 150 Schlägen/min. (PWC 150-Test) eine Leistung von 125 Watt, im Retest von 150 Watt, dann hat sich die Leistungsfähigkeit um 25 Watt verbessert.

Da die letzte Belastungsstufe beim PWC-Test meist nicht exakt z.B. mit der Pulsfrequenz 130 bzw. 150 übereinstimmt, läßt sich die zugehörige Leistung rechnerisch interpolieren (vgl. ROST/HOLLMANN 1982).

Beispiel: Ein 40jähriger Mann macht einen PWC 130-Test auf einem Fahrradergometer. Bei einer Stufe von 125 Watt erreicht er eine Pulsfrequenz von 125 Schlägen/min, bei der nächsten Stufe von 150 Watt 135 Schläge/min.

Formel zur Berechnung:

$$\text{PWC } 130 = W1 + (W2 - W1) \times \frac{(P - P_1)}{(P_2 - P_1)}$$

P = Angestrebte Pulsfrequenz - hier: 130 Schläge/min

W1 = Belastungsstufe (z.B. Wattzahl), bei der die Zielherzfrequenz (hier: 130 Schläge) gerade noch nicht erreicht wurde. Hier: 125 Watt

W2 = Belastungsstufe, bei der die Zielherzfrequenz gerade überschritten wurde. Hier: 150 Watt

P1 = Pulsfrequenz, die bei der Wattstufe W1 erreicht wurde. Hier: 125 Schläge/min

P2 = Pulsfrequenz, die bei der Wattstufe W2 erreicht wurde. Hier: 135 Schläge/min

$$\text{PWC } 130 = 125 + (150 - 125) \times \frac{(130 - 125)}{(135 - 125)}$$

$$= 125 + 25 \times \frac{5}{10} = 137{,}5$$

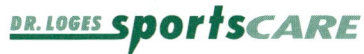

Für das konstruierte Beispiel liegt die bei einer Pulsfrequenz von 130 Schlägen/min (PWC 13) erreichte Leistung bei 137,5 Watt. Zur Beurteilung der Leistungsfähigkeit wird die erzielte Wattleistung durch das Körpergewicht in Kilogramm dividiert. Die Bewertungsskala in Tabelle 7 gibt Auskunft über die Einschätzung der Leistung.

• Vergleich der Pulsfrequenz auf den jeweiligen Belastungsstufen. Ist die Pulsfrequenz beim Retest auf den einzelnen Belastungsstufen geringer, so spricht dies für eine bessere Ausdauerleistungsfähigkeit (vgl. in Kap. 4.4: Herzfrequenz).

• Vergleich der subjektiven Belastungseinschätzung (vgl. in Kap. 4.4 Subjektives Belastungsempfinden) auf jeder Belastungsstufe auf einer 7stufigen Skala (1 = sehr leicht, 2 = leicht, 3 = leicht bis mittel, 4 = mittel, 5 = mittel bis schwer, 6 = schwer, 7 = sehr schwer).

Beispiel: Bewertet eine Person eine Beanspruchung von 100 Watt im Vortest als mittel belastend, im Retest hingegen als klein, dann spricht dies für eine positive Entwicklung der Leistungsfähigkeit, da die gleiche objektive Belastung, also 100 Watt, nach einer Trainingsphase vom Trainierenden aufgrund der gesteigerten Leistungsfähigkeit als geringer wahrgenommen wird. Die Belastung trifft also auf einen Organismus, der besser angepaßt ist und somit die Beanspruchung auch besser toleriert. Allerdings können bestimmte Faktoren, z.B. die Tagesform, die subjektive Bewertung beeinflussen.

4.2.6 Auswertung und Interpretation der Testprotokoll-Beispiele

Die Analyse der Ergebnisse des beispielhaften Testprotokolls (vgl. S. 153) zeigt, daß die Pulsfrequenz auf vergleichbaren Wattstufen im Retest deutlich niedriger liegt als im Eingangstest. Zudem wird bei der Pulsfrequenz von 150 Schlägen/min (PWC-Test 150) im zweiten Test eine höhere Belastungsstufe erreicht. Auch die Einschätzung der subjektiven Belastung fällt bei identischer Wattleistung geringer aus als beim Test vor der Trainingsphase. Alle Vergleichswerte belegen eine deutliche Verbesserung der Ausdauerleistungsfähigkeit.

Testprotokoll

Name:	Anschrift:	Alter:	Geschlecht:	Gewicht (kg):

Testgerät:

Geräteeinstellung:

Leistung	Dauer		Pulsfrequenz Schläge/min		Subjektive Belastungseinschätzung 1=sehr leicht 2=leicht 3=leicht-mittel 4=mittel 5=mittel-schwer 6=schwer 7=sehr schwer		Testkriterien		Datum
Watt	Stufe	min	Datum		Datum				
Ruhe	Ruhe						Eingangsbelastung		
25							Stufenhöhe		
50							Stufendauer		
75							Arbeitsfrequenz (Drehzahl)		
100									
125									
150									
175									
200							Testbeeinflussende Faktoren		Datum
225							Temperatur		
250							Uhrzeit		
275							Tagesform 1-5 sehr gut – sehr schlecht		
300									
325							Bemerkungen:		
350									
375									
400									
nach Belastung	1								
nach Belastung	2								
nach Belastung	3								

Testprotokoll

Name:	Elke Wenzl	Anschrift:	Marktstr. 112 91349 Fenlbühl	Alter: 33	Geschlecht: weiblich	Gewicht (kg): 64	64

Testgerät: Fahrradergometer der Fa. . . .

Typ . . . Geräteeinstellung: Sattelhöhe 5. Loch

Leistung / Dauer / Pulsfrequenz Schläge/min

Watt	Stufe	Dauer min	Datum 9.2.98	Datum 14.6.98
Ruhe	Ruhe		68	62
25		2	78	70
50		4	92	86
75		6	113	105
100		8	128	120
125		10	141	132
150		12	156	144
175		14		152
200				
225				
250				
275				
300				
325				
350				
375				
400				
nach Belastung		1	138	131
nach Belastung		2	130	123
nach Belastung		3	119	110

Subjektive Belastungseinschätzung

1=sehr leicht 2=leicht 3=leicht-mittel 4=mittel 5=mittel-schwer 6=schwer 7=sehr schwer

Watt	Datum 9.2.98	Datum 14.6.98
Ruhe		
25		1
50	1	1
75	2	1
100	2	2
125	3	2
150	4	3
175	5	4
200		4

Testkriterien

Testkriterien	Datum 9.2.	Datum 14.6.
Eingangsbelastung	25W	25W
Stufenhöhe	25W	25W
Stufendauer	2min	2min
Arbeitsfrequenz (Drehzahl)	70-80	70-80

Testbeeinflussende Faktoren

Testbeeinflussende Faktoren	Datum 9.2.	Datum 14.6.
Temperatur	22°	23°
Uhrzeit	16³⁰	17⁰⁰
Tagesform 1-5 sehr gut - sehr schlecht	3	3

Bemerkungen:

PWC-Test 150

4.3 Warm-up / Cool-down

Die Inhalte der Aufwärmphase richten sich im wesentlichen nach der sich anschließenden Belastung. Bei den gängigen Ausdauersportarten Radfahren,
Laufen, Treppensteigen am Stepper u.ä. ist eine Dehnung der beteiligten
Hauptmuskelgruppen (im wesentlichen Wadenmuskulatur, Oberschenkel-
vorder- und -rückseite, Hüftbeugemuskulatur) sinnvoll. Wichtig ist vor allem
der ruhige Einstieg in die Ausdauerbelastungen, z. B. durch langsames Einlaufen vor dem Dauerlauf über 5 bis 7 Minuten. Die Belastung wird dabei beginnend mit einem individuell sehr leichten Belastungsgefühl nach und nach
gesteigert. Soll auf dem Fahrradergometer mit einer bestimmten Pulsfrequenz,
z. B. 180 - Lebensalter trainiert werden, so ist es aufgrund eigener Untersuchungen sinnvoll, diese Zielherzfrequenz erst frühestens nach 7−10 Minuten
Einfahrzeit zu erreichen. Wird die vorgegebene Pulsfrequenz zu schnell angestrebt, muß die Belastungsintensität schon zu Beginn sehr rasch gesteigert
werden, was mit erhöhten Laktatwerten einhergeht (vgl. S. 158), da das Herz-
Kreislaufsystem aufgrund der zu kurzen Anlaufzeit für die Belastung noch
nicht "betriebsbereit" ist. Erreicht der Trainierende die Zielherzfrequenz beispielsweise bereits nach 3 Minuten, steigt sie bei gleichbleibender Belastungsintensität über den gewünschten Wert an. Zur Aufrechterhaltung der Zielherzfrequenz müßte dann die Belastungsintensität über die nächsten Minuten
immer wieder gedrosselt werden.

Im Anschluß an die eigentliche Trainingsphase bietet sich nach einem intensiven Training ein ca. 5minütiges Ausfahren, Auslaufen etc. an (Cool-down - Phase), um u. a. einen rascheren Abbau und Abtransport von Stoffwechselprodukten zu ermöglichen und somit schneller zu regenerieren. Zur Vermeidung von Verkürzungsrückständen in der Arbeitsmuskulatur ist auch ein gezieltes Dehnprogramm als Abschluß sinnvoll (vgl. Kap. Dehntraining).

4.4 Wie oft - wie lange - wie intensiv?

Möglichkeiten der Trainingssteuerung

Trainingsziele

Die Gestaltung eines Ausdauertrainings ist im wesentlichen abhängig von den Zielen der Trainierenden. Diese Ziele können z. B. sein:

- Erhaltung oder Verbesserung der Leistungsfähigkeit und der Fitness,
- Prävention/Abbau von Risikofaktoren,
- Rehabilitation,
- Figurformung/Gewichtsreduktion,
- Verbesserung des Wohlbefindens/Streßabbau,
- Unterhaltung/Spaß/Abwechslung,
- soziale Kontakte,
- Wettkampf.

Entsprechend den Zielen fällt sowohl das Trainingsprogramm als auch die Wahl der Ausdauersportart bzw. des Trainingsgerätes unterschiedlich aus. So wird ein Trainierender mit den vordringlichen Zielen Unterhaltung, Abwechslung, Wettkampf sicherlich eher ein Training auf Ausdauertrainingsgeräten, z. B. einem Fahrradergometer, nach dem Zufallsprogramm, Gegnerprogramm oder

Berg- und Talprogramm bevorzugen als eine Dauerbelastung mit vorgegebener Pulsfrequenz. Steht eine Gewichtsreduzierung und Figurformung im Vordergrund, ist eine längere Belastungsdauer und somit eine geringere Intensität im Training notwendig. Gleichzeitig sollte möglicherweise eine Ernährungsumstellung (Ernährungsberatung) stattfinden.

Programmgestaltung

Die besten Effekte sind bei Ausdaueraktivitäten mit Beteiligung großer Muskelgruppen wie Laufen, Radfahren, Schwimmen, Skilanglauf, Walking oder (Berg-) Wandern zu erreichen. Auch ein Training an Ausdauergeräten, z. B. Stepper oder Ruderergometer, sowie verschiedene Formen der Aerobic führen zu positiven Anpassungserscheinungen. Der Dauerlauf gewährleistet unter den Ausdauersportarten bei einem Minimum an Belastungs- und Zeitaufwand ein Optimum an gesundheitlich wünschenswerten Adaptationen. Es treten in bezug zur Sauerstoffaufnahme einerseits die geringsten Übersäuerungen (Laktatwerte) auf, andererseits erhöht sich hier während der Belastung der systolische Blutdruck nur sehr gering (vgl. HOLLMANN et al. 1983). Stark Übergewichtige bzw. Personen mit orthopädischen Problemen, z. B. im Bereich der Hüft- und Kniegelenke, sollten jedoch eher eine Belastungsform wählen, bei der das Körpergewicht den Bewegungsapparat nicht belastet und wie beim Fahrradfahren vom Trainingsgerät bzw. beim Schwimmen vom Wasser getragen wird. Je nach Trainingsziel und -zustand sowie Motivation sind kontinuierliche Beanspruchungen mit gleichbleibender Belastungsintensität oder intervallartige Belastungen möglich, in denen Phasen etwas höherer Intensität mit Phasen niedriger Intensität abwechseln (z. B. in Fahrradergometer eingebaute Zufallsprogramme, Berg-Tal- oder Gegnerprogramme).

Als motivierend hat sich bei längeren Belastungsphasen, z. B. im Fitnessstudio, eine Kombination von verschiedenen aeroben Trainingsgeräten erwiesen, z. B. ein Ausdauercircuit mit jeweils 15 Minuten Fahrrad-, Stepper- und Rudertraining. Auch bei verschiedenen Trainingseinheiten hat ein Wechsel der Belastungsform - z.B. Laufen, Radfahren, Schwimmen - den Vorteil, daß die großen Muskelgruppen des Körpers in unterschiedlicher Weise angesprochen werden.

Beim gesundheitsorientierten Ausdauertraining kann man zwischen Minimal- und Optimalprogrammen unterscheiden.

Minimalprogramm

Unter einem Minimalprogramm verstehen wir ein Training, das mindestens durchgeführt werden muß, um nennenswerte gesundheitlich positive Effekte zu erzielen. Es ist durch folgende Merkmale charakterisiert:

- Dynamische Ausdauerbelastung unter Beteiligung großer Muskelgruppen wie z. B. Laufen, Radfahren etc.
- Mindestdauer pro Woche insgesamt ca. 60 Minuten, Kalorienmehrverbrauch pro Woche mindestens 500 - 1000 kcal. Es ist besser, dreimal pro Woche 20 Minuten (z. B. montags, mittwochs, freitags) als einmal pro Woche 60 Minuten zu trainieren, da sonst die Pause zur nächsten Trainingseinheit mit sieben Tagen sehr groß ist.
- Untrainierte steigern ihre Leistungsfähigkeit anfangs auch bei einem geringeren Belastungsumfang, erreichen aber nach einigen Wochen ein Leistungsplateau, auf dem sich ohne Erhöhung des Trainingsumfangs keine weiteren Anpassungserscheinungen erzielen lassen.

Optimalprogramm

Das Optimalprogramm kann nur individuell definiert werden - wird aber bei einer wöchentlichen Belastung angenommen, von der ab ein weiter gesteigerter Trainingsaufwand nicht mehr im Verhältnis zur dann noch möglichen Verbesserung der Gesundheitseffekte steht. Folgende Kriterien müssen gegeben sein:

- Dynamische Ausdauerbeanspruchung unter Beteiligung großer Muskelgruppen, z. B. Laufen, Radfahren etc.
- Dauer pro Woche insgesamt ca. 3 - 5 Stunden.
- 4-5 Trainingseinheiten von 30-60 Minuten Dauer.
- Ein noch umfangreicheres Training führt zwar zu einer weiteren Verbesserung der Leistungsfähigkeit, erhöht jedoch gleichzeitig die orthopädische Belastung.

Belastungsintensität

Bei der Steuerung des Trainings kommt vor allem der Belastungsintensität eine besondere Bedeutung zu. Als Möglichkeiten der Intensitätssteuerung bieten sich besonders die Größen Laktat, Pulsfrequenz, subjektives Belastungsempfinden und die Atmung an.

Laktat

Die Bestimmung des Blutlaktats besitzt vor allem im leistungssportlich orientierten Ausdauertraining große Bedeutung. Laktat (Salz der Milchsäure) entsteht als Stoffwechselendprodukt besonders bei intensiver muskulärer Beanspruchung. Je intensiver beispielsweise ein Ausdauertraining ist, desto höher sind die Laktatwerte im Blut. Ihre Bestimmung gibt somit einen Hinweis auf die Belastungsintensität. Die Bemerkung "meine Muskeln sind sauer" nach anstrengender sportlicher Tätigkeit weist auf diesen Zusammenhang hin.

Aus sportmedizinischer Sicht liegt für die meisten Menschen eine günstige Trainingsintensität zur Entwicklung der Ausdauerleistungsfähigkeit bei Blutlaktatwerten bis ca. 4 mmol/l, bei älteren Menschen bis ca. 3,5 mmol/l, vor. Die Umsetzung einer entsprechenden Empfehlung in die breitensportliche Praxis gestaltet sich jedoch schwierig, weil eine Bestimmung der Laktatwerte aus organisatorischen und finanziellen Gründen in der Regel nicht möglich ist. Dementsprechend müssen andere Belastungsvorgaben gefunden werden, die es dem Sporttreibenden erlauben, ohne großen Aufwand eine Belastungsintensität zu wählen, die einerseits Überbelastungen ausschließt, andererseits aber positive Anpassungserscheinungen des Organismus erlaubt.

Pulsfrequenz

Den populärsten Parameter bei der Dosierung der Belastungsintensität stellt die Pulsfrequenz (Herzfrequenz) dar. Die Intensitätssteuerung mittels der Herzfrequenz ist dabei häufig nicht so unproblematisch, wie es auf den ersten Blick erscheint.

• Sofern kein automatischer Pulsfrequenzmesser (Brustgurt, Ohrclip, Handgriffmessung) benutzt wird, muß die Herzfrequenz am Handgelenk (auf der Daumenseite innen) oder an der Halsschlagader gemessen werden. Dies kann erfahrungsgemäß vor allem älteren Personen Schwierigkeiten bereiten. Darüber hinaus muß die Belastung zur Pulsmessung in der Regel kurz unterbrochen werden. Man mißt also nicht den tatsächlichen Belastungspuls, sondern den Puls direkt nach Belastung. Dieser liegt aber selbst bei unmittelbarer Nachbelastungsmessung um ca. 10 Schläge/min. niedriger als der tatsächliche Belastungspuls, da die Pulsfrequenz bei Belastungsabbruch sehr schnell absinkt (vgl. WYDRA/KARISCH 1990). Zudem sollte die Herzfrequenz über eine Zeitdauer von 15 Sekunden gemessen werden. Bei längeren Meßphasen sinkt der Puls während des Messens noch mehr ab, und die Abweichungen sind noch größer. Zur Berechnung der Pulsfrequenz pro Minute wird der registrierte Wert mit 4 multipliziert. Hier kann es aufgrund des kurzen Meßintervalls durchaus dazu kommen, daß ein oder mehrere Pulsschläge zu viel oder zu wenig gezählt werden, was dann (mit 4 multipliziert) einen zusätzlichen Meßfehler beinhaltet.

- Ohne Pulsmesser ist die Einhaltung einer vorgegebenen Herzfrequenz schwierig (die ständige Kontrolle fehlt), und zur Bestimmung sind in der Regel Belastungsunterbrechungen notwendig, die den Bewegungsrhythmus beeinträchtigen können.
- In Fitnessgeräte installierte Pulsfrequenzmesser sind nicht immer genau und beinhalten verschiedene Störquellen (technische Mängel, Schweiß, Bewegung).

Selbst wenn die Möglichkeit einer zuverlässigen Pulsfrequenzmessung besteht, die dem Trainierenden die aktuelle, exakte Herzfrequenz jederzeit sichtbar macht, sind die Probleme noch nicht alle ausgeräumt. Weitere Faktoren, die bei einer Trainingssteuerung über die Pulsfrequenz berücksichtigt werden müssen, sind:

- Die Pulsfrequenz unterliegt vielfältigen Einflußfaktoren (z. B. Alter, Trainingszustand, Klima, Medikamenteneinnahme etc.).
- Die identische Pulsfrequenz ist an verschiedenen Ausdauergeräten unterschiedlich zu bewerten. So entspricht eine Pulsfrequenz von 150 Schlägen/min. beim Laufen einer deutlich geringeren metabolischen Belastung (z. B. geringere Laktatwerte) als z. B. beim Radfahren.
- Das Erreichen bzw. Einhalten einer konkreten Pulsfrequenz ist in der praktischen Umsetzung sehr schwierig, wenn z. B. die Trainingsgeräte keine automatische Widerstandsanpassung besitzen bzw. bei manueller Einstellung keine sehr kleinen Belastungsabstufungen ermöglichen. Gleiches gilt für das Laufen in hügeligem Gelände.
- Eine starre Pulsfrequenzvorgabe nach einer Formel erlaubt keinen Spielraum in der Belastungsintensität des Trainierenden, z. B. entsprechend

dem subjektiven Belastungsempfinden bzw. dem individuellen Wohlbefinden (z. B. auch in Abhängigkeit von der Tagesform). Starre Vorgaben können daher durchaus auch zu Motivationsverlusten führen.

- Das Einhalten einer konkreten individuellen Pulsfrequenzvorgabe verhindert häufig ein gemeinsames Training mit der Familie, Freunden, Bekannten etc. So entspricht beispielsweise eine individuell aufgrund einer Formel festgelegte Pulsfrequenz, z. B. für das Laufen, bei zwei verschiedenen Personen, die gemeinsam trainieren wollen, in der Regel nicht der gleichen Laufgeschwindigkeit. Die zweifellos vorhandenen emotionalen Vorteile beim Training mit einem Partner oder in der Gruppe müssen in diesem Fall aufgegeben werden.

- Es gibt eine große individuelle Streubreite in der Pulsfrequenzreaktion für Personen gleichen Alters und mit vergleichbarer Leistungsfähigkeit. Hier spielt u. a. die individuell maximal erreichbare Pulsfrequenz eine Rolle. Diese kann nur in einem Ausbelastungstest bestimmt werden, der zumindest bei Älteren unter ärztlicher Aufsicht erfolgen müßte.

Bei genauer Betrachtung weist die Pulsfrequenz als Parameter zur Trainingssteuerung also einige Probleme auf und ist vor allem ohne Pulsfrequenzmesser mit zum Teil erheblichen Umsetzungsschwierigkeiten verbunden. Sind vom Arzt Pulsfrequenzobergrenzen vorgegeben, so muß die Herzfrequenz natürlich kontrolliert und die Obergrenze entsprechend eingehalten werden.

Pulsfrequenzvorgaben sind vor allem dann sinnvoll, wenn sie auf individuellen Belastungsuntersuchungen beruhen, welche jedoch nur im Einzelfall durchgeführt werden. Verschiedene Untersuchungen haben jedoch gezeigt, daß auch einige Pulsfrequenzformeln für einen Großteil der Sporttreibenden brauchbar sind, wenn die Herzfrequenz während des Trainings mittels eines zuverlässigen Pulsfrequenzmessers jederzeit abrufbar ist.

Pulsfrequenz und Radfahren

Sofern keine Leistungsdiagnostik möglich ist, bieten sich zur Steuerung der Belastungsintensität über die Pulsfrequenz beim Radfahren zwei Formeln an:

1. Berechnung der Trainingspulsfrequenz modifiziert nach der Faustregel von BAUM/HOLLMANN (vgl. HOLLMANN et al. 1983):

$$\text{Trainingspulsfrequenz} = 180 \text{ minus Lebensalter} \pm 3 \text{ Schläge}$$

2. Berechnung der Trainingspulsfrequenz modifiziert nach der Formel von KARVONEN et al. (vgl. SHARKEY 1984):

$$\text{Trainingspulsfrequenz} =$$
$$\text{Ruhepuls} + [(\text{Maximalpuls} - \text{Ruhepuls}) \times \text{Intensität}] \pm 3 \text{ Schläge}$$

- Die Ruhepulsfrequenz wird nach einer 10minütigen Ruhephase im Liegen oder morgens im Liegen 5 Minuten nach dem Aufwachen bestimmt.

- Der Maximalpuls für das Radfahren wird nach der Formel 220 minus Lebensalter errechnet.

- Die Belastungsintensität beträgt je nach Leistungsfähigkeit und Alter 60-70 %.

Beispiel zur Berechnung:
Ein untrainierter 40jähriger Mann mit einem Ruhepuls von 65 Schlägen/min möchte ein Fahrradergometertraining beginnen.
Trainingspulsfrequenz = $65 + [(180 - 65) \times 60\%] \pm 3 = 134 \pm 3$ Schläge/min.
Der Fitnesssportler sollte also sein Ausdauertraining auf dem Fahrrad in diesem Fall in einem Pulsfrequenzbereich von 131 bis 137 Schlägen/min durchführen.

Alter	20			25			30			35			40		
Ruhepuls	50	60	70	50	60	70	50	60	70	50	60	70	50	60	70
Intensität															
60%	140	144	148	137	141	145	134	138	142	131	135	139	128	132	136
65%	148	151	155	144	148	151	141	145	148	138	141	145	135	138	142
70%	155	158	161	152	155	158	148	151	154	145	148	151	141	144	147

Alter	45			50			55			60			65		
Ruhepuls	50	60	70	50	60	70	50	60	70	50	60	70	50	60	70
Intensität															
60%	125	129	133	122	126	130	119	123	127	116	120	124	113	117	121
65%	131	135	138	128	132	135	125	128	132	122	125	129	118	122	125
70%	138	141	144	134	137	140	131	134	137	127	130	133	124	127	130

Tab. 8: Trainingspulsfrequenzvorgaben nach der KARVONEN-Formel entsprechend unterschiedlicher Alters-, Intensitäts- und Ruhepulsfrequenzvorgaben für das Radfahren. Die errechneten Werte sind ± 3 Schläge als Richtfrequenz zu verstehen.

Pulsfrequenz und Laufen

Zur Steuerung der Belastungsintensität für das Laufen liegen die errechneten Pulsfrequenzwerte nach der Formel Trainingspulsfrequenz = 180 minus Lebensalter für optimale Anpassungserscheinungen im Durchschnitt zu niedrig. Die Trainingspulsfrequenz sollte zur Verbesserung der Leistungsfähigkeit beim Laufen in etwa 10 - 15 Schläge pro Minute höher liegen als beim Radfahren. Hier würde sich also eher eine Formel Trainingspulsfrequenz = 190 minus Lebensalter anbieten. Für Laufanfänger können zu Trainingsbeginn gegebenenfalls auch geringe Pulsfrequenzen sinnvoll sein, damit höhere Belastungsumfänge (längere Laufdauer) möglich werden. Für die Berechnung der Trainingspulsfrequenz modifiziert nach der KARVONEN-Formel gilt im Vergleich zum Radfahren beim Laufen:

- Maximalpuls = 220 minus 1/2 Lebensalter
- Belastungsintensität in Abhängigkeit von der Leistungsfähigkeit und vom Alter = 60-75 %.

Beispiel zur Berechnung:

Ein untrainierter 40jähriger Mann mit einem Ruhepuls von 65 Schlägen/min. möchte ein Laufausdauertraining beginnen.

Trainingspulsfrequenz = 65 + [(200 - 65) x 60%] ± 3 = 146 ± 3 Schläge/min.

Das Laufausdauertraining sollte im vorliegenden Fall mit einer Pulsfrequenz von 143 - 149 Schlägen pro Minute durchgeführt werden.

Alter	20			25			30			35			40		
Ruhepuls	50	60	70	50	60	70	50	60	70	50	60	70	50	60	70
Intensität															
60%	146	150	154	145	149	153	143	147	151	142	146	150	140	144	148
65%	154	158	161	152	156	160	151	154	158	149	153	156	148	151	155
70%	162	165	168	160	163	166	159	162	165	157	160	163	155	158	161
75%	170	173	175	168	171	173	166	169	171	164	167	169	163	165	168
Alter	45			50			55			60			65		
Ruhepuls	50	60	70	50	60	70	50	60	70	50	60	70	50	60	70
Intensität															
60%	139	143	147	137	141	145	136	140	144	134	138	142	133	137	141
65%	146	149	153	144	148	151	143	146	150	141	145	148	139	143	146
70%	153	156	159	152	155	158	150	153	156	148	151	154	146	149	152
75%	161	163	166	159	161	164	157	159	162	155	158	160	153	156	158

Tab. 9: Trainingspulsfrequenzvorgaben modifiziert nach der KARVONEN-Formel entsprechend unterschiedlicher Alters-, Intensitäts- und Ruhepulsfrequenzvorgaben für das Laufen. Die vorgegebenen Pulsfrequenzwerte sind mit ± 3 Schlägen/min als Richtfrequenz zu verstehen.

Subjektives Belastungsempfinden

Das individuelle subjektive Belastungsempfinden stellt eine geeignete Steuerungsgröße zur Regulierung der Belastungsintensität dar. Es ist umso besser anwendbar, je zuverlässiger die eigene Körperwahrnehmung und reale Selbsteinschätzung ist. Zur Abschätzung der Belastung (Anstrengung) schlagen wir eine siebenstufige Skala vor:

1 = sehr leicht	5 = mittel bis schwer
2 = leicht	6 = schwer
3 = leicht bis mittel	7 = sehr schwer
4 = mittel	

Hören Sie während Ihres Ausdauertrainings in sich hinein und belasten Sie sich so, daß Sie die Anstrengung als leicht oder mittel empfinden. Der Vorteil dieser Steuerungsgröße liegt vor allem darin, daß das subjektive Belastungsempfinden zu jeder Zeit während des Trainings ohne irgendwelche Messungen präsent ist und unmittelbar einen Eindruck der aktuellen Belastungssituation vermittelt. Ein Training nach dem subjektiven Belastungsempfinden empfiehlt sich auch für Neueinsteiger und wenig Trainierte, wobei sich zunächst überwiegend ein leichtes Anstrengungsempfinden anbietet, um auch eine längere Belastungsdauer durchhalten zu können.

Bei einer Trainingsintensitätssteuerung über das subjektive Belastungsempfinden muß berücksichtigt werden, daß ein gegebenes subjektives Empfinden bei verschiedenen Ausdauerbeanspruchungen (z.B. Laufen oder Radfahren) mit einer unterschiedlichen objektiven Belastung einhergeht. So bietet sich für Freizeitsportler auf dem Fahrradergometer ein "mittleres" subjektives Anstrengungsempfinden für alle Altersgruppen an. Die korrespondierenden Laktatwerte liegen hierbei in der Regel im wünschenswerten Bereich (BUSKIES u.a. 1997). Beim Laufen hingegen wurden vor allem bei älteren Freizeitsportlern bei der gleichen Vorgabe zum Teil deutlich zu hohe Laktatwerte (bis 8,5 mmol/1) registriert, wohingegen jüngere Probanden sich hierbei adäquat belasteten. Daher ist die Vorgabe "mittel" in der Tabelle 10 beim Laufen in Klammern gesetzt. Interessant ist auch, daß sich Frauen bei einem gegebenen subjektiven Belastungsempfinden – z. B. "mittel" – in der Regel etwas niedriger belasten als Männer, was sich unter anderem in einem geringeren Blutlaktatspiegel ausdrückt (BUSKIES 1998).

Atmung

Zur Festsetzung der individuellen Trainingsintensität kann sehr leicht auch die Atmung herangezogen werden. Hierbei hat sich vor allem beim Laufen bei Leistungsschwächeren und Älteren der sogenannte 4 - Schritt - Atemrhythmus bewährt, wobei die Ein- und Ausatemaktion auf 8 Schritte erfolgt (in der Regel 4 Schritte Einatmung und 4 Schritte Ausatmung). Jüngere und Trainierte können die Atem- Schrittfolge auf 7 oder 6 Schritte verkürzen.

Eine weitere gute Möglichkeit für die Intensitätssteuerung bei verschiedenen Ausdauersportarten stellt die Nasenatmung dar, wobei hier eher eine leichte

Intensität erreicht wird (Einatmung durch die Nase, Ausatmung durch den Mund).

Sowohl bei den Atem-Schritt-Rhythmen als auch bei der Nasenatmung werden selbstverständlich nicht während der gesamten Trainingszeit die Schritte gezählt bzw. durch die Nase geatmet. Für beide Steuerungskriterien gilt, daß sie lediglich einige Minuten angewendet werden. Anschließend wird nicht mehr auf die Atmung geachtet und der gewählte Intensitätsbereich gefühlsmäßig beibehalten. In gewissen Abständen kann dann ohne Aufwand kontrolliert werden, ob die Belastungsintensiät, z. B. die gewählte Laufgeschwindigkeit, noch mittels des 4 - Schritt - Atemrhythmus oder die eingestellte Wattzahl auf dem Fahrradergometer noch mit der Nasenatmung durchführbar ist. Ist dies nicht mehr der Fall, kann die Intensität soweit reduziert werden, bis die entsprechende Atmung wieder möglich wird. Beim 4 - Schritt - Atemrhythmus und bei der Nasenatmung konnten wir in verschiedenen Studien keine zu intensive Belastung feststellen (vgl. BUSKIES et al. 1992, BUSKIES et al. 1993).

Weitere Möglichkeiten zur Steuerung der Belastungsintensität

Insgesamt gilt im Hinblick auf die zu wählende Intensität, daß ein Ausgepumptsein nach der Belastung als Indiz für eine zu hohe Beanspruchung zu werten ist. Der Merksatz 'Laufen ohne zu Schnaufen', also ohne Atemnot, bzw. die Belastung so zu dosieren, daß noch ein zusammenhängendes Gespräch mit einem Trainingspartner möglich ist (Sprech-Test) scheinen nach wie vor gute Kriterien für eine weitgehend richtige Belastungseinschätzung zu sein. Ein Endspurt ist aus gesundheitlicher Sicht u. a. aufgrund der hohen Laktatproduktion eher negativ zu bewerten.

Ein wesentlicher Faktor ist auch das Wohlbefinden während und nach dem Training. Nur wer Freude an einem Ausdauertraining hat, der wird es auch regelmäßig über einen längeren Zeitraum betreiben. Insofern muß bei der Auswahl der Belastungskriterien auch immer die individuelle Befindlichkeit berücksichtigt werden.

Die nachfolgende Tabelle gibt einen Überblick über die Möglichkeiten zur Regulierung der Belastungsintensität im fitnessorientierten Ausdauertraining.

Möglichkeiten zur Dosierung der Belastungsintensität

Steuerungs-parameter	Laufen	Radfahren	Weitere Ausdauer-disziplinen
Laktat	bis ca. 4 mmol/l	bis ca. 4 mmol/l	bis ca. 4 mmol/l
Pulsfrequenz	KARVONEN-Formel mit 60-75% Intensität je nach Alter und Leistungsfähigkeit; Trainingspulsfrequenz = 190/195 minus Lebensalter ± 5	KARVONEN-Formel mit 60-70% Intensität je nach Alter und Leistungsfähigkeit; Trainingspuls-frequenz = 180 minus Lebensalter ± 3	KARVONEN-Formel mit 60-75% Intensität je nach Disziplin, Alter und Leistungsfähigkeit
Subjektives Belastungs-empfinden	leicht leicht bis mittel (mittel)	leicht bis mittel mittel mittel bis schwer	leicht leicht bis mittel mittel
Atmung	Nasenatmung Ein- und Ausatem-aktion auf 8 - 6 Schritte (4- bzw. 3-Schritt-Atemrhythmus)	Nasenatmung	Nasenatmung
Motto	„Laufen ohne zu Schnaufen" „Sprechtest"	„Radeln ohne Atemnot" „Sprechtest"	„Trainieren ohne zu Schnaufen" „Sprechtest"
Wohlbefinden	„Sich wohl fühlen"	„Sich wohl fühlen"	„Sich wohl fühlen"

Tab. 10: Möglichkeiten zur Dosierung der Belastungsintensität beim Ausdauertraining

Zusammenfassend läßt sich feststellen, daß es keine universelle Intensitätsvorgabe gibt, die für alle Trainierende gleichermaßen zutrifft. Die dargestellten Möglichkeiten zur Belastungsdosierung stellen jedoch für die Mehrzahl der Fitnessinteressierten brauchbare und gut in die Praxis umsetzbare Empfehlungen dar.

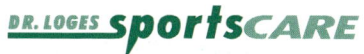

4.5 Tips zum Ausdauertraining

- Das Ausdauertraining sollte regelmäßig durchgeführt werden.
- Ein Trainingsbeginn ist in jedem Alter möglich. Ab dem 35. Lebensjahr ist vor dem Einstieg eine sportärztliche Untersuchung mit Belastungs-EKG sinnvoll.
- Trainieren Sie so, daß es immer auch Spaß macht.
- Die Steigerung der Belastung sollte erst über die Beanspruchungsdauer erfolgen, bis ca. 30- 40 Minuten Dauerbelastung problemlos möglich sind. Mit zunehmender Leistungsverbesserung kann dann auch die Belastungsintensität (z. B. Wattzahl, Geschwindigkeit) langsam erhöht werden.
- Größere Trainingspausen führen rasch zu einer Verringerung der Leistungsfähigkeit.
- Bei fieberhaften Infekten, vollem Magen und kritischen Smogwerten sollten Sie auf ein Ausdauertraining verzichten. Führen Sie auch kein intensives Ausdauertraining bei hohen Außentemperaturen und hoher Luftfeuchtigkeit von 80 - 85% durch (vgl. HOLLMANN et al. 1983). Liegen hohe Ozonwerte vor, sollten Sie das Ausdauertraining in die frühen Morgenstunden bzw. in den späten Abend oder in geschlossene Räume (z. B. Fahrradergometertraining) verlegen.
- Ein Endspurt, ganz gleich bei welcher Ausdauersportart, ist aus trainings- und sportmedizinischer Sicht wenig sinnvoll, weil dabei zum Schluß u. a. unerwünscht hohe Laktatwerte produziert werden. Da häufig nach dem Endspurt auch keine Cool - down - Phase, z. B. lockeres Auslaufen, erfolgt, ist die Regenerationszeit verlängert.

4.6 Literatur

BUSKIES, W.:
Laufausdauertraining mit Älteren nach dem subjektiven Belastungsempfinden unter Berücksichtigung physischer und psychischer Parameter (Wohlbefinden).
In: Meckling, H. (Hrsg.): Training und Alterssport. Schondorf 1990.

BUSKIES, W., KLÄGER,G., RIEDEL, H.:
Möglichkeiten zur Steuerung der Belastungsintensität für ein
breitensportlich orientiertes Laufausdauertraining.
In: Deutsche Zeitschrift für Sportmedizin 43 (1992), 248-260.

BUSKIES, W., LIESNER, K., ZIESCHANG, K.:
Zur Problematik der Steuerung der Belastungsintensität beim
Dauerlauftraining älterer Männer.
In: Deutsche Zeitschrift für Sportmedizin 44 (1993), 568-573.

**BUSKIES, W., ZIEGLER, W., ZAPF, J., BOECKH-BEHRENS, W.-U.,
ZIESCHANG, K.:**
Möglichkeiten der Belastungsdosierung auf dem Fahrradergometer unter
Berücksichtigung physischer und psychischer Parameter.
In: Spectrum der Sportwissenschaft 9 (1997), 42-45.

HOLLMANN, W., HETTINGER, TH.:
Sportmedizin - Arbeits- und Trainingsgrundlagen.
Stuttgart - New York 1990.

HOLLMANN, W., ROST, R., DUFAUX, B., LIESEN, H.:
Prävention und Rehabilitation von Herz-Kreislaufkrankheiten
durch körperliches Training. Stuttgart 1983.

KARVONEN, M., KENTALA, K., MUSTALA, O.:
The Effects of Training on Heart Rate: A Longitudinal Study.
In: Annals of Medicine and Experimental Biology 35(1957), 307-315.

KINDERMANN, W.:
Ergometrie - Empfehlungen für die ärztliche Praxis.
In: Deutsche Zeitschrift für Sportmedizin 38 (1987), 244-268.

LAGERSTRØM, D., GRAF, J.:
Die richtige Trainingspulsfrequenz beim Ausdauersport.
In: Herz, Sport & Gesundheit 3 (1986), 21-24.

ROST, R., HOLLMANN, W.:
Belastungsuntersuchungen in der Praxis. Stuttgart 1982.

SHARKEY, B.:
Physiology of Fitness. Champaign, Illinois 1984.

WYDRA, G., KARISCH, G.:
Zur Bedeutung der palpatorischen Pulsfrequenzbestimmung im
Gesundheitssport. In: Herz, Sport & Gesundheit 7 (1990), 4-7.

ZINTL, F.:
Ausdauertraining. München-Wien-Zürich 1994.

Teil V:

Ernährung
Körperzusammensetzung
Training

5. Ernährung - Körperzusammensetzung - Training

5.1 Richtige Ernährung - die wirksamste gesundheitsfördernde Sofortmaßnahme

Die gesundheitsorientierte Fitness ist ein komplexes Gebäude, bestehend aus aerober Ausdauer, Kraftausdauer, optimaler Beweglichkeit, physischer und psychischer Entspannungsfähigkeit, gesunder Ernährung und allgemeiner Koordinationsfähigkeit. Sie sollten langfristig keinen dieser Faktoren vernachlässigen, aber dennoch haben nicht alle genannten Komponenten denselben Stellenwert. Wenn Sie 14 Tage lang die Koordination und die Beweglichkeit nicht trainieren, werden Sie keine gravierenden Folgen für Ihre Gesundheit und Ihre Fitness bemerken. Wenn Sie allerdings bei Ihrer Ernährung nur einmal erheblich "über die Stränge schlagen", werden Sie die Folgen bereits unmittelbar anschließend spüren. Sie leiden unter Völlegefühl, fühlen sich unwohl und sind weniger vital und leistungsfähig. Begehen Sie die fünf häufigsten Ernährungssünden täglich, indem Sie häufig "zu viel, zu fett, zu viel Salz, zu viel Zucker, zu viel Alkohol" zu sich nehmen, wird der Zeiger der Waage bald weiter ausschlagen und der Hosen- bzw. Rockbund kneifen. Viele Menschen begehen diese Ernährungssünden nicht nur in Ausnahmesituationen oder während weniger Tage, sondern tagein, tagaus über viele Jahre und setzen dadurch den Teufelskreis von Übergewicht und Risikofaktoren in Gang. Die Maßnahme mit der schnellsten Wirkung zur Verbesserung von Gesundheit und Fitness ist eine gesunde Ernährung. Jeder einzelne kann diesen Schritt noch heute tun und die tiefgreifenden, unmittelbaren Erfolge sofort spüren. Die vielfältigen Informationen über die Risiken von Fehlernährung, Mißbrauch von Alkohol, Medikamenten und Nikotin und den Anstieg der degenerativen Zivilisationskrankheiten haben uns wachgerüttelt. Auch der enge Zusammenhang zwischen Ernährung, Gesundheit, Leistungsfähigkeit und Wohlbefinden ist heute den meisten Menschen bewußt.

Das Durchbrechen verinnerlichter, negativer Ernährungsgewohnheiten und die praktische Umsetzung der Kenntnisse in eine täglich praktizierte ausgewogene, gesunde Ernährung stellen jedoch für sehr viele Personen ein großes Problem dar. Das folgende Kapitel möchte Sie für den Themenkomplex Ernährung, Körpergewicht und Sport sensibilisieren, Ihnen wichtige Informationen geben und Ihnen helfen, Änderungen Ihres Ernährungs- und Bewegungsverhaltens in kleinen Schritten anzugehen.

5.2 Körpergewicht, Körperzusammensetzung

5.2.1 Welches Körpergewicht ist optimal?

Das Körpergewicht hat in unserer schlankheits- und fitnessorientierten Gesellschaft fast magische Bedeutung gewonnen. Freude oder Frustration sind eng mit dem Zeigerausschlag der Waage verbunden, und es werden häufig sehr große Anstrengungen unternommen, um das persönliche Wunschgewicht zu erreichen.

Unser Körpergewicht hängt von unseren genetischen Voraussetzungen (z.B. Körperbau), der Kalorienzufuhr (Ernährung) und dem Kalorienverbrauch (u.a. Grundumsatz des Körpers, körperliche Aktivität, Temperatur) ab. Das Gewicht ist sehr einfach mit Hilfe einer Waage festzustellen. Schwieriger als die Ermittlung des Körpergewichts ist die Beurteilung des Ergebnisses. Experten haben versucht, einfache Rechen- und Interpretationsverfahren zu entwickeln, die eine rasche Selbsteinschätzung ermöglichen sollen. Die folgende Zusammenstellung gibt einen Überblick über die gebräuchlichsten Verfahren zur Ermittlung und Bewertung des Körpergewichts.

Normalgewicht nach BROCA

Körpergröße (cm) - 100 = Normalgewicht (kg)

Beispiel: 180 cm - 100 = 80 kg

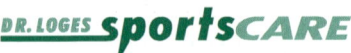

Haben Sie Normal-, Über- oder Untergewicht?

Folgende Grafik gibt Hinweise für die Bewertung des eigenen Körpergewichts:

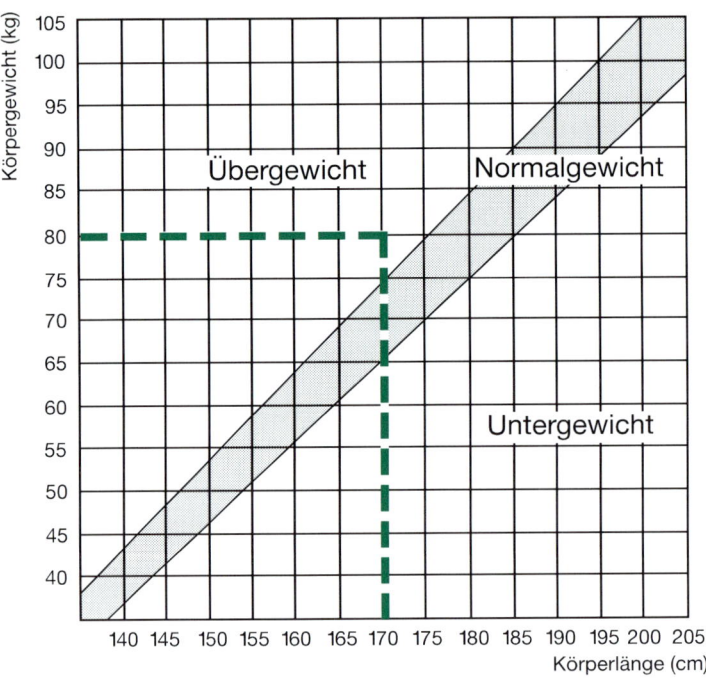

Beispiel: Wer bei 170cm Größe 80kg wiegt, hat Übergewicht.

Abb. 9: Haben Sie Normal-, Über- oder Untergewicht? (DEUTSCHE GESELLSCHAFT FÜR ERNÄHRUNG 1991).

Das durch die einfache BROCA-Formel ermittelte Normalgewicht wird von Ernährungsfachleuten und Lebensversicherungsgesellschaften kritisiert, weil es nicht zwischen Männern und Frauen differenziert, die Körpergröße als einzigen Einflußfaktor berücksichtigt und aus gesundheitlicher Sicht ein zu hohes Körpergewicht als normal und empfehlenswert vorgibt (vgl. JAHNECKE 1974). Die modifizierte BROCA-Form versucht, diese Mängel zu beheben, indem sie einen strengeren Maßstab anlegt und für Männer und Frauen unterschiedliche Vorgaben macht.

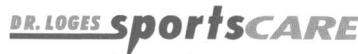

Idealgewicht nach dem modifizierten BROCA-Index

Männer: Körpergröße (cm) - 100 - 10% = Idealgewicht (kg)
Frauen: Körpergröße (cm) - 100 - 15% = Idealgewicht (kg)

Beispiel: Testperson • Weiblich
• Körpergröße: 165 cm
• Körpergewicht: 58 kg

Körpergröße 165 cm - 100 - 15% = 55,25 kg = Idealgewicht

Das derzeitige Körpergewicht liegt in diesem Fall um 2,75 kg über dem
empfohlenen Idealgewicht

Der modifizierte BROGA-Index stellt eine relativ „strenge" Vorgabe dar, die nicht für alle Menschen "ideal" ist, z.B. bei kräftigem Körperbau. Massives Abhungern kann ebenfalls ein Gesundheitsrisiko darstellen und z.B. die Osteoporosegefahr erhöhen. Dennoch spiegelt die Idealgewichtsvorgabe Forschungsergebnisse wider, die eine positive Beziehung zwischen einem relativ niedrigen Körpergewicht und zahlreichen gesundheitsfördernden Effekten (hohe Lebenserwartung, Abnahme bestimmter Krankheitsrisiken) belegen. Aufgrund des höheren Fettanteils am Körpergewicht bei den Frauen und des kräftigeren Körperbaus der Männer liegt das Idealgewicht bei Frauen 15%, bei Männern 10% unter dem Normalgewicht.Die Bedeutung einer Einschränkung der Kalorienaufnahme belegen auch Tierexperimente, die eindrucksvoll nachgewiesen haben, daß die durchschnittliche Lebenserwartung durch eine Einschränkung der Kalorienzufuhr erhöht werden kann. Eine kalorienreduzierte Diät verzögerte bei den Versuchstieren das Auftreten altersabhängiger Krankheiten (Tumoren, Nieren-, Herzversagen) deutlich und führte zu einem hochsignifikanten Anstieg der durchschnittlichen Lebenserwartung (vgl. HÖHN 1994).

Wohlfühlgewicht

Das Körpergewicht, bei dem Sie sich subjektiv wohlfühlen, wird als Wohlfühlgewicht bezeichnet. Es ist häufig mit dem Wert identisch, bei dem sich das Körpergewicht einpendelt, wenn die Ernährung intuitiv, ohne das Beachten besonderer Vorschriften erfolgt. Das persönliche Wohlfühlgewicht ist durchaus eine ernstzunehmende Empfehlung, weil eine Vielzahl biologischer, psychischer und sozialer Faktoren Berücksichtigung finden. Allerdings haben die Zwänge der modernen Gesellschaft, Bewegungsmangel und ein Überangebot ständig verfügbarer Nahrungsmittel das natürliche, gesunde Bewegungs- und Ernährungsverhalten bei vielen Menschen so nachhaltig gestört, daß auf das von innen gesteuerte, subjektive Wohlfühlgewicht häufig kein Verlaß mehr ist.

Übergewicht/Adipositas/Untergewicht

Für das Über- bzw. Untergewicht liegen keine einheitlichen Definitionen vor. Häufig wird das Überschreiten eines Körpergewichts von l0 - 25% über Normalgewicht als Übergewicht bezeichnet (vgl. ISRAEL 1978) und das Unterschreiten eines Körpergewichts von 10% unter Idealgewicht als Untergewicht. Unter Adipositas (Fettleibigkeit) versteht man das durch Vermehrung des Körperfettgewebes auf über 30% bei Männern bzw. über 40% bei Frauen verursachte Übergewicht (vgl. WERNER 1995). Übergewicht bzw. Adipositas ist einer der häufigsten und schwerwiegendsten Risikofaktoren für Herz-Kreislauf-Erkrankungen (vgl. S.195). Untergewicht geht in den westlichen Industrienationen häufig mit Störungen des Selbstbildes (Schlankheitswahn) und des Ernährungsverhaltens, wie Bulimia nervosa (Eß- und Brechsucht), Anorexia nervosa (Magersucht), einher und kann z.B. den Menstruationsrhythmus beeinträchtigen und das Osteoporoserisiko erhöhen.

Body-Mass-Index (BMI)

Ebenso wie die modifizierte BROCA-Formel nutzt der häufig verwandte Body-Mass-Index die Parameter Körpergröße und Körpergewicht, um eine Empfehlung auszusprechen, ohne allerdings das Geschlecht, das Alter und den Trainingszustand zu berücksichtigen.

Rechnerische Ermittlung des BMI:

$$\frac{\text{Körpergewicht (kg)}}{(\text{Körpergröße (m)})^2} = \text{Body-Mass-Index}$$

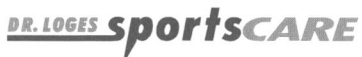

Beispiel: Testperson • Körpergewicht: 58 kg
• Körpergröße: 1,65 m

$$\frac{\text{Körpergewicht 58 kg}}{(\text{Körpergröße 1,65 m})^2} = 21{,}3$$

Normwerte:

Unter 18: Sie sind untergewichtig; empfehlenswert ist eine Gewichtszunahme, mit der das Wohlbefinden und die Leistungsfähigkeit verbessert werden.

18-25: Sie sind normalgewichtig.

26-30: Sie sind leicht übergewichtig und sollten Ihr Gewicht reduzieren, wenn bei Ihnen bereits eine Krankheit vorliegt, z.B. Diabetes, Bluthochdruck, Gicht, Fettstoffwechselstörung.

Über 30: Eine Gewichtsabnahme ist dringend anzuraten.

(vgl. HAMM/UHLEN-BLUCHA 1988)

Das Ergebnis der Testperson in unserem Beispiel liegt mit einem BMI von 21,3 im Bereich des empfohlenen Normalgewichts zwischen 18 und 25.

Graphische Ermittlung des BMI:

Die Tabelle zeigt Ihnen, ob Ihr Körpergewicht den Empfehlungen entspricht, oder ob Sie zu- oder abnehmen sollten. Sie benötigen ein Lineal oder ein Blatt Papier, mit dem Sie Ihr Körpergewicht links mit Ihrer Körpergröße rechts verbinden. Die Schnittstelle der Linie mit der BMI-Achse in der Mitte gibt Ihren BMI-Wert an. Markieren Sie ihn mit dem Datum, damit Sie später eventuelle Veränderungen feststellen können.

Tabelle siehe nächste Seite

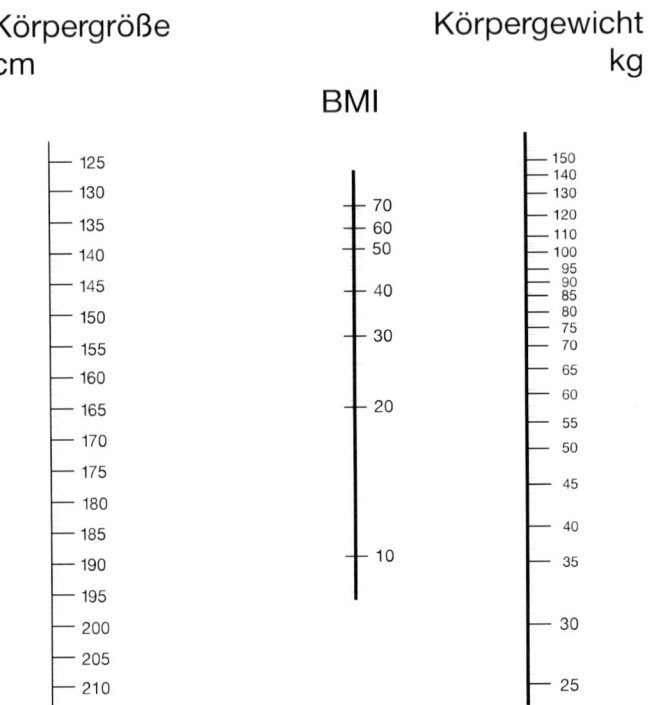

Abb. 10: Graphische Ermittlung des Body-Mass-Index (vgl. HAMM/UHLEN-BLUCHA 1988).

Gewichtstabellen der Metropolitan Life Insurance Company(USA)

Zusätzlich zum Geschlecht und zur Körpergröße geht der Körperbau in die Gewichtstabellen der Metropolitan Life Insurance Company aus den USA ein. Die Bestimmung des Körperbaus kann z.B. über die Messung der Breite des Ellenbogengelenks (Knochenstärke) erfolgen. Die Tabellen aus den Jahren 1959 und 1983 haben eine sehr breite Datenbasis, weil ihnen die Werte von Millionen von US-Bürgern zugrunde liegen. Die 1959 veröffentlichten Tabellen bezeichneten das Gewicht mit der höchsten Lebenserwartung als Idealge-

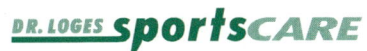

wicht, das aus den Daten der Lebensversicherung errechnet wurde. Die Tabellen von 1983 sprechen nur noch von einem " akzeptablen Gewichtsbereich" (vgl. VICMEDIC NEWS 1995) und lassen ein etwas höheres Körpergewicht zu. Ärzte in den USA haben die höheren Toleranzwerte kritisiert, da sie eine Ermutigung zur Gewichtszunahme darstellen könnten.

Metropolitan Life Größen- und Gewichtstabellen

Männer

Körper-	Körperbau					
	leicht (kg)		mittel (kg)		schwer (kg)	
größe						
cm	1959	1983	1959	1983	1959	1983
147	-	-	-	-	-	-
149	-	-	-	-	-	-
152	-	-	-	-	-	-
154	-	-	-	-	-	-
157	51-54	58-60	53-58	59-64	57-64	62-68
160	52-56	59-61	55-60	60-65	59-65	63-69
162	53-57	60-62	56-61	61-65	60-67	64-70
165	55-59	60-63	58-63	62-67	61-69	65-72
167	56-60	61-64	59-64	63-68	62-70	66-74
170	58-62	62-65	61-67	64-70	64-73	67-76
172	60-63	63-67	62-68	65-71	66-75	69-78
175	62-66	64-68	64-71	67-72	68-77	70-80
177	63-67	65-70	66-72	68-74	70-78	71-81
180	65-70	66-71	68-75	70-75	72-81	73-83
182	67-71	67 72	70 76	71-77	74-83	74-85
185	69-73	69-74	71-79	72-79	76-85	76-87
187	70-75	70-76	73-81	74-80	78-87	78-89
190	72-77	71-78	75-83	75-82	80-90	80-91
193	74-79	73-80	78-86	77-85	83-93	82-94

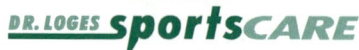

Metropolitan Life Größen- und Gewichtstabellen

Frauen

Körpergröße cm	Körperbau					
	leicht (kg)		mittel (kg)		schwer (kg)	
	1959	1983	1959	1983	1959	1983
147	41-44	46-50	43-48	49-55	47-54	53-59
149	42-45	46-51	44-49	50-55	48-55	54-60
152	43-47	47-52	46-51	52-57	49-57	55-62
154	44-48	48-53	47-52	52-58	50-58	56-63
157	46-50	49-55	48-54	53-60	52-59	58-65
160	48-51	50-56	50-55	55-61	54-61	59-66
162	49-52	51-57	51-57	56-62	55-62	60-68
165	50-54	53-59	53-59	57-64	56-64	62-70
167	51-55	54-60	54-61	59-65	58-66	63-72
170	53-58	55-61	56-63	60-66	60-68	65-74
172	55-59	57-63	58-64	61-68	62-69	60-75
175	57-61	58-64	60-67	63-69	64-72	67-77
177	58-63	60-65	61-68	64-70	65-73	69-78
180	61-65	61-67	63-70	65-72	67-76	70-80
182	62-67	62-68	65-72	67-73	69-78	71-81
185	-	-	-	-	-	-
187	-	-	-	-	-	-
190	-	-	-	-	-	-
193	-	-	-	-	-	-

Tab. 11: Empfohlenes Körpergewicht für Frauen und Männer nach Metropolitan Life 1959 und 1983. Auf metrische Maße umgerechnet (vgl. JANECKE 1974 und VICMEDIC NEWS 1995).

Das National Institute of Health in den USA hat die Gewichtstabellen der Metropolitan Life dazu genutzt, um vor den Folgen von Übergewicht zu warnen. Dazu hat es folgende Risikotabelle veröffentlicht:

Relatives Gewicht in % = Körpergewicht x 100 Empfohlenes Gewicht der Metrop. Life-Tabelle 1983	Sterblichkeitsrate (statistisches Todesrisiko)
65-75%	105%
75-95%	93%
95-105%	95%
105-115%	110%
115-125%	127%
125-135%	134%
135-145%	141%
145-155%	211%
155-165%	227%
100% bedeutet: Das Körpergewicht entspricht dem empfohlenen Gewicht	100% bedeutet: "Ideal niedrige" Sterblichkeitsrate

Tab. 12: Sterblichkeitsrisiko in Bezug zum Körpergewicht (vgl. US-National Institute of Health, nach VICMEDIC NEWS 1995).

Beispiel: Testperson
- Männlich
- Mittlerer Körperbau
- Körpergröße: 182 cm
- Körpergewicht: 95 kg
- Empfohlenes Gewicht der Metrop. Life-Tabelle 1983, bei mittlerem Körperbau: 71 - 77 kg, Mittelwert 74 kg

$$\text{Relatives Gewicht} = \frac{95 \text{ kg x } 100}{74 \text{ kg}} = 128{,}37 \text{ \%}$$

Weil das relative Gewicht der Testperson 28 % höher liegt als das empfohlene Körpergewicht, ist sein statistisches Todesrisiko 34 % höher (vgl Tab. 12) als das von Personen ohne Übergewicht.

Der Zusammenhang zwischen Übergewicht und erhöhtem Sterblichkeitsrisiko wird in der folgenden Grafik besonders deutlich.

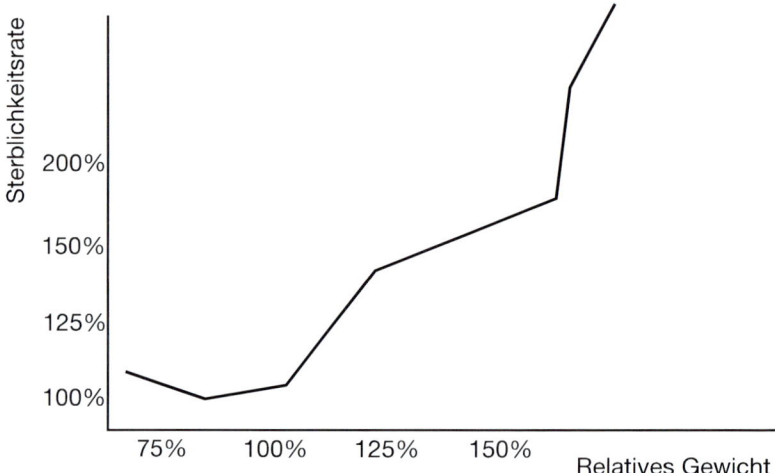

Abb. 11: Zusammenhang zwischen relativem Gewicht und Sterblichkeitsrate (vgl. VICMEDIC NEWS 1995).

Es ist offensichtlich ein viel geringeres Risiko, untergewichtig zu sein, als übergewichtig. Eine Zunahme des Körpergewichts über das von Metropolitan Life empfohlene Gewicht (= 100 %) führt zu einer ansteigenden Sterblichkeitsrate, die umso deutlicher ist, je stärker das Übergewicht ausgeprägt ist. Ein leichtes Untergewicht hat dagegen nur geringe negative Auswirkungen auf die Mortalität.

5.2.2 Bedeutung und Bestimmung der Körperzusammensetzung

Die Fitnessbewegung stellt den muskulösen, durchtrainierten Sportler als ästhetisches Idealbild heraus. Für die Gruppe der kraftorientierten Aktiven und auch für alle gesundheitsbewußten Fitnesssportler können das Körpergewicht allein und seine Ermittlungs- und Interpretationsverfahren nicht vollständig überzeugen. Ein Athlet mit einer Körpergröße von 180 cm, einem Körpergewicht von 80 kg und einem sehr geringen Fettanteil überschreitet z. B. das Idealgewicht von 72 kg (180-100-10%) um 8 kg.

Bei muskelbepackten Bodybuildern, Gewichthebern und Athleten leichtathletischer Wurf- und Stoßdisziplinen liegt das errechnete "Übergewicht" häufig noch höher. Dieses rechnerisch ermittelte "Übergewicht" von Sportlern besteht jedoch überwiegend aus Muskelmasse, die als Schutz der Wirbelsäule und der Gelenke sowie als Leistungsreserve vorteilhaft ist und auch aus der Sicht der Körperformung das angestrebte Körperideal unterstützt. Für alle sportlich aktiven Menschen und insbesondere Krafttrainierende besitzen die Körpergewichtsvorgaben keinen optimalen Aussagewert. Für sie und für uns alle liefern die Werte der Körperzusammensetzung wichtige zusätzliche Informationen.

Je nach Betrachtungsweise (chemisch, metabolisch, anatomisch) bestimmen unterschiedliche Komponenten die Körperzusammensetzung, z. B. Wasser, Protein (vorwiegend Muskulatur), Fett und Mineralien (vorwiegend Knochen). Aufgrund der praktischen Relevanz ist das meistgenutzte Modell zur Beschreibung der menschlichen Körperzusammensetzung ein einfaches Zwei-Komponenten-Modell, das zwischen der **Fettmassse** und der **fettfreien Körpermasse** unterscheidet. Die fettfreie Komponente repräsentiert vor allem die funktionellen Systeme des Körpers, die Muskulatur und das Herz-Kreislaufsystem. Das Fettgewebe dient dagegen im wesentlichen als Energiespeicher.

Die Muskulatur und das Fettgewebe sind die variabelsten Anteile der Körperzusammensetzung. Durch körperliches Training kann der Anteil der Muskulatur erhöht und gleichzeitig der Fettanteil verringert werden. Bewegungsmangel und überkalorische Ernährung hingegen lassen die Muskelmasse schwinden und vergrößern die Fettmasse. Das Fettgewebe hat dabei den größten Spielraum. Es kann von einer minimalen Menge bis zu 70% der Körpermasse bei stark übergewichtigen Menschen ausmachen (vgl. WARD et al. 1984).

Bedeutung der Körperzusammensetzung

Das Konzept der Körperzusammensetzung (engl. body composition) rückt immer mehr in den Vordergrund und ergänzt zunehmend den Ansatz der

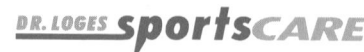

Körpergewichtsformeln. Die Einsatzgebiete der Messung der Körperzusammensetzung sind vielfältig:

- Im Vordergrund steht die Beurteilung des Ernährungszustandes, die Diagnose, Prävention und Therapie des Risikofaktors Adipositas (Fettleibigkeit, Übergewicht), aber auch die Unterernährung, z.B. Anorexia nervosa (Magersucht).
- In mehreren Ländern (z. B. England, Kanada, USA) wird die Messung der Körperzusammensetzung routinemäßig eingesetzt, um den allgemeinen Gesundheits- und Leistungszustand von Schulkindern, Polizei, Feuerwehr und Militär zu überprüfen. Die Ergebnisse können dabei durchaus weitreichende berufsbeeinflussende Folgen haben, von denen z. B. Anstellung und Weiterbeschäftigung abhängen.
- Im Fitness-, Freizeit- und Gesundheitssport dient die Ermittlung der Körperzusammensetzung u. a. der Objektivierung von Körperformungseffekten. Gesundheitsclubs und Fitnessanlagen bieten heute häufig die Fettmessung als Dienstleistung an.
- Als Indikator für die Leistungsfähigkeit und den Trainingszustand von Athleten ist die Körperzusammensetzung Teil der Leistungsdiagnostik im Spitzensport. Dabei ist die Körperzusammensetzung nicht nur in Sportarten mit Gewichtsklassen entscheidend. Auch in anderen Disziplinen kann die aktive Körpersubstanz oder der daraus abgeleitete "Aktive-Körpersubstanz-Index" (AKS-Index) einen wichtigen Faktor zur Beurteilung des Leistungszustands darstellen (vgl. WUTSCHERK 1970).

Bestimmung der Körperzusammensetzung

Es stehen zahlreiche Methoden zur Messung der Körperzusammensetzung zur Verfügung, die sich in den gemessenen Variablen, der Genauigkeit, dem apparativen, zeitlichen und finanziellen Aufwand, der Verfügbarkeit und der Belastung der Testperson unterscheiden. Labormethoden wie z. B. das Unterwasserwiegen, die Röntgenmethode und die Computertomographie sind für die Allgemeinheit kaum zugänglich und werden vornehmlich zu wissenschaftlichen Zwecken eingesetzt. Als relativ kostengünstige, leicht zu handhabende Feldmethode werden heute vor allem die elektrische Leitfähigkeitsmethode, die Infrarot-Messung und die Messung der Hautfaltendicke verwendet.

Densitometrie (hydrostatisches Wiegen)

Bei der Methode des Unterwasserwiegens wird der Fettanteil des Körpers indirekt über die Ermittlung der Körperdichte bestimmt. Das Verfahren beruht auf der Tatsache, daß der Fettanteil des Körpers eine geringere Dichte besitzt als die fettfreie Körpermasse. Die Dichte des Körpers läßt sich, nach dem zugrundeliegenden Archimedischen Gesetz, aus dem Verhältnis seiner Masse zum Körpervolumen bestimmen. Die Masse wird durch einfaches Wiegen bestimmt, das Körpervolumen durch das Volumen des verdrängten Wassers in einem Gefäß, in das die Testperson vollständig eintaucht. Um auch das verbleibene Gasvolumen in den Lungen und im Magen-Darm-Trakt berücksichtigen zu können, das die Berechnung sonst stören könnte, geht zusätzlich auch das Unterwassergewicht der völlig untergetauchten Testperson bei maximaler Ausatmung in die komplizierte Berechnung ein. Aus den Ergebnissen lassen sich der Fettanteil des Körpers und die fettfreie Körpermasse errechnen. Die apparativ und zeitlich aufwendige Methode wurde mehrfach verbessert (vgl. "das Ulmer Faß", WENZEL et al. 1984) und wird häufig als Referenzmethode für die Beurteilung der Genauigkeit anderer Meßverfahren herangezogen, obwohl sich ein Gesamtfehler ergeben kann, der einer Variation des Fettanteils von 3-4% entspricht (vgl. LOHMANN 1981).

Elektrische Leitfähigkeitsmethode

Die Methode der bioelektrischen Impedanz-Messung basiert auf der natürlichen Leitfähigkeit von elektrischem Strom im Organismus. Während ein schmerzloses elektrisches Signal durch den Körper geschickt wird, wird der Widerstand (elektrische Impedanz) gemessen, der sich je nach der Größe des Fettanteils des Körpers verändert. Ungenauigkeiten ergeben sich vor allem durch den Zusammenhang von elektrischer Leitfähigkeit und der Menge des Körperwassers, da Wasser die Leitfähigkeit verbessert.

Infrarot-Messung

Die Infrarotspektrophotometrie wurde entwickelt, um Lebensmittel bezüglich ihrer Ernährungsbestandteile zu analysieren. Beim Menschen nutzt die Infrarotmessung die unterschiedliche Absorption und Reflexion von infrarotem Licht bestimmter Wellenlänge durch Fett bzw. fettfreies Körpergewebe. Die einfache, nicht schädliche und schmerzlose Messung erfolgt an mehreren standardisierten Körperstellen (vgl. CONWAY/NORRIS 1987) oder nur am Bizeps (vgl. FUTREX Inc.). Mit Hilfe von Regressionsgleichungen wird der Fettanteil des Körpers abgeschätzt. Probleme ergeben sich durch die häufig zusätzlich eingerechneten Parameter wie Körpergröße, Körpergewicht, Alter oder Grad der sportlichen Betätigung, die die Aussagekraft der Ergebnisse beeinflussen.

Messung der Hautfaltendicke

An standardisierten Stellen des Körpers werden die Hautfalten mit dem darunterliegenden, subkutanen Fettgewebe vom tieferliegenden Muskel mit den Fingern abgehoben und deren Dicke mit Hilfe einer "Speckzange" (Caliper) gemessen. Ausgangspunkt der Methode ist das nahezu proportionale Verhältnis vom Unterhautfettgewebe zum Gesamtkörperfett des Menschen. Aufgrund der einfachen Durchführung, des geringen apparativen und finanziellen Aufwands sowie der aussagekräftigen Ergebnisse, ist die Messung der Hautfaltendicke die am häufigsten eingesetzte Methode zur Ermittlung des Körperfettanteils.

Die einfachste Form dieses Verfahrens war die populäre Gesundheitsaktion "Pinch an Inch" in den USA, die das Ziel hatte, die Bevölkerung für das Problem Übergewicht und die damit verbundenen gesundheitlichen Risiken zu sensibilisieren.

Der "Pinch an Inch" Test ("Zwick ein inch" = 2,54 cm)

Heben Sie einen Arm an. Greifen sie mit Daumen und Zeigefinger der anderen Hand die Hautfalte in der Mitte der Oberarmrückseite. Die Hautfalte wird in Längsrichtung abgegriffen. Rutschen Sie mit Daumen und Zeigefinger vom Muskel, der unter der Haut liegt, nach unten, bis Sie nur noch die Hautfalte fühlen. Schätzen oder messen Sie die Dicke der abgegriffenen Hautfalte. Erreicht oder überschreitet die Dicke der Hautfalte ein inch = 2,54 cm, dann liegt der Fettanteil Ihres Körpers deutlich zu hoch (vgl. BOECKH-BEHRENS 1985).

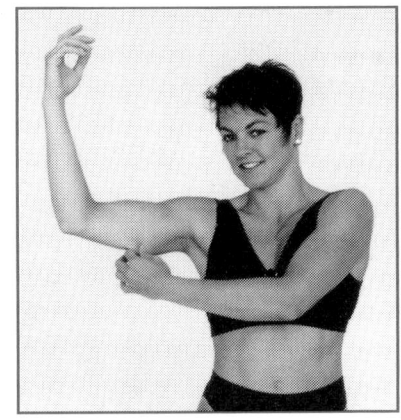

Der sehr grobe "Pinch an Inch-Test" ist verständlicherweise kein exaktes Meßverfahren. Er soll Sie neugierig machen und als Einstieg in den Problemkreis Übergewicht, Körperfettanteil, Körperzusammensetzung und Messung der Hautfaltendicke dienen.

4-Punkt-Messung der Hautfaltendicke

Die bekannteste und gängigste Methode zur Ermittlung des Körperfettanteils ist die Messung der Hautfaltendicke an vier repräsentativen Körperstellen mit einem Caliper.

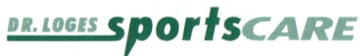

Ermittlung des Körperfettanteils durch Messung der Hautfaltendicke an 4 Körperstellen

Meßposition:	Die Messung wird stehend und möglichst mit freiem Oberkörper an der nicht-dominanten Körperseite vorgenommen (bei Rechtshändern links).
Messung:	
Meßgerät:	Caliper
Hilfsmittel:	Evtl. ein Lineal zur Meßpunktbestimmung am Oberarm
Meßpunkte:	1. Die Bizeps-Mitte (M. biceps brachii) 2. Die Trizeps-Mitte (M. triceps brachii) 3. Unter der Schulterblattecke (subscapularis) 4. Über der Darmbeinkante (suprailiacus)
Meßinstruktion:	• Eine Eigenmessung ist an diesen Meßpunkten nicht möglich. Der Meßleiter nimmt den Caliper in die eine Hand und die zu messende Hautfalte etwa 1 cm oberhalb der zu messenden Stelle mit dem Daumen und dem Zeigefinger der anderen Hand.

Die Hautfalte soll möglichst senkrecht abgezogen werden, wobei Daumen und Zeigefinger ein 'O' bilden

	• Während des Meßvorgangs wird die Hautfalte mit Daumen und Zeigefinger weiterhin festgehalten • Der Caliper wird rechtwinklig zur Hautfalte am Meßpunkt angesetzt und der Meßwert der Hautfaltendicke am Caliper abgelesen.

Es empfiehlt sich, jede Messung dreimal vorzunehmen und den Mittelwert der drei Messungen für die weitere Berechnung anzusetzen.

Ergebnisermittlung:	• Addition der an den 4 Körperstellen erhaltenen Meßwerte und Ablesen des Körperfettanteils in der Tabelle von DURNIN/ WORMERSLEY (1974, vgl. S. 60/61).

Tab. 13: Testbeschreibung der Messung der Hautfaltendicke.

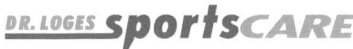

Meßgerät

Als Meßgerät dient ein Caliper, der eine Standardisierung des Anpreßdruckes ermöglichen soll, damit bei jeder Messung derselbe Druck auf die Hautfalte ausgeübt wird. Auch mit einfachen und preisgünstigen Geräten können durchaus exakte Ergebnisse erzielt werden.

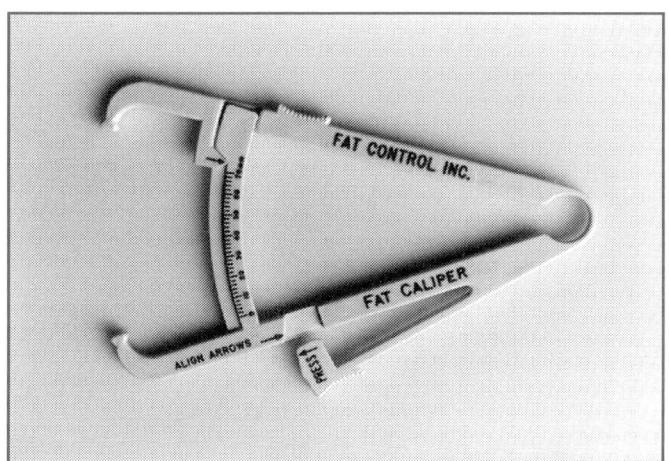

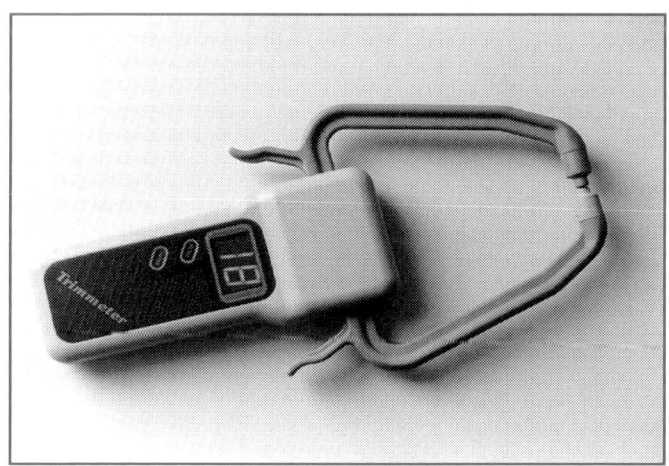

Abb. 12: Caliper zur Messung der Hautfaltendicke mit standardisiertem Anpreßdruck und Digitalanzeige (Firmen TRIMMETER und FAT CONTROL).

Meßpunkte:

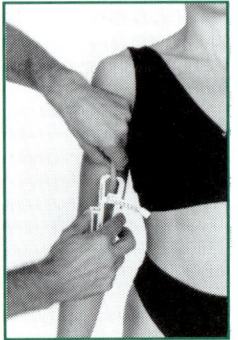

1. Bizeps-Mitte
Lassen Sie den Arm entspannt hängen. Der Partner (Testleiter) mißt in der Mitte des Oberarms, auf der Innenseite (M. biceps brachii).

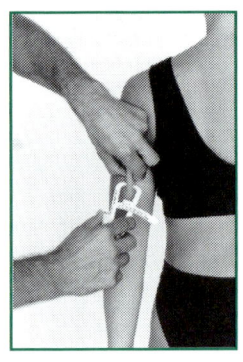

2. Trizeps-Mitte
Lassen Sie den Arm entspannt hängen. Der Partner mißt in der Mitte des Oberarms, auf der Außenseite. Meßpunkt ist die Mitte zwischen Schulteroberkante (Akromion) und Ellbogen (Olekranon).

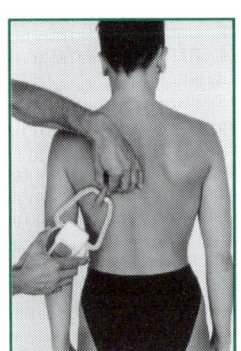

3. Unter der Schulterblattecke (subscapularis)
Ertasten Sie die untere Ecke des Schulterblatts. Der Meßpunkt liegt unmittelbar unter der Ecke des Schulterblatts (angulus inferior scapulae). Greifen Sie die Hautfalte leicht schräg, parallel zu den elastischen Fasern der Haut.

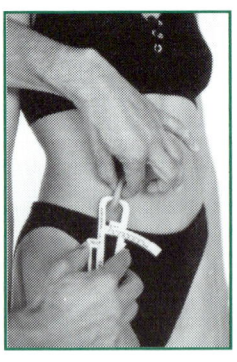

4. Über der Darmbeinkante (suprailiacus)
Ertasten Sie die vordere Darmbeinkante (spina iliaca anterior superior). Der Meßpunkt liegt zwei Finger breit über der Darmbeinkante.

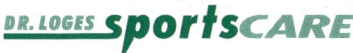

Ergebnisermittlung:

Tragen Sie Ihre Meßergebnisse der vier Körperstellen in die folgende Tabelle ein, bilden Sie die Summe und lesen Sie den Anteil des Körperfetts in % aus der Tabelle auf den Seiten 192 und 193 ab.

Körperzusammensetzung	Datum des Tests ▶				
Caliper Hautfaltenmessung	• Trizeps (mm)				
	• Bizeps (mm)				
	• Subscapularis (mm)				
	• Suprailiacus (mm)				
	➤ Summe (mm)				
	➤ Fettanteil (%)				

Vermerken Sie das Testdatum. Durch den Ergebnisvergleich mit späteren Messungen können Sie Veränderungen Ihres Körperfettanteils in der Zukunft feststellen, z.B. nach einer längeren Trainingsphase und/oder einer Veränderung der Ernährung.

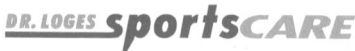

Hautfaltendicke und Fettanteil des Körpers in %

Männer

Summe der 4 Hautfalten in mm	Alter 17-29	30-39	40-49	50+
	Fettmasse % des Körpergewichts			
15	4,8			
16	5,5			
17	6,2			
18	6,9			
19	7,5			
20	8,1	12,2	12,2	12,6
21	8,6	12,6	12,8	13,2
22	9,1	13,0	13,4	13,8
23	9,6	13,4	14,0	14,4
24	10,1	13,8	14,5	15,5
25	10,5	14,2	15,0	15,6
26	11,0	14,6	15,6	16,2
27	11,5	15,0	16,2	16,8
28	12,0	15,4	16,7	17,4
29	12,5	15,8	17,2	18,0
30	12,9	16,2	17,7	18,6
31	13,3	16,5	18,1	19,1
32	13,7	16,8	18,5	19,6
33	14,1	17,1	18,9	20,0
34	14,4	17,4	19,3	20,4
35	14,7	17,7	19,6	20,8
36	15,1	18,0	20,0	21,3
37	15,5	18,3	20,4	21,7
38	15,8	18,6	20,8	22,1
39	16,1	18,9	21,1	22,5
40	16,4	19,2	21,4	22,9
41	16,7	19,5	21,8	23,3
42	17,0	19,8	22,1	23,7
43	17,3	20,0	22,4	24,1
44	17,5	20,2	22,7	24,4
45	17,7	20,4	23,0	24,7
46	18,0	20,7	23,4	25,1
47	18,3	20,9	23,7	25,5
48	18,6	21,1	24,0	25,9
49	18,8	21,3	24,3	26,2
50	19,0	21,5	24,6	26,5
51	19,3	21,7	24,9	26,8
52	19,5	21,9	25,2	27,1
53	19,7	22,1	25,5	27,4
54	19,9	22,3	25,7	27,7
55	20,1	22,5	25,9	27,9
56	20,4	22,7	26,2	28,2
57	20,6	22,9	26,5	28,5
58	20,8	23,1	26,7	28,8
59	21,0	23,3	26,9	29,0
60	21,2	23,5	27,1	29,2
61	21,4	23,7	27,4	29,5
62	21,6	23,9	27,6	29,8

Männer

Summe der 4 Hautfalten in mm	Alter 17-29	30-39	40-49	50+
	Fettmasse % des Körpergewichts			
63	21,8	24,1	27,8	30,0
64	22,0	24,2	28,0	30,2
65	22,2	24,3	28,2	30,4
66	22,4	24,5	28,5	30,7
67	22,6	24,7	28,7	31,0
68	22,8	24,9	28,9	31,2
69	23,0	25,0	29,1	31,4
70	23,1	25,1	29,3	31,6
71	23,3	25,3	29,5	31,9
72	23,5	25,5	29,7	32,1
73	23,7	25,7	29,9	32,3
74	23,9	25,8	30,1	32,5
75	24,0	25,9	30,3	32,7
76	24,2	26,1	30,5	33,0
77	24,4	26,3	30,7	33,2
78	24,6	26,4	30,9	33,4
79	24,7	26,5	31,1	33,6
80	24,8	26,6	31,2	33,8
81	25,0	26,8	31,4	34,0
82	25,2	26,9	31,6	34,2
83	25,3	27,0	31,8	34,3
84	25,4	27,1	32,0	34,6
85	25,5	27,2	32,1	34,8
90	26,2	27,8	33,0	35,8
95	26,9	28,4	33,7	36,6
100	27,6	29,0	34,4	37,4
105	28,2	29,6	35,1	38,2
110	28,8	30,1	35,8	39,0
115	29,4	30,6	36,4	39,7
120	30,0	31,1	37,0	40,4
125	30,5	31,5	37,6	41,1
130	31,0	31,9	38,2	41,8
135	31,5	32,3	38,7	42,4
140	32,0	32,7	39,2	43,0
145	32,5	33,1	39,7	43,6
150	32,9	33,5	40,2	44,1
155	33,3	33,9	40,7	44,6
160	33,7	34,3	41,2	45,1
165	34,1	34,6	41,6	45,6
170	34,5	34,8	42,0	46,1
175	34,9			
180	35,3			
185	35,6			
190	35,9			
195				
200				
205				
210				

Tab. 14: Tabellarische Zuordnung der Summe der vier Hautfaltendicken (Biceps, Triceps, subscapularis und TRIMMETER o. J.).

Frauen

Summe der 4 Hautfalten in mm	Alter 17-29	30-39	40-49	50+
	Fettmasse % des Körpergewichts			
15	10,5			
16	11,3			
17	12,0			
18	12,7			
19	13,4			
20	14,1	17,0	19,8	21,4
21	14,7	17,5	20,3	22,0
22	15,3	18,0	20,8	22,5
23	15,8	18,5	21,3	23,0
24	16,3	19,0	21,8	23,5
25	16,8	19,4	22,2	24,0
26	17,4	19,9	22,7	24,6
27	18,0	20,4	23,2	25,1
28	18,5	20,9	23,7	25,6
29	19,0	21,4	24,1	26,1
30	19,5	21,8	24,5	26,6
31	19,9	22,2	24,9	27,0
32	20,3	22,6	25,3	27,4
33	20,7	23,0	25,7	27,8
34	21,1	23,4	26,1	28,2
35	21,5	23,7	26,4	28,5
36	21,9	24,1	26,8	28,9
37	22,3	24,5	27,2	29,3
38	22,7	24,9	27,6	29,7
39	23,1	25,2	27,9	30,0
40	23,4	25,5	28,2	30,3
41	23,8	25,8	28,5	30,7
42	24,1	26,1	28,8	31,0
43	24,4	26,4	29,1	31,3
44	24,7	26,7	29,4	31,6
45	25,0	26,9	29,6	31,9
46	25,3	27,2	29,9	32,2
47	25,6	27,5	30,2	32,5
48	25,9	27,8	30,5	32,8
49	26,2	28,0	30,8	33,1
50	26,5	28,2	31,0	33,4
51	26,8	28,5	31,3	33,7
52	27,1	28,8	31,5	34,0
53	27,4	29,0	31,2	34,2
54	27,6	29,2	31,9	34,4
55	27,8	29,4	32,1	34,6
56	28,1	29,7	32,4	34,9
57	28,4	30,0	32,6	35,1
58	28,7	30,2	32,8	35,3
59	28,9	30,4	33,0	35,5
60	29,1	30,6	33,2	35,7
61	29,4	30,8	33,4	35,9
62	29,6	31,0	33,6	36,1

Frauen

Summe der 4 Hautfalten in mm	Alter 17-29	30-39	40-49	50+
	Fettmasse % des Körpergewichts			
63	29,8	31,2	33,8	36,3
64	30,2	31,4	34,0	36,5
65	30,3	31,6	34,1	36,7
66	30,4	31,8	34,3	36,9
67	30,6	32,0	34,5	37,1
68	30,8	32,2	34,7	37,3
69	31,0	32,5	35,0	37,5
70	31,2	32,5	35,0	37,7
71	31,4	32,7	35,2	37,9
72	31,6	32,9	35,4	38,1
73	31,8	33,1	35,6	38,3
74	32,0	33,3	35,8	38,5
75	32,2	33,4	35,9	38,7
76	32,4	33,6	36,1	38,9
77	32,6	33,8	36,3	39,1
78	32,8	34,0	36,5	39,3
79	33,0	34,2	36,6	39,5
80	33,1	34,3	36,7	39,6
81	33,3	34,5	36,9	39,8
82	33,5	34,7	37,1	40,0
83	33,7	34,9	37,3	40,2
84	33,9	35,0	37,4	40,3
85	34,0	35,1	37,5	40,4
90	34,8	35,8	38,3	41,2
95	35,6	36,5	39,0	41,9
100	36,4	37,2	39,7	42,6
105	37,1	37,9	40,4	43,3
110	37,8	38,6	41,0	43,9
115	38,4	39,1	41,5	44,5
120	39,0	39,6	42,0	45,1
125	39,6	40,1	42,5	45,7
130	40,2	40,6	43,0	46,2
135	40,8	41,1	43,5	46,7
140	41,3	41,6	44,0	47,2
145	41,8	42,1	44,5	47,7
150	42,3	42,6	45,0	48,2
155	42,8	43,1	45,4	48,7
160	43,3	43,6	45,8	49,2
165	43,7	44,0	46,2	49,6
170	44,1	44,4	46,6	50,0
175		44,8	47,0	50,4
180		45,2	47,4	50,8
185		45,6	47,8	51,2
190		45,9	48,2	51,6
195		46,2	48,5	52,0
200		46,5	48,8	52,4
205			49,1	52,7
210			49,4	53,0

suprailiacus) zum Fettanteil des Körpers in % des Körpergewichts (vgl. DURNIN/ WORMSERLEY 1974

Interpretation der Ergebnisse

Es liegen keine gesicherten Normwerte für den idealen Körperfettanteil in % vor. Die Vorschläge weichen je nach Sichtweise z.T. erheblich voneinander ab. Die folgenden Angaben sollen Ihnen die Interpretation Ihres persönlichen Ergebnisses erleichtern:

Bei Bodybuilding- Athleten wurden vereinzelt Minimalwerte von ca. 2% vor dem Wettkampf gemessen. Zu diesem Zeitpunkt ist das Unterhautfettgewebe fast vollständig eingeschmolzen, um eine maximale "Definition" der Muskulatur zu erreichen. Gut trainierte Ausdauersportler weisen häufig Werte von deutlich unter 10% Körperfett auf. Werte von unter 6% bei Männerrn und unter 9% bei Frauen können aus gesundheitlicher Sicht bedenklich sein. Bei Frauen können sehr geringe Fettwerte Störungen oder das Ausbleiben der Menstruation und eine Abnahme der Knochendichte zur Folge haben. Männliche Sportstudierende erreichen durchschnittlich ca. 15%, Sportstudentinnen ca. 21%. Fettanteile von 27% für Männer (vgl. WECHSLER 1989) und 35% für Frauen können als gesundheitliche Grenzwerte angesehen werden. Stark adipöse und übergewichtige Personen können Extremwerte bis 70% erreichen. Frauen weisen durchschnittlich einen ca. 10% höheren absoluten Fettanteil als Männer auf (vgl. KRÄMER/ULMER 1984), und mit zunehmendem Alter erhöht sich der durchschnittliche Wert unabhängig vom Geschlecht. Die folgenden Angaben können aus gesundheitlicher Sicht als empfehlenswerte Vorgaben angesehen werden(vgl. TRIMMETER o.J.):

Männer:	**Frauen:**
17-29 Jahre: 15%	17-29 Jahre: 25%
30-39 Jahre: 17,5%	30-39 Jahre: 27,5%
40-49 Jahre: 20%	40-49 Jahre. 30%
über 50 Jahre: 20%	über 50 Jahre: 30%

5.3 Gesundheitsrisiko Übergewicht/Adipositas

In Deutschland leiden ca. 30- 40 % der Gesamtbevölkerung an Übergewicht; in den Industrieländern ist beinahe jeder 3. Mann und jede 2. Frau im Alter über 50 Jahre übergewichtig (vgl. BRUSIS/WEBER 1980 und STRAUZEN-BERG 1980 in WEINECK 1994).

Übergewicht bzw. Adipositas ist in erster Linie die Konsequenz aus falschen Lebens- und Ernährungsgewohnheiten. Der Übergewichtige ißt in der Regel zu viel und bewegt sich zu wenig. Es kommt zu einer positiven Kalorienbilanz, da die Kalorienaufnahme größer ist als der Kalorienverbrauch. Dies ist mit einer Zunahme des Körpergewichts verbunden, da die überschüssigen Kalori-en in Form von Fett gespeichert werden. Die Arbeitsmuskulatur ist bei Adipösen in Relation zum Körpergewicht in der Regel unterentwickelt, die körperliche Leistungsfähigkeit ist herabgesetzt. Da die muskuläre Aktivität schwer fällt, wird die körperliche Inaktivität quasi als Rückkopplung gefördert. Der Einfluß des Erbguts bei der Entstehung von Adipositas, z. B. die Fähigkeit, überschüssige Energie als Wärme abzugeben, ist noch nicht abschließend geklärt. Man kann jedoch davon ausgehen, daß genetische Faktoren eine Rolle spielen. So kann beispielsweise eine familiäre Häufung der Adipositas beobachtet werden.

Übergewicht, bzw. Adipositas, kann als "Mehrfach-Übeltäter" für unsere Ge-sundheit bezeichnet werden. Neben internistischen und orthopädischen Pro-blemen führt Übergewicht häufig auch zu negativen Effekten auf die Psyche und das soziale Umfeld (vgl. Tab. 15). Aus internistischer Sicht sind die Herz-Kreislauferkrankungen am gravierendsten, da sie zusammen mit den Tumoren in den Industrienationen an erster Stelle der Todesstatistik stehen. Hierbei be-zeichnen HOLLMANN et al. (1988) die Adipositas als "Risikofaktor des Risi-kofaktors", da die Auswirkungen anderer Risikofaktoren (wie z. B. erhöhter Blutfettspiegel) intensiviert werden. Abb. 13 zeigt, daß stark Übergewichtige bei verschiedenen Krankheitsbildern und Risikofaktoren für Herz-Kreislauf-erkrankungen, der Zuckerkrankheit (Diabetes mellitus) oder einem hohen Blutfettspiegel (Hyperlipämie), überproportional gefährdet sind.

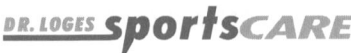

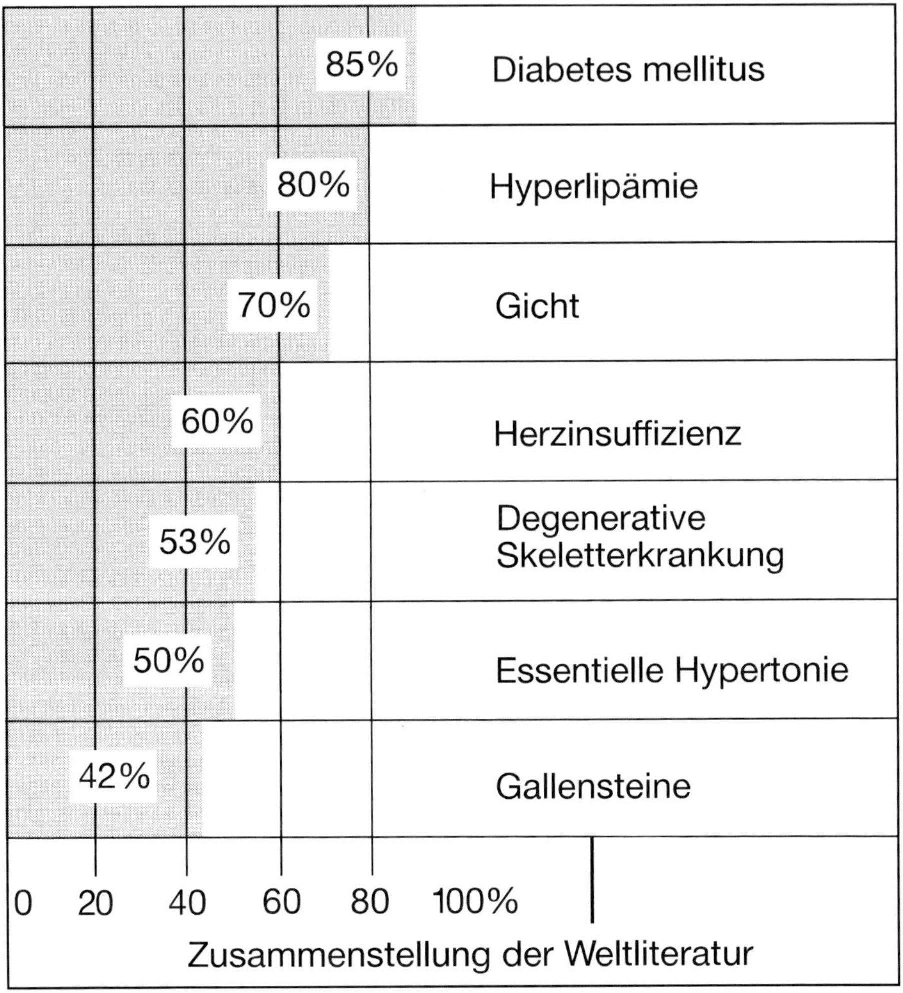

			85%		Diabetes mellitus	
		80%			Hyperlipämie	
	70%				Gicht	
60%					Herzinsuffizienz	
53%					Degenerative Skeletterkrankung	
50%					Essentielle Hypertonie	
42%					Gallensteine	

0   20   40   60   80   100%

Zusammenstellung der Weltliteratur

Abb. 13: Anteil der Übergewichtigen an einzelnen Krankheitsgruppen (Zusammenfassung der wissenschaftlichen Literatur nach HEYDEN 1975 in WEINECK 1994).

Auch die Sterblichkeit nimmt mit zunehmendem Übergewicht zu (vgl. Abb. 14).

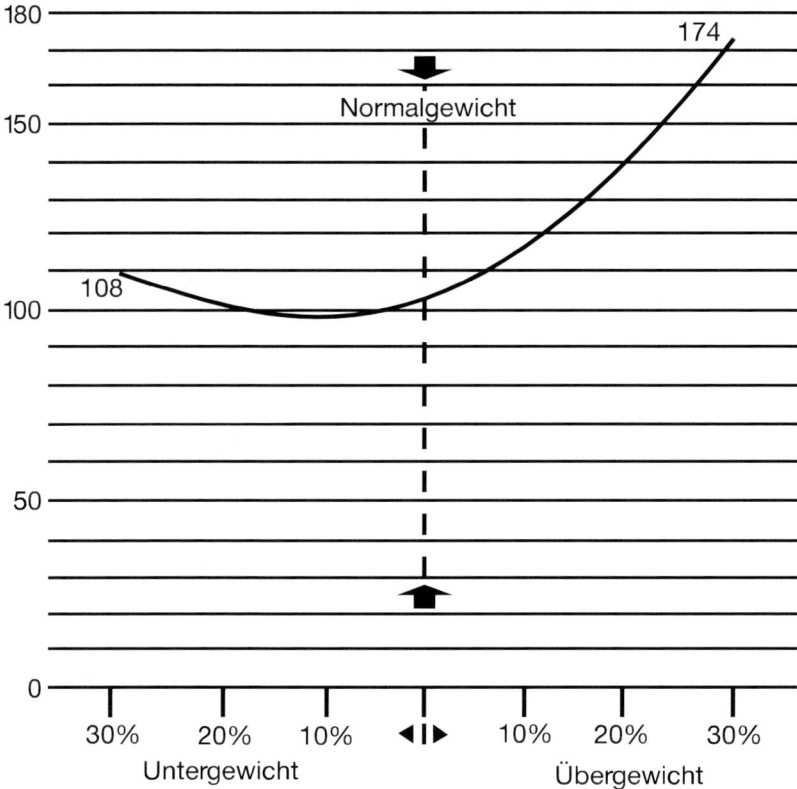

Abb. 14: Die Beziehung zwischen Mortalität und Körpergewicht (nach SCHWANDT 1975 in WEINECK 1994).

Aus orthopädischer Sicht führt die erhöhte Gewichtsbelastung, die in der Regel nicht mit einer adäquaten Zunahme der Muskelkraft durch eine gezielte körperliche Beanspruchung einhergeht, zu einer erheblichen Mehrbelastung des Stütz- und Bewegungsapparats. Dies hat häufig Rückenschmerzen und Gelenkbeschwerden zur Folge, welche die Lebensqualität nachhaltig vermindern können.

Auch im Hinblick auf die Psyche wirkt sich Übergewicht für viele Menschen

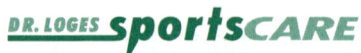

negativ aus, wenn sich dies in einem geringeren Selbstbewußtsein und Selbstwertgefühl äußert. Eine geringere Attraktivität und kritische negative Rückmeldungen aus dem sozialen Umfeld tragen häufig zu einer zunehmenden Unsicherheit im Bereich der sozialen Kontakte bei.

Tab. 15 macht zusammenfassend deutlich, daß starkes Übergewicht bzw. Adipositas mit erheblichen Risiken für die Gesundheit, einer reduzierten Lebenserwartung und häufig auch verminderter Lebensfreude einhergeht.

Übergewicht, Adipositas: Gesundheitsrisiken und weitere negative Folgen	
Beeinflußte Bereiche und Organsysteme	**Negative Folgen und Gesundheitsrisiken**
Herz, Kreislauf, Stoffwechsel, Gefäße	• Erhöhte Belastung • Erhöhter Ruhepuls • Erhöhter Blutdruck • Erhöhter Triglyceridspiegel (Hypertriglyceridämie) • Erhöhter Cholesterinspiegel, (Hypercholesterinämie) • Erhöhtes Risiko von Gefäßverkalkung (Arteriosklerose) • Erhöhtes Infarktrisiko • Verringerte Überlebenschance nach Herzinfarkt • Erhöhtes Schlaganfallrisiko • Erhöhtes Risiko einer Zuckerkrankheit (Diabetes mellitus) • Erhöhter Harnsäurespiegel (Hyperurikämie, Gicht) • Erhöhtes Risiko von Krampfadern, Venenentzündungen und -thrombosen
Lunge, Atemwege	• Häufige Kurzatmigkeit • Häufige Atemnot • Pickwick - Syndrom
Verdauung	• Vermehrtes Auftreten von Gallensteinen • Häufige Verstopfung (Obstipation)
Magen, Leber, Bauchspeicheldrüse, Galle, Darm, Gebärmutter	• Erhöhtes Risiko von Geschwüren
Gebärmutter und Eierstöcke	• Vermehrt Regelbeschwerden • Erhöhtes Risiko von Problemschwangerschaften

Stütz- und Bewegungs-apparat	• Erhöhte Gewichtsbelastung, dadurch finden sich vermehrt Wirbelsäulenbeschwerden, insbesondere am unteren Rükken • Haltungsschäden • Gelenkbeschwerden vor allem an Knie- und Hüftgelenken • Fußbeschwerden (Häufigeres Auftreten von z.B. Senk- und Spreizfüßen) • Weniger Bewegung • Gesteigerte Unfallhäufigkeit • Nachlassende Bewegungsfähigkeit
Sexualität	• Oftmals Abnahme der sexuellen Aktivität
Aussehen	• Häufig geringere Attraktivität
Kleidung	• Eingeschränkte Möglichkeiten
Psyche	• Häufig geringeres Selbstbewußtsein • Häufig geringeres Selbstwertgefühl
Soziales Umfeld	• Weniger positive, häufiger kritische und negative Rückmeldungen • Häufig zunehmende Unsicherheit bei der Aufnahme sozialer Kontakte (Partner, Gruppe, ...)

Tab. 15: Die negativen Folgen von Übergewicht und Adipositas

5.4 Abnehmen - So nicht!

Zur Entstehung unseres Ernährungsverhalten

Unsere Ernährungsgewohnheiten sind das Ergebnis eines jahrelangen Sozialisationsprozesses. Bereits im Kindesalter übernehmen wir Meinungen, entwickeln Vorlieben und Abneigungen, erleben gute und schlechte Vorbilder, hören Kommentare zum Essen und bauen so ein relativ stabiles Eß- und Ernährungsverhalten auf, an dem wir festhalten und das nicht leicht zu verändern ist. Dieser Vorgang erfolgt unbeabsichtigt, ohne kognitive Steuerung und

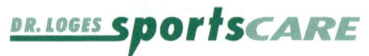

unbewußt. Teil dieses Sozialisationsprozesses sind Standardaussagen, die sich rund um das Essen ranken und den meisten von uns gut bekannt sind. So lassen sich einige Aspekte unseres z. T. gesundheitsgefährdenden Ernährungsverhaltens einfach und einleuchtend erklären.

Typische Aussprüche rund ums Essen/Körpergewicht

1. Iß, damit du groß und stark wirst.
2. Unser Kind ist Gott sei Dank ein guter Esser.
3. Jetzt in der Schwangerschaft, da mußt du für zwei essen.
4. Du hast nicht alles aufgegessen- hat es dir nicht geschmeckt?
5. Da steht man den ganzen Tag in der Küche, und dann eßt ihr so wenig.
6. Ich bin nicht dick, ich habe nur schwere Knochen.
7. Ich schufte den ganzen, langen Tag. Am Abend brauche ich etwas Warmes im Bauch, mein Bier und meine Ruhe.
8. Nach dem Sport, da zischen die Bierchen so richtig durch die Kehle.
9. Ein Mann ohne Bauch ist wie ein leerer Sack.

Tab. 16: Unser Ernährungsverhalten im Spiegel von Aussprüchen rund ums Essen.

Die Mißachtung der kalorischen Gleichung

Die kontinuierliche Aufnahme, Umwandlung und Abgabe von Stoffen ist ein entscheidendes Merkmal des Lebens. Durch die Ernährung führen wir dem Organismus die Substanzen zu, die für die Aufrechterhaltung der Lebensvorgänge notwendig sind. Die aufgenommenen Nährstoffe werden auf biochemischem Wege in Energie umgewandelt.

Die verbindliche Maßeinheit für Energie im Bereich der Ernährung ist "Joule", benannt nach dem englischen Physiker James Prescott Joule (1818-1889).

$1J = 1Nm$ (Newtonmeter) $= kg \times 1m^2 \times s^{-2} = 1$ Ws (Wattsekunde)
$1J = 0,239$ cal
1 cal $= 4,186$ J

(vgl. KETZ/BAUM 1986).

Die Abgabe von Energie wird vom Energiebedarf des Menschen bestimmt, der im Überblick in Abb. 15 dargestellt ist.

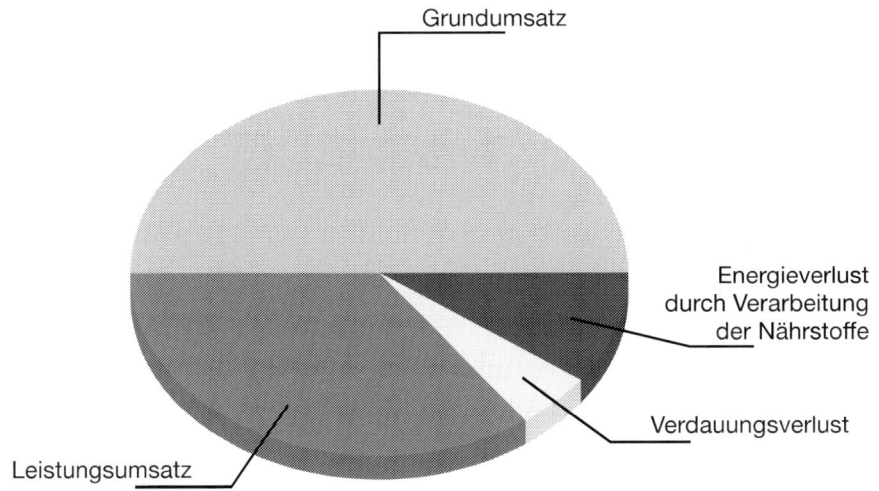

Abb. 15: Zusammensetzung des Energiebedarfs bei normaler körperlicher Belastung (verändert nach WEINECK 1994).

Der Grundumsatz des Mannes beträgt als grobe Faustregel ca. 4,2 KJ (1 kcal.) pro kg Körpergewicht pro Stunde, wobei allerdings weitere Faktoren wie z.B. das Alter oder die Körperoberfläche unberücksichtigt bleiben.

Der Grundumsatz der Frau ist aufgrund der geringeren Muskelmasse, des niedrigeren Anteils an männlichen Sexualhormonen und der besseren Wärmeisolierung (höherer Fettanteil) um 6-10% geringer. Etwa 60% des Grundumsatzes werden für die Wärmeproduktion benötigt.

Der Leistungsumsatz kann äußerst stark variieren. Ein bewegungsfauler "Bett-, Auto-, Fahrstuhl-, Schreibtisch-Energiesparer" hat einen sehr reduzierten, ein bewegungsfreudiger "gehender, treppensteigender, fahrradfahrender,

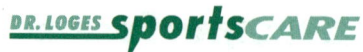

trainierender Energieverschwender" einen sehr hohen Energieverbrauch. Ausschlaggebend ist die Masse der eingesetzten Muskulatur, die Dauer und Intensität der körperlichen Aktivität.

Bei normaler Mischkost beträgt der Energieverlust, der durch die Verdauungsarbeit, die Resorption und die Umsetzung der Nährstoffe eintritt, ca. 6-10% des Gesamtenergiebedarfs.

Ein Teil der aufgenommenen Nahrung durchquert den Organismus ungenutzt und wird wieder ausgeschieden. Bei ballaststoffreicher Ernährung kann dieser Anteil auf ca. 10% der zugeführten Kalorien ansteigen (vgl. WEINECK 1994).

In jedem Fall gilt das allgemeingültige Gesetz der kalorischen Gleichung:

> - Halten sich Energieaufnahme und -verbrauch die Waage, bleibt das Körpergewicht gleich.
> - Übersteigt die Energieaufnahme den -verbrauch, nimmt das Körpergewicht zu.
> - Übersteigt der Energieverbrauch die -aufnahme, nimmt das Körpergewicht ab.

Der Sachverhalt der kalorischen Gleichung ist prinzipiell sehr einfach. Es gilt: Wer zunimmt, ißt mehr, als er an Energie ausgibt. Übersteigt die Energieaufnahme langfristig den Energieverbrauch ist jeder Versuch der Gewichtsreduzierung zum Scheitern verurteilt. Wenn der Vorgang der Gewichtsregulierung so einfach ist, warum haben so viele Menschen damit so große Probleme, warum scheitern sie immer wieder beim Kampf um die Pfunde? Die Gründe liegen in der Vielschichtigkeit des Problems, in der Verwobenheit der Lebensbereiche und in der großen Anzahl von Einflußfaktoren, wie z.B.:

- Genetische Voraussetzungen: Körperbau, Verteilungsschema des Fettanteils am Körper, möglicherweise die Aktivität/Passivität des Stoffwechsels sowie die Thermogenese (Wärmehaushalt).
- Ernährungsverhalten: Ernährungsgewohnheiten sowie Art, Menge und Häufigkeit der Nahrungszufuhr.

- Bewegungsverhalten: "Gewachsene" Bewegungsgewohnheiten, Bewegungs-
bedürfnisse, mit dem Sport verbundenen positiven oder negativen Erfah-
rungen (Erfolg, Selbstbestätigung, Freude, Kameradschaft).
- Risikofaktoren, Erkrankungen, körperliche Einschränkungen.
- Soziale Einflußfaktoren: Gesellschaftliche Normen und Wertvorstellungen
(Schönheits-, Körperideale), Partner, Familie, Freunde, Ausbildungs- und
Bildungsniveau, Kenntnisse, Beruf, zur Verfügung stehende Freizeit.
- Psychische Faktoren: Streßbewältigungsressourcen, Überforderung, Unter-
forderung, Anerkennung, Suchtverhalten.
- Klimatische, geographische Voraussetzungen.

Fehlende Akzeptanz der genetischen Voraussetzungen

Der Schlankheitswahn unserer Zeit trägt vermutlich dazu bei, daß viele Frauen
mit Normalgewicht eine Diät beginnen und junge Mädchen in die Magersucht
getrieben werden. Unterscheiden Sie zwischen gesundheitsgefährdendem und
unattraktivem Übergewicht und nicht sehr schlankem Aussehen und
Mannequinfigur. Akzeptieren Sie Ihre Erbanlagen, Ihren Körperbau und Ihre
vorgegebenen Fettverteilungsmuster (vgl. Problemzonen). Möglicherweise sind
auch die Fähigkeit zur Wärmeabgabe oder ein persönlicher Fett-Vorgabe-Wert
genetisch bedingt. Der Fett-Vorgabe-Wert könnte ein innerer Kontroll-
mechanismus sein, der unseren Körperfettanteil konstant hält, wenn wir uns
normal, ohne besondere Vorgaben, ernähren. Durch Diäten soll dieser Wert
nicht zu beeinflussen sein, was dazu führt, daß nach Beendigung der Diät und
dem Übergang zu normaler Ernährung der ursprüngliche Zustand wiederher-
gestellt wird. Regelmäßiges körperliches Training kann den Fett-Vorgabe-Wert
möglicherweise senken, wenn das Training beibehalten wird. Ein zuverlässiger
wissenschaftlicher Nachweis für die Existenz des Fett-Vorgabe-Wertes steht jedoch noch aus.

Untaugliche Einzelmaßnahmen

Übergewicht ist ein komplexes Syndrom, das den ganzen Menschen umfaßt
und deshalb auch nicht punktuell, durch Einzelaktionen behoben werden kann.
Dennoch versuchen viele Menschen immer wieder, eine Dauerlösung durch

gezielte, zeitlich begrenzte Einzelmaßnahmen zu erreichen- leider in den meisten Fällen vergeblich.

- FdH ("Friß die Hälfte") ist nicht erfolgreich.
  Die Halbierung der Kalorienzahl wird in der Praxis häufig durch das Streichen einer Mahlzeit, meistens das Mittagessen, versucht. Das starke Absinken des Blutzuckerspiegels führt zu starkem Hungergefühl, Leistungsabfall und verstärkter Kalorienaufnahme am Abend. Die Maßnahme ist unausgewogen, kann zu Mangelerscheinungen führen und wird sehr oft nach kurzer Zeit wieder aufgegeben.
- Alkohol und Rauchen ersetzen das Essen nicht.
  Dies ist das schlimmste Fehlverhalten, denn es bedeutet, den "Teufel mit dem Beelzebub" auszutreiben. Das Gesundheitsrisiko Übergewicht soll mit den schwerwiegenden Risikofaktoren Nikotin und Alkohol bekämpft werden. Die Folgen sind gravierend: Rauchen schädigt u.a. die Lunge (Lungenkrebsrisiko), die Gefäße (Arterioskleroserisiko) und die Magenschleimhaut (Risiko von Magenschleimhautentzündung), Alkohol liefert sehr viele leere Kalorien und schädigt z.B. Leber und Gehirn.
- Schlankheitsmittel, Entwässerungstabletten und Abführmittel sind keine Lösung.
  Chemische Appetitzügler, Abführmittel (Laxantien) und Entwässerungstabletten (Diuretika) bergen in vielen Fällen gesundheitliche Risiken und haben z.T. erhebliche Nebenwirkungen. Häufig besteht der kurzfristige Gewichtsverlust lediglich in einem Ausschwemmen von Körperflüssigkeit, die der Organismus in kurzer Zeit wieder aufnimmt. Füll- und Quellstoffe mit Sättigungswirkung und Enzyme ("fatburner") besitzen bei bestimmungsgemäßer Anwendung diese Risiken nicht. Ihre Anwendung ist jedoch nur in Kombination mit anderen Maßnahmen sinnvoll.
- Diätetische Lebensmittel und Schlankheitsmahlzeiten lösen das Problem auf Dauer nicht.
  Die Einnahme der nach Diätverordnung standardisierten Produkte in Form von Getränken, Pulver oder Fertigmahlzeiten erscheint einfach und bequem. Sie können auch dazu beitragen, Mangelerscheinungen vorzubeugen und Diätfehler zu vermeiden. Dennoch sind sie keine Dauerlösung, weil sie die Menschen vom Produkt abhängig machen, auf die Dauer teuer sind und die notwendige Verhaltensänderung nicht bewirken (vgl. HAMM, 1992).

- Sporadisch betriebener Sport taugt nicht als Kalorienfresser.
Die Energiemenge, die durch die sportliche Aktivität selbst verbrannt wird, ist zu gering, um eine nennenswerte Abnahme zu erzielen (vgl. Energieverbrauch bei sportlicher Betätigung, S. 205/210). Daher muß unterschieden werden zwischen unregelmäßigen sportlichen Aktionen, mit denen keinerlei gewichtsreduzierend wirkende Nebeneffekte erreicht werden, und einem regelmäßig betriebenen Training, das eine wichtige Hilfe für eine langfristige Gewichtskontrolle darstellt (z.B. Aufbau einer größeren stoffwechselaktiven Muskelmasse, Stoffwechselumstellung).

- Ein punktueller Fettabbau ist nicht möglich.
Ein sogenanntes "spot reducing" des Körperfetts, d.h. das Verringern des Unterhautfettgewebes gezielt an einzelnen Körperstellen, ohne Fettabnahme an anderen Stellen, ist nicht möglich. Der Fettab- und Aufbau ist zentral gesteuert und folgt einem für den ganzen Körper genetisch festgelegten Schema. Sollen die Fettpolster an den Problemzonen, z.B. Bauch, Gesäß oder Oberschenkel, reduziert werden, ist ein Fettabbau am ganzen Körper notwendig. Allerdings kann durch ein spezielles Krafttraining (vgl. Kapitel Krafttraining) eine gezielte Gewebestraffung an bestimmten Körperstellen mit optisch z.T. eindrucksvollen Effekten erreicht werden.

Dauerirrtum Diäten

Alle Versuche, eine langfristige, bleibende Gewichtsreduzierung allein durch Diätkuren zu erreichen, sind in der Mehrzahl der Fälle gescheitert. Mehrere Gründe sind für diese erstaunliche Tatsache verantwortlich (vgl. BOECKH-BEHRENS, 1988).

- Eine strenge Diät baut Wasser, Fett und Muskeln ab.
Eine drastische Diät, bei welcher die Kalorienaufnahme pro Tag unter 1200 Kalorien liegt, führt anfangs zu rascher Gewichtsabnahme. Der "Notzustand" zwingt den Körper dazu, auf eigene Reserven zurückzugreifen. In einer Art "Eigenkannibalismus" verbrennt er nicht nur Fett, sondern greift auch körpereigenes Eiweiß an. Ein erheblicher Teil des anfänglichen Gewichtsverlustes kann aus festem Muskelgewebe bestehen, der Rest ist Wasser und Fett. Wenn mehr Eiweiß als Fett abgebaut wird, verschlechtert sich die Körperzusammensetzung. Trotz des Gewichtsverlustes hat der Fastende anschließend einen

höheren prozentualen Fettanteil am neuen Körpergewicht als vorher (vgl. Abschnitt Körperzusammensetzung, S. 182). Durch ein begleitendes Krafttraining kann der Abbau von Muskulatur erheblich vermindert werden.

- Das Überlebenssyndrom.

Eine plötzliche starke Einschränkung der Energiezufuhr zwingt den Organismus dazu, auch seine Energieabgabe zu reduzieren. Unsere Urvorfahren erlebten häufig Hungersnöte und in Ländern der Dritten Welt sind Ernährungskatastrophen auch heute keine Seltenheit. Der Stoffwechsel des Menschen ist auf das Überstehen starker Notzeiten gewissermaßen trainiert. Eine strikte Diät stellt für den heutigen Menschen eine ebensolche entbehrungsreiche Zeit dar. Der menschliche Körper reagiert heute ebenso darauf wie damals. Der gesamte Organismus schaltet auf einen Sparhaushalt um. Der Stoffwechsel wird erheblich verlangsamt, spontane körperliche Aktivität wird auf ein Minimum reduziert, der Wärmeverlust durch die Körperoberfläche wird verringert, indem die Haut schlechter durchblutet wird.

Der Organismus schränkt seinen Kalorienbedarf derart ein, daß er mit erheblich geringeren Energiemengen auskommen kann. Nach dem Ende der Diät tritt das Gegenteil ein. Einem biologischen Grundgesetz folgend, begegnet der Körper einem Abbau von Substanz immer mit einer Überkompensation, d.h. er gleicht den Verlust nicht nur aus, sondern baut mehr Substanz auf als ursprünglich vorhanden war. Das abgebaute Fett wird deshalb nicht nur ersetzt, sondern es wird gegebenenfalls sogar - als Schutz gegen erneute Hungerperioden - noch mehr Fett angelagert. Zusätzlich wird ein Teil der verlorengegangenen Muskelmasse durch Fett ersetzt. Eine Diät kann sich dadurch als kontraproduktiv erweisen. Die Körperzusammensetzung kann sich verschlechtern und das Übergewicht vergrößern.

- Das Jo-Jo-Phänomen.

Das Jo-Jo-Phänomen hängt mit dem Überlebenssyndrom aufs engste zusammen. Es beschreibt den typischen Leidensweg eines Menschen, der versucht, durch wiederholte Diätkuren sein lästiges, gesundheitsschädliches Übergewicht zu beseitigen. Wenn der Abnehmwillige sich nach mehreren Monaten von der Frustration des Fehlschlages seines ersten Diätversuches wieder erholt hat, macht er sich mit guten Vorsätzen und eisernem Willen an den zweiten Versuch. Dieser endet nach langer Schlacht schließlich wie der erste. Auch beim 3. und 4. Mal geht es nicht besser. Das als Jo-Jo-Phänomen beschriebene Auf und Ab des Körpergewichts ist aufgrund der wiederholten Mißerfolge nicht nur psychisch äußerst frustrierend, sondern beinhaltet auch

gesundheitliche Gefahren. Darüber hinaus stellt es einen negativen Trainingseffekt für den Stoffwechsel dar, der durch die wiederholten, erzwungenen
Anpassungsreaktionen immer besser lernt, rasch auf Energiesparen umzu-
schalten und, nach Absetzen der Diätkur, immer schneller Energie zu spei-
chern. Dies bedeutet, der Fastende nimmt bei jeder erneuten Diät immer
weniger ab und anschließend immer schneller, immer mehr zu. Das Ergebnis sind nicht selten ein noch größeres Übergewicht und ein negativ getrimm-
ter Stoffwechsel.

- Spezialdiät - die letzte Rettung?

Diätenvorschläge haben immer Konjunktur. Übergewichtige Menschen sind
aufgrund ihres Leidensdrucks in fast unbelehrbarer Weise unentwegt auf
der Suche nach der magischen Eßformel, die ihnen wieder zu einem schlan-
ken, attraktiven Äußeren verhilft. Der Buch- und Zeitschriftenmarkt deckt
diesen Bedarf und bietet immer wieder neue Wunderdiäten und Erfolgsre-
zepte.

Den meisten dieser Methoden ist eines gemeinsam: Sie erzielen durch eine
einseitige, reduzierte Nahrungszufuhr rasche Anfangserfolge. Langfristige
Änderungen können Sie jedoch meistens nicht erreichen. Die Monotonie
der Ernährung führt häufig zu frühzeitigem Abbruch. Darüber hinaus bergen solche einseitigen Gewaltkuren durchaus ernstzunehmende gesundheitliche Risiken in sich. Aufgrund des unausgewogenen Verhältnisses der ange-
botenen Nährstoffe können Mangelerscheinungen zur Aufgabe der Diät
führen.

Eine Zusammenfassung ausgewählter Diäten bietet Tab. 17.

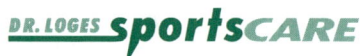

Diätform	Prinzip	Beurteilung
Einseitige Diäten	Fast jedes Lebensmittel wurde schon einmal in den Mittelpunkt einer Schlankheitsdiät gestellt: Eier, Steaks, Fisch, Zitronensaft, Bananen, Kartoffeln oder Körner	Je einseitiger die Lebensmittelauswahl, desto größer die Gefahr von Mangelerscheinungen und letztlich auch von Diätabbrüchen. Einzelne "schlankmachende" Lebensmittel gibt es nicht.
Trennkost	Zeitliche Trennung von Kohlenhydraten und Eiweißen bei den Mahlzeiten	Praktisch schwer durchführbar. Stoffwechselphysiologisch nicht sinnvoll. Abnahmeerfolge nur bei Kalorieneinschränkung.
Fit for life	Trenn-Kost-Prinzip ("zum Frühstück nur Obst")	Wissenschaftlich unbegründet. Zu wenig Getreideprodukte und andere Stärketräger; bei Verzicht auf Milch und bei geringem Verzehr von Milchprodukten Gefahr von Calciummangel.
Diäten mit extremer Nährstoffrelation	Oft werden Kohlenhydrate pauschal als Dickmacher verbannt. Man darf dann nur eiweiß- und fetthaltige Lebensmittel essen.	Wenn ein Erfolg eintritt, dann meist nur dadurch, daß man durch die ungewohnte Speisenzusammenstellung weniger ißt. Bei Daueranwendung Gefahr von Mangelerscheinungen und Stoffwechselbelastungen durch zuviel Fett, Cholesterin und Purine (=Harnsäurebildner).
Fasten (Null-Diät, Saft-Fasten, proteinergänztes Fasten)	Geringe bis keine Energiezufuhr, aber reichlich Trinkflüssigkeit. Am besten Tee, Mineralwasser, Gemüsebrühen und -säfte, Trinkmolke. Fasten ist mehr eine Schlankheitsmaßnahme, sollte aber mit einem Arzt abgestimmt werden.	Gewichtsverluste beim strengen Fasten beruhen zum großen Teil auf Wasserverlusten und Abbau von Muskeleiweiß. Diesen kann man geringer halten, falls standardisierte Proteingetränke, Buttermilch oder Molke getrunken wird und man körperlich aktiv ist.

Tab. 17: Charakteristik und Beurteilung ausgewählter Diätformen (vgl. DR. LOGES o.J.).

5.5 Sport und Energieverbrauch

Der vorangegangene Abschnitt zeigt, daß zeitlich begrenzte, drastische Diätmaßnahmen kein wirksames Mittel sind, um allein damit eine dauerhafte Optimierung des Körpergewichts und der Körperzusammensetzung zu erreichen. Eine andere Möglichkeit zur Erhöhung des Kalorienverbrauchs ist die Steigerung der körperlichen Aktivität. Jedes körperliche Training ist mit einer Erhöhung des Energieumsatzes verbunden. Das Ausmaß des gesteigerten Energieverbrauchs ist u.a. abhängig von der Sportart, der Trainingsdauer und der Belastungsintensität. Der Kalorienverbrauch ist um so größer, je länger und intensiver trainiert wird und je mehr Muskelgruppen dynamisch beansprucht werden. Es liegt der Schluß nahe, im Sport ein Mittel der Gewichtsreduktion in der Hand zu haben, d.h. eine Möglichkeit, den überflüssigen Pfunden wegzulaufen, wegzuradeln, wegzuschwimmen etc. Der unmittelbare Effekt einer sportlichen Betätigung in Hinblick auf die Körpergewichtsabnahme wird jedoch in der Praxis oftmals überschätzt. Tabelle 18 zeigt den Kalorienverbrauch bei unterschiedlichen Sportarten unter bestimmten Belastungsbedingungen.

Tätigkeit	Intensität	Energieverbrauch (KJ/kg/h)
Liegen	-	4,2
Sitzen	-	5,5
Stehen	-	6,4

Tätigkeit	Intensität	Energiever-brauch (KJ/kg/h)
Gehen	1,50 m/s (5,4 km/h) 1,66 m/s (6,0 km/h) 1,75 m/s (7,0 km/h) bergan mit 2 m/s	13,2 15,5 23,3 60,0
Laufen	3,30 m/s (11,9 km/h) 4,20 m/s (15,1 km/h) 5,00 m/s (18,0 km/h)	45,2 50,6 62,8
Skilanglauf	2,20 m/s (7,9 km/h) 3,80 m/s (13,7 km/h) 4,20 m/s (15,1 km/h)	50,2 64,8 70,3
Schwimmen	0,33 m/s (1,19 km/h) 0,90 m/s (3,24 km/h) 1,00 m/s (3,6 km/h)	18,4 52,7 87,9
Radfahren	10 km/h 15 km/h 20 km/h 30 km/h	14,3 22,5 32,3 50,2

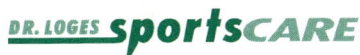

Berechnung des Energieverbrauchs auf dem Fahrradergometer und beim Laufen

Den Energieverbrauch (Anhaltswerte) beim Fahrradergometer- und Laufausdauertraining kann jeder Fitnessportler auch leicht selbst errechnen. Hierbei wird folgendermaßen vorgegangen:

Fahrrad

1. Die Berechnung der Sauerstoffaufnahme ($\dot{V}O_2$) auf dem Fahrradergometer, geschieht nach der Formel:
$\dot{V}O_2$ in ml/min = 300 (Ruheumsatz) + 12 x Wattbelastung (vgl. ROST/ HOLLMANN 1982)

Beispiel: Es wird ein Training auf dem Fahrradergometer bei einer Belastung von 100 Watt durchgeführt.
$\dot{V}O_2$(ml/min) = 300 + 12 x 100 = 1500
Die Sauerstoffaufnahme beträgt bei dem gewählten Beispiel bei 100 Watt ca. 1500 ml/min.

2. Da ein Sauerstoffdurchsatz von 200 ml ca. 1 kcal entspricht, werden bei einer $\dot{V}O_2$ von 1500 ml also ca. 7,5 kcal/min (1500:200) verbraucht. Ein 30minütiges Radfahren bei 100 Watt (= $\dot{V}O_2$ von 1500 ml/min) entspricht demnach einem Energieverbrauch von ca. 7,5 x 30 = 225 kcal.

Sauerstoff-aufnahme $\dot{V}O_2$ (ml/min)	Energiever-brauch (kcal/min)	Energiever-brauch in 10 min (kcal)	Energiever-brauch in 30 min (kcal)
50	900	4,5	45	135
100	1500	7,5	75	225
150	2100	10,5	105	315
200	2700	13,5	135	405
250	3300	16,5	165	495

Tab. 19: Anhaltswerte für den Energieverbrauch auf dem Fahrradergometer.

Links: Tab. 18: Anhaltspunkte für den Energieverbrauch in Kilojoule pro Stunde pro kg Körpergewicht bei verschiedenen Tätigkeiten (modifiziert nach DIEBSCHLAG 1985).

Laufen

1. Für die Berechnung der Sauerstoffaufnahme ($\dot{V}O_2$) beim Laufen, liegt folgende Formel zugrunde:
$\dot{V}O_2$ (in ml/min/kg)=Laufgeschwindigkeit (km/h) x 3,656-3,99
oder
$\dot{V}O_2$ (in ml/min/kg)=Laufgeschwindigkeit (m/s) x 13,162-3,99 (vgl. SCHÜRCH 1987)

Beispiel: Eine 70kg schwere Person läuft 30 Minuten mit einer Laufgeschwindigkeit von 10km pro Stunde.
$\dot{V}O_2$ (in ml/min/kg)= 10 (km/h) x 3,656-3,99=32,57
Die Sauerstoffaufnahme beträgt also bei der Geschwindigkeit von 10km pro Stunde 32,57ml pro Minute pro kg Körpergewicht. Da die Person im gewählten Beispiel 70kg schwer ist, wird der Wert von 32,57ml mit 70 multipliziert. Als Sauerstoffaufnahmewert ergibt sich somit 32,57 x 70 = 2280 ml/min.

2. Da auch hier 1 kcal in etwa einem Sauerstoffdurchsatz von 200 ml entspricht, liegt ein Energieverbrauch pro Minute bei der vorgegebenen Geschwindigkeit von ca. 11,4 kcal (2280 : 200) vor. Bei einem Lauf von 30 Minuten Dauer entspricht dies bei der gewählten Geschwindigkeit insgesamt einem Umsatz von 30 x 11,4 = 342kcal.

Zusätzliche Effekte von Training auf den Energieverbrauch:
- Körperliche Arbeit ist gleichzeitig ein wirksames Stoffwechseltraining. Durch ein regelmäßiges Ausdauertraining wird nicht nur Energie verbraucht, es werden auch Stoffwechselwege entwickelt, die sich gegen einen Masteffekt richten. Dies bedeutet, daß Veränderungen im Stoffwechsel erfolgen, die der Speicherung von Fett entgegenwirken, d.h. die Fettablagerung kann erschwert werden(vgl. ISRAEL 1978).
- Ein interessanter physiologischer Aspekt im Zusammenhang mit dem Ausdauertraining ist der oft beobachtete Appetitmangel nach dem Training (vgl. WEINECK 1994). Diskutiert werden dabei als Ursachen u.a. die erhöhte Körpertemperatur sowie die belastungsinduzierte Katecholaminerhöhung und der erniedrigte Insulinspiegel.
- Es werden auch indirekte Wirkungen des Sports auf das Eßverhalten beobachtet.

Die beim Sport verbrauchte Zeit steht nicht für die Nahrungsaufnahme zur Verfügung. Da auch unmittelbar vor der sportlichen Aktivität nichts gegessen werden sollte, verlängert sich die "eßfreie" Zeitspanne. Dies ist ein wesentlicher Aspekt insbesondere für Dauer- und Gewohnheitsnascher. Eine weitere indirekte Wirkung des Trainings auf das Eßverhalten bezieht sich auf die "Langeweile- und Frustesser". Durch die körperliche Aktivität kommt es zu einer Ablenkung auf andere, vom Essen unabhängige Inhalte und zu der
• Verbesserung der subjektiven Befindlichkeit.
Fettgewebe benötigen weniger Kalorien zum Substraterhalt als Muskelgewebe. Deshalb liegt der Grundumsatz bei Frauen aufgrund des vergrößerten Fettanteils und der verringerten Muskelmasse um ca. 6 - 10% niedriger als bei Männern (vgl. DIEBSCHLAG 1985). Krafttrainierte Personen mit erhöhter Muskelmasse weisen dagegen einen höheren Grundumsatz auf, da Muskelgewebe stoffwechselaktiver als Fettgewebe ist und somit mehr Kalorien verbraucht.

Training zur Vorbeugung von Übergewicht

Die vorgestellten Berechnungen und die Tabellen 15 und 16 zeigen, daß der Kalorienverbrauch, der durch körperliche Aktivität erzielt wird, bei der Reduzierung eines bereits bestehenden Übergewichts nicht die oftmals erhoffte Rolle spielt. Bei der Vorbeugung von Übergewicht dagegen kann regelmäßiges körperliches Training sehr wirksam sein. Das folgende Beispiel erläutert diesen Sachverhalt:

Übergewicht entsteht nicht von heute auf morgen, sondern über Monate und Jahre hinweg bei einer unausgeglichenen Energiebilanz, indem ständig mehr Kalorien zugeführt als verbraucht werden. Der Schwerpunkt der Gewichtszunahme erfolgt dabei häufig zwischen dem 30. und 50. Lebensjahr. Wenn wir eine gleichmäßige Gewichtszunahme von 10 kg innerhalb von 10 Jahren annehmen, entspräche dies einem Gewichtszuwachs von 1 kg pro Jahr, verteilt auf 365 Tage, von knapp 3 g pro Tag (= 21g pro Woche). Die Menge von 21g pro Woche kann problemlos durch einen langsamen Dauerlauf von 15-20 Minuten getilgt werden (vgl. HOLLMANN et al. 1983).

• Nicht nur Ausdauertraining, sondern auch Krafttraining kann zur Fettreduktion beitragen. Aus Sicht der Körpergewichtsreduktion ist allerdings dem Ausdauertraining der Vorzug zu geben, da hier bei gleicher Trainingszeit deutlich mehr Energie verbraucht wird. Eine besondere Bedeutung kommt der Belastungsdauer zu. Dabei ist es günstiger, eine Dauerbelastung über einen längeren Zeitraum (30 Minuten und mehr) mit geringerer Intensität durchzuführen als über eine kurze Belastungsphase mit höherer Intensität. Um orthopädische Probleme zu vermeiden, wird stark Übergewichtigen für das Ausdauertraining eher das Radfahren empfohlen, da hier das Körpergewicht auf dem Trainingsgerät lastet. Das Krafttraining stellt eine sehr gute Ergänzung zur Gewichtsregulierung dar, da das Gewebe zusätzlich gestrafft und die Muskulatur gestärkt und definiert wird. Vor Aufnahme eines körperlichen Trainings sollte eine ärztliche Untersuchung zur Überprüfung der Gesundheit und körperlichen Leistungsfähigkeit stehen.

5.6 Änderung des Ernährungs- und Bewegungsverhaltens

Einzelmaßnahmen greifen nicht, wenn es darum geht, Übergewicht abzubauen, den Körper zu formen und die Leistungsfähigkeit zu erhöhen. Betrachtet man die durch Sport verbrauchte Energiemenge, so wird deutlich, daß allein durch körperliche Aktivität keine nennenswerte Gewichtsreduktion möglich ist, es sei denn, es wird langfristig und täglich trainiert. Bewerten wir die Chancen, die bestehen, allein durch eine kurzfristige Umstellung der Ernährung, z.B. eine Diät, dauerhaft abzunehmen und die Körperzusammensetzung zu verbessern, dann müssen wir erkennen, daß auch diese Chancen in der Regel gering sind.

Erfolgreich ist dagegen eine Kombination aus regelmäßigem Training und einer qualitativen und/oder quantitativen Umstellung der Ernährung. Erst die konsequente Realisierung beider Maßnahmen, der Erhöhung des Kalorienverbrauchs durch Sport und der Reduzierung der Kalorienaufnahme durch eine Ernährungsumstellung, führt zu einer unterkalorischen Energiebilanz als Grundlage zum Abnehmen oder zu einer ausgewogenen Energiebilanz, um das Körpergewicht konstant zu halten. Dabei ist der Umstellungsprozeß von Anfang an langfristig anzulegen. Kurzfristige Gewaltkuren mit einer Kalorieneinschränkung unter 1200 bis 1000 kcal pro Tag aktivieren das Überlebens syndrom (vgl. S. 206) drosseln den Stoffwechsel, schmelzen Muskelgewebe ein und verschlechtern die Körperzusammensetzung. Das Übergewicht ist am besten in Form einer dauerhaften Veränderung des Ernährungs- und Bewegungsverhaltens zu besiegen. Dieser lebenslange Prozeß darf nicht als quälende Überwindung und streßbeladener Kraftakt empfunden werden, weil er in diesem Fall niemals dauerhaft durchgehalten werden kann. Die Umstellung sollte vielmehr aus voller Überzeugung erfolgen und mit Freude genossen werden. Ist es doch motivierend und vitalisierend, kontinuierlich überflüssige Pfunde zu verlieren, den Stoffwechsel zu aktivieren, die Muskulatur auf- und Fett abzubauen und den Körper zu straffen und zu formen. Die Stabilisierung des neuen Gewichts ist jetzt auch viel leichter möglich, weil die zusätzliche Muskelmasse die Kalorien effizienter verbrennt als Fettgewebe. Dabei geht es darum, sich realistische, nahe Teilziele zu setzen und langsam, aber sicher abzunehmen.

Was gefordert wird, ist eine vollständige Verhaltensänderung, die wie bei Streßmanagement, Suchtbekämpfung und Umwelterziehung vom ganzen Menschen mitgetragen werden muß, wenn sie auf Dauer erfolgreich sein soll (Kapitel Grundlagen, die Schritte zur Verhaltensänderung).

5.7 Literatur

BOECKH-BEHRENS, W.-U.:
Fit durchs Leben. Krefeld 1988.

DEUTSCHE GESELLSCHAFT FÜR ERNÄHRUNG (Hrsg.):
AiD - Verbraucherdienst informiert. Vollwertig essen und trinken nach den 10 Regeln der DEG. Frankfurt 1991.

DIEBSCHLAG, W:
Die optimale Ernährung für Sportler.
In: Leistungssport 15 (1985), 15-22/49-54.

DR. LOGES GmbH (Hrsg.):
Calorigramm - Das individuelle Ernährungsprogramm für Sportler. o.J.

DURNIN, J.U.G.A., WORMSERLEY, J.:
Body fat assessed from total body density and its estimation from skinfold thickness. In: British Journal of Nutrition 3 (1974), 77- 97

HAMM, M., UHLEN - BLUCHA, B.:
Frisch und vielseitig. AOK Infothek gesund, H. 15., Frankfurt 1988.

HAMM, M.:
Schluß mit dem Diäten - Streß! München 1992.

HÖHN, H.:
Gene oder Umwelt - Welche Faktoren bestimmen Langlebigkeit und Altern des Menschen? In: Naturwissenschaftliche Rundschau 47 (1994) 12, 453 - 459.

HOLLMANN, W., ROST, R., DUFAUX, B., LIESEN, H.:
Prävention und Rehabilitation von Herz-Kreislaufkrankheiten durch körperliches Training. Stuttgart 1983.

ISRAEL, S.:
Körperliche Aktivität und Adipositas. In: Medizin und Sport 18 (1978), 213 - 216

JAHNECKE, J.:
Risikofaktor Hypertonie. Mannheim 1974.

KETZ, H.-A., BAUM, F.:
Ernährungslexikon. Leipzig 1986.

LOHMANN, T.G.:
Skinfolds and body density and their relation to body fatness: A review.
In: Human Biology 53 (1981) 2, 181 - 225.

ROST, R., HOLLMANN, W.:
Belastungsuntersuchungen in der Praxis. Stuttgart 1982.

SCHÜRCH, P.:
Leistungsdiagnostik. Erlangen 1987.

TRIMMETER BV:
Messen ist Wissen. Noordwijkerhout o. J.

VICMEDIC NEWS (Hrsg.):
1983 Metropolitan Life Größen- und Gewichtstabellen.
In: Vicmedic News Vol. 08/95.

WARD, G.M., JOHNSON, J.E., STAGER, J.:
Body composition: methods of estimation and effect on performance.
In: Clinics in Sports Medicine 3 (1984) 3, 705 - 722.

WEINECK, J.:
Sportbiologie. Erlangen 1994.

WERNER, E.:
Sporttherapie bei Adipositas.
In: Gesundheitssport und Sporttherapie (1995), 4-7.

WUTSCHERK, H.:
Der Einfluß der "aktiven Körpersubstanz" auf die Leistungen in verschiede-
nen Sportarten. In: Wissenschaftliche Zeitung der Deutschen Hochschule für
Körperkultur, Leipzig 11 (1970) 2, 33 - 67.

Teil VI:

Entspannungstraining
Einfach mal loslassen

6. Entspannungstraining - Einfach mal loslassen

Nervosität, Gereiztheit, innere Unruhe, körperliche Unausgeglichenheit, Verspannungen, Unzufriedenheit, Überbelastung und streßbedingte Krankheiten sind häufig beobachtete Phänomene in unserer Zeit. Wer wünscht sich da nicht einen Weg zur Entspannung und inneren Gelassenheit, von Zeit zu Zeit eine Reise zum eigenen Ich, einen 'Termin nur mit sich selbst'. Entspannungstraining bietet die Möglichkeit, die alltäglichen Streßbelastungen im Beruf, im Straßenverkehr, in zwischenmenschlichen Beziehungen etc. abzubauen und - regelmäßig durchgeführt - ihnen vorbeugend entgegenzuwirken. Entspannung wirkt also regenerativ und streßabschirmend sowie kompensatorisch im Ausgleich von körperlichen und geistigen Belastungen, von Erregungen und negativen Emotionen. Aber Entspannung ist mehr als nur Seelenhygiene. Der enge Zusammenhang zwischen Körper und Geist wird im Entspannungszustand sichtbar. So kann beispielsweise die Skelettmuskulatur nicht entspannt sein, wenn der Mensch psychisch belastet ist. Insofern können Entspannungsmethoden im Psychischen und im Physischen ansetzen, d. h. sie können mehr körperlich aktiv (z. B. die progressive Muskelrelaxation) oder mehr psychisch orientiert sein (z. B. Psychohygienetraining, Meditation, autogenes Training, allgemeine Atementspannung, Reise durch den Körper). Zentrale Ziele der Entspannungsverfahren sind das Lösen von Spannungszuständen und die Herstellung eines angenehmen körperlichen und geistigen Gefühls der Ruhe und Entspannung.

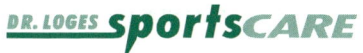

6.1 Positive Effekte des Entspannungstrainings

Allgemeine Effekte	• Rasche Entspannung • Abschalten vom Alltag • Streßreduktion • Verbesserung des physischen und psychischen Wohlbefindens • Verringerung von Nervosität/Unruhe/Verspannungen/körperlicher Unausgeglichenheit • Beschleunigte Regeneration nach physischer und/oder psychischer Belastung • Verbesserung der Konzentrations- und Leistungsfähigkeit • Förderung von Ruhe und Gelassenheit • Distanz gewinnen • Erhöhte Zufriedenheit • Abbau von Ängsten und Aufregung • Alltagshilfe z. B. bei Prüfungsangst, Unwohlsein etc. • Lockerung verspannter Muskeln • Positive Beeinflussung psychosomatischer Beschwerden • Linderung von Schmerzen (z. B. Kopfschmerzen) • Entwicklung/Verbesserung des Körpergefühls • Verbesserung der Lebensqualität
Während der Entspannung bemerkbare körperliche Effekte	• Abnahme der Herzfrequenz • Abnahme der Atemfrequenz • Vergrößerte Atemtiefe • Verringerung der Muskelspannung (Tonus) • Schwereempfindungen in Armen/Beinen • Wärmeempfindungen • Ggf. Schmerzreduktion

Tab. 20: Positive Effekte eines Entspannungstrainings.

Wer würde nicht gerne zur Erreichung obengenannter Effekte eine Tablette einnehmen, wenn es sie denn geben würde. Ein regelmäßig durchgeführtes Entspannungstraining ist das Ersatzmedikament der Wahl ohne Nebenwirkungen.

6.2 Anspannung - Verspannung - Entspannung - Wege zur Entspannung

Entspannung mit ihren positiven Auswirkungen auf Geist und Körper kann mittels verschiedener Techniken bewußt herbeigeführt werden. Man unterscheidet zwischen Fremd- und Selbstbeeinflussungsverfahren. Diese werden nochmals in 'naiv' und 'wissenschaftlich' unterteilt, wobei die Kennzeichnung keine Wertung im Hinblick auf die Wirksamkeit der Verfahren darstellt, sondern lediglich dazu dient, nicht systematisch lehrbare (nicht allgemein übertragbare) von systematisch lehrbaren Verfahren abzugrenzen.

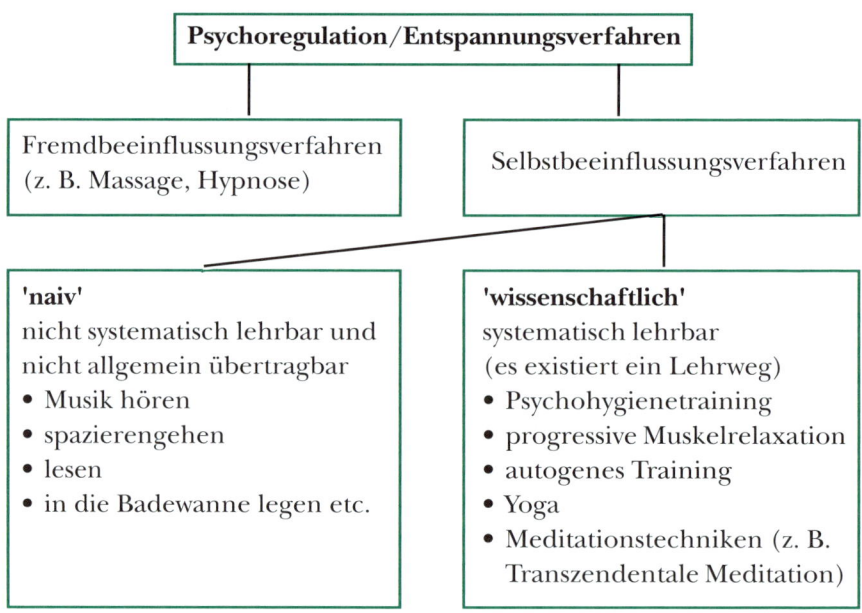

Von der Vielzahl von Entspannungsmöglichkeiten sollen 4 Verfahren näher beschrieben werden, da sie für den einzelnen leicht umsetzbar sind und zu vielfältigen positiven Entspannungseffekten führen. Bei allen Verfahren wird die Aufmerksamkeit nach innen gelenkt. Folgende Prinzipien sollten generell berücksichtigt werden:

- Bequeme Körperlage einnehmen (in der Regel Rückenlage, Fußspitzen fallen locker nach außen, Daumen zeigen nach oben)
- Einengende Kleidungsstücke (Gürtel, Brille etc.) lösen oder ablegen
- In der Regel Augen geschlossen
- Möglichst kein Zeitdruck für die Zeit des Entspannungstrainings
- Beginn der Entspannung mit einer Sammelphase (Einstimmung auf die Entspannung)
  - kontrollieren, ob die gewählte Körperposition angenehm ist - ggf. korri - gieren
  - bei geschlossenen Augen den Blick auf die Nasenwurzel richten, als würde man etwas schielen (Kühle bei der Ausatmung und Wärme bei der Einatmung spüren)
- Startsignal wählen
  - Die Entspannung sollte immer in der gleichen Form eingeleitet werden - z. B. mit einer vertieften Ausatmung. Dies zeigt dem Körper an, daß jetzt die Entspannung beginnt.
- Bauchatmung (die Bauchdecke hebt und senkt sich)
- Störfaktoren von außen nicht beachten
- Kribbeln, Wärme, Schwere in der Muskulatur sind Zeichen für aufkommende Entspannung
- Bei Unwohlsein oder Schmerzen die Entspannung mit 'Zurücknehmen' beenden
- 'Zurücknehmen' am Ende jeder Entspannung durch wiederholtes Hände-zu-Fäusten-Ballen, Arme beugen und strecken, Räkeln und Strecken und tief durchatmen - dann langsam die Augen öffnen. Das Zurücknehmen ist wichtig, um den Kreislauf vor dem Wiedereintritt in den Alltag wieder etwas stärker zu aktivieren.

6.3 Das Psychohygienetraining

Das von LINDEMANN entwickelte Psychohygienetraining ist eine Form der Atementspannung, d. h. die Aufmerksamkeit wird auf die Atmung gerichtet (vgl. LINDEMANN 1992). Ein wesentlicher Teil dieses Trainings stellt die Psychohygieneatmung dar. Wesentliche Kriterien sind:

- In jeder Körperlage möglich (bequeme Lage)
- Ein- und Ausatmung durch die Nase
- Bauchatmung
- Ausatmung deutlich länger als die Einatmung
- Der Übergang Einatmung - Ausatmung ist fließend
- Beim Übergang Ausatmung - Einatmung soll eine deutliche Pause spürbar sein.

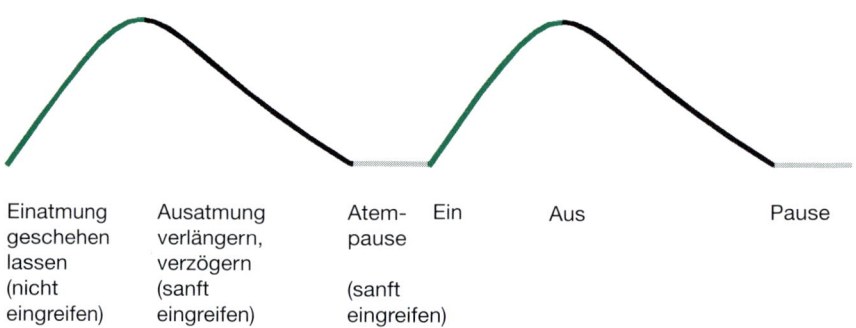

| Einatmung geschehen lassen (nicht eingreifen) | Ausatmung verlängern, verzögern (sanft eingreifen) | Atem-pause (sanft eingreifen) | Ein | Aus | Pause |

Die Psychohygieneatmung beginnt mit einer vertieften Ausatmung. Danach wartet man, bis die Einatmung von allein einsetzt. Während der Psychohygieneatmung wird versucht, ganz sanft die Ausatmung etwas zu verzögern, zu bremsen, zu verlängern. In die Einatmung wird nie eingegriffen, man läßt sie einfach geschehen. Man sollte bei der Verlängerung der Ausatmung nichts erzwingen, sondern sie ganz sanft einschleichend hinausschieben. Beim Erlernen der Methode kann der Übende zur Erleichterung für die verlängerte Ausatmung folgende Möglichkeiten nutzen:

- Ganz leichtes Anspannen der Bauchdecke bei der Ausatmung,
- In Gedanken bei der Ein- und Ausatmung mitzählen (bei der Ausatmung deutlich länger zählen),
- Vorstellung - man liegt auf dem Rücken im warmen Meerwasser - die Welle kommt und spült den Körper sanft hoch (Einatmung), dann fließt die Welle ganz, ganz langsam ab und trägt den Körper wieder sanft nach unten ins Wellental (Ausatmung).

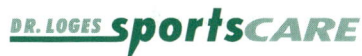

Als Übungsdauer reichen ca. 5-10 Minuten täglich. Günstig ist es, auch tagsüber immer, wenn die Möglichkeit besteht, zwischendurch 5-7 Atemzüge entsprechend der Psychohygieneatmung einzubauen.

Neben der oben beschriebenen Psychohygieneatmung gibt es im Rahmen des Psychohygienetrainings noch verschiedene aufbauende Übungen, z. B. zur Entwicklung von Schwere- und Wärmegefühlen (vgl. LINDEMANN 1992).

6.4 Progressive Muskelrelaxation

Diese Entspannungsmethode nach JACOBSON beruht in der Lernphase auf dem Prinzip von der Anspannung bestimmter Muskelgruppen und dem Spüren der anschließenden Entspannung. Dem einzelnen wird also zunächst die bewußte Erfahrung der Spannung vermittelt und dann im Unterschied dazu das Gefühl für die Entspannung. Eine wichtige Erfahrung ist, sensibel für verschiedene körperliche Spannungszustände zu werden und diese dann durch bewußtes Entspannen zu lösen. Beim Üben wird der Entspannungseffekt durch die vorherige Anspannung deutlich gespürt, weil der Kontrast zwischen beiden Zuständen eine bessere Wahrnehmung zuläßt. Nachdem beispielsweise die Hand fest zur Faust geballt und intensiv die Anspannung gefühlt wurde, spürt man, wie sich nach der Anspannung die Finger lösen und sich öffnend entspannen. So werden die Hauptmuskelgruppen des Körpers nacheinander angespannt und entspannt. Mit dieser Methode lassen sich sowohl lokale Spannungszustände der Muskulatur (z. B. verspannter Schulter-Nackenbereich) positiv beeinflussen als auch durch die fortschreitende muskuläre Entspannung ein Zustand der psychischen Entspannung hervorrufen.

Die Anspannung der einzelnen Muskelpartien erfolgt ca. 5-10 Sekunden, wobei mit leichter Anspannung begonnen und dann immer stärker bis zur maximalen Spannung angespannt wird. Die Entspannung dauert ca. 20-40 Sekunden. Die verschiedenen Körperempfindungen bei den Phasen der Anspannung, beim Übergang von Anspannung - Entspannung und bei der Entspannung sollen gezielt beobachtet werden. Wie fühlt sich der Zustand der Entspannung an? Welche Unterschiede gibt es zur Anspannung? Der Übungszyklus des Anspannens und Entspannens (loslassen) soll mit jeder Muskelgruppe zweimal wiederholt werden, bevor man die Aufmerksamkeit auf die nächste Muskelgruppe richtet.

Beispiel für ein mögliches Vorgehen:

<u>Vorbereitung</u>
Setzen Sie sich bequem auf einen Stuhl mit Armlehne, Rücken möglichst gerade. Oder: Legen Sie sich bequem auf den Rücken auf eine isolierte Unterlage. Beine und Arme leicht nach außen gedreht; entspannende, bequeme Körperstellung suchen. Beengende Kleidungsstücke öffnen: Gürtel, Brille ablegen. Schließen der Augen fördert die Konzentration. Kurz sammeln.

<u>1. Beide Arme</u> (2 x)
Anspannung: Hände zu Fäusten ballen, Arme strecken, nach innen drehen und leicht abheben. Spannung in Händen, Unter- und Oberarmen spüren.
Entspannung: Abklingen der Anspannung und Übergang Anspannung/Entspannung beobachten. Entspannung breitet sich über die Arme aus. Die Arme liegen entspannt und schwer auf.

<u>2. Beide Beine</u> (2 x)
Anspannung: Beide Fußspitzen Richtung Gesicht ziehen, in den Schienbeinen Spannung spüren. Beine anspannen, strecken und nun die Zehenspitzen krallen. Spannung im gesamten Beinbereich spüren.
Entspannung: Wie oben, bezogen auf die Beine.

<u>3. Schultern</u> (2 x)
Anspannung: Schultern ganz hoch ziehen („über die Ohren ziehen"), unter Anspannung eine Kreisbewegung vorwärts durchführen. Spannung nur in der Schultermuskulatur spüren. Schultern noch höher ziehen, Spannung halten.
Entspannung: Wie oben, bezogen auf die Schultern.

<u>4. Nacken/Hals</u> (2 x)
Anspannung: Nacken ganz steif machen, Hinterkopf gegen einen gedachten Widerstand nach hinten drücken - dann unter Anspannung langsam nach rechts

und links neigen, dann nach vorn (Doppelkinn machen). Halsmuskeln sind immer angespannt.
Entspannung: Wie oben, bezogen auf Nacken/Hals.

5. Gesicht (2 x)
Anspannung: Augenbrauen stark hochziehen, Augen ganz fest zusammenkneifen, Mundwinkel zu den Ohren ziehen, kurz eine Fratze schneiden und die Spannung halten.
Entspannung: Wie oben, bezogen auf das Gesicht.

6. Leibmitte/Bauch (2 x)
Anspannung: Bauch einziehen, immer mehr einziehen - dann einatmen und die Bauchdecke vorwölben, fest die Bauchmuskeln anspannen.
Entspannung: Wie oben, bezogen auf den Bauch.

'Zurücknehmen' (vgl. Richtlinien für ein Entspannungstraining, S. 223).

Die Reihenfolge kann auch erfolgsabhängig gestaltet werden, d. h. man beginnt mit der Muskelgruppe, die individuell am besten zugänglich ist, wo man das Gefühl hat, am sensibelsten zu sein. Bis Sie die Reihenfolge und die Vorgaben im Kopf haben, ist es durchaus möglich, zu Lernbeginn in das Buch zu schauen.

Die einzelnen Muskelgruppen des Körpers können auch noch weiter isoliert und separat angespannt werden, also z. B. anstatt beide Arme gleichzeitig erst rechte Hand, Unterarm, rechter Oberarm, linke Hand, Unterarm, linker Oberarm usw. Das langfristige Ziel dieses Entspannungsverfahrens liegt darin, daß die Kontrolle über den aktuellen Anspannungszustand der Muskulatur so gut erlernt wird, daß es im folgenden zur Entspannung der Muskulatur nicht mehr notwendig ist, die Muskeln wirklich anzuspannen. Man hat gelernt, sich an die Empfindungen, die mit Anspannung und Entspannung der Muskulatur verbunden sind, zu erinnern. Die Entspannung erfolgt dann durch 'Vergegenwärtigung', d. h. der Übende richtet seine Konzentration auf aktuell angespannte Muskelgruppen und entspannt diese ohne vorhergehende Anspannung.

6.5 Allgemeine Atementspannung

Viele Entspannungsmethoden stellen die Atmung in den Mittelpunkt der Entspannung. Schon die Konzentration auf eine ruhige, gleichmäßige Bauchatmung in entspanntem Liegen für 3-5 Minuten kann Entspannung bedeuten. Die positive Wirkung auf Geist und Körper wird häufig schon durch die bloße Hinwendung auf das eigene Atmen erreicht. Der einzelne kann die Entspannungseffekte noch durch die Beachtung folgender Hinweise verstärken:

- Die Aufmerksamkeit liegt zunächst auf einer ruhigen, gleichmäßigen Bauchatmung.
- Mit jeder Ausatmung noch mehr Streß zum Boden abfließen lassen.
- Mit jeder Ausatmung noch tiefer entspannen, noch mehr loslassen.
- Keinen Gedanken festhalten und bewerten, die Gedanken ziehen vorbei wie Wolken am Himmel (Gedanken fallenlassen).
- Das Gesicht ist ganz entspannt und gelöst, die Stirn ist glatt, die Wangen sind glatt, die Kopfhaut ist entspannt.
- Versuchen, die Ausatemluft in angespannte Körperteile fließen zu lassen.
- Ich fühle mich ruhig, gelassen und entspannt - die Ruhe nimmt mit jeder Ausatmung zu.

Anschließend wird die Entspannung durch "Zurücknehmen" beendet (vgl. S. 223).

6.6 Das Gesicht als Spiegel der Seele - Die Gesichtsentspannung

Eine Entspannung kann sehr günstig über das Gesicht eingeleitet werden. Viele Emotionen und innere Regungen spiegeln sich in den Gesichtszügen wider. Bei einer Entspannung der Gesichtsmuskulatur über bewußte Hinwendung läßt sich die Entspannung auf das Innere, die Psyche, übertragen.

Die Gesichtsentspannung kann als Einleitung in eine andere Methode dienen oder als eigenständige Entspannungsmöglichkeit verstanden werden. Versuchen Sie nun, die einzelnen Gesichtspartien zu spüren. Folgender Text kann verinnerlicht werden:

- Ich atme ruhig und gleichmäßig
- Mein Gesicht ist ruhig und entspannt
- Mein Gesicht ist glatt und gelöst
- Die Kopfhaut ist warm und entspannt
- Die Stirn ist glatt und entspannt
- Die Augenlider sind schwer
- Die Wangen sind angenehm entspannt
- Der Mund ist leicht geöffnet und entspannt
- Der Unterkiefer hängt schwer und entspannt herab
- Mein Kopf ist klar und frei
- Mein Körper ist angenehm entspannt
- Ich bin vollkommen ruhig, entspannt und gelassen

Beenden der Entspannung durch "Zurücknehmen".

6.7 Tips zum Entspannungstraining

- Entspannungstechniken sind in der Regel psychologische Techniken, die zunächst einmal erlernt werden müssen (z. B. Psychohygienetraining, progressive Muskelrelaxation). Es ist günstig, dies unter fachlicher Anleitung in einem Entspannungskurs (z. B. an Volkshochschulen) zu tun. Die oben gemachten Beschreibungen dienen als Anregung.
- Das Entspannungstraining sollte täglich einige Minuten durchgeführt werden. Ein guter Ausdauertrainingszustand oder eine kräftige Muskulatur ist auch nicht durch sporadisches Training zu erzielen.
- Die Entspannungsverfahren können auch mit selbstgewählter Entspannungsmusik unterstützt werden.
- Bewegung und Entspannung gehören beide zum Wohlbefinden; Entspannung ist nichts Geheimnisvolles oder Mystisches, sondern ein ganz natürlicher Vorgang, der genauso wie Bewegung gelernt werden kann.

Manche Menschen sagen, sie hätten keine Zeit für ein Entspannungstraining - aber was versäumen sie denn ...?

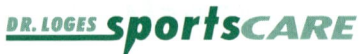

6.8 Literatur

BERNSTEIN, D.,BORKOVEC, T.:
Entspannungstraining - Handbuch der progressiven Muskelentspannung.
München 1987.

LINDEMANN, H.:
Einfach Entspannen. München 1992.

MÜLLER, E.:
Entspannungsmethoden in der Rehabilitation. Erlangen 1987.

Teil VII:

Rückentraining

7. Rückentraining

Nahezu jeder dritte erwachsene Bundesbürger leidet heute ständig unter Rücken-beschwerden und nur 20 % bleiben zeitlebens von Rückenschmerzen verschont. Die Wirbelsäule ist aufgrund der menschlichen Entwicklungsgeschichte vom Vierbeiner zum aufrechten Gang (Zweibeiner) zur zentralen Schwachstelle des Bewegungsapparates geworden. Durch die Aufrichtung hat die Wirbelsäule zwei Unterstützungspunkte verloren. Sie muß nun wie ein beweglicher Stab in der Senkrechten mit Hilfe der Muskulatur ausbalanciert werden. Da der Mensch sich zudem heute entgegen seiner Natur weitgehend zum Sitzwesen ohne nennenswerte körperliche Beanspruchung entwickelt hat, fehlen adäquate Rei-ze für die stabilisierende und schützende Muskulatur der Wirbelsäule. Die Bauch-und Rückenmuskulatur ist vielfach zu schwach; andere Muskeln, wie z. B. die Hüftbeuger, werden aufgrund ihrer Dauerverkürzung (z. B. durch ständiges Sitzen) unelastisch. Der Bewegungsapparat ist - wie der Name schon sagt - auf Bewegung ausgerichtet. Jede einzelne Struktur, ob Muskeln, Bänder, Sehnen, Knochen, Bandscheiben etc. benötigt zur Erhaltung ihrer Leistungsfähigkeit regelmäßige mechanische Belastungsreize. Bleiben diese Reize aus, kommt es zu Verschleißerscheinungen, frühzeitigen Schädigungen und einer reduzierten Belastungsfähigkeit. So führt beispielsweise die permanente Beanspruchung der Wirbelsäule über den Tag ohne adäquate muskuläre Stabilisation auf Dauer zu einer Überlastung z.B. der kleinen Wirbelgelenke oder Bandscheiben und zu vorzeitigen degenerativen Veränderungen. Eine Wirbelsäule ist so gut oder so schlecht wie die sie haltende Muskulatur.

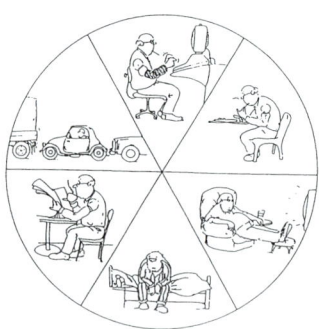

Abb. 16: Der Tagesablauf eines Durchschnittsbürgers …

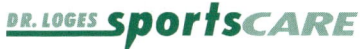

7.1 Vorteile - Nutzen - Ziele

Folgende positive Aspekte können einem Rückentraining in Verbindung mit rückengerechtem Alltagsverhalten zugeschrieben werden:

Effekte eines regelmäßigen Rückentrainings	
Präventive Ziele	• Vorbeugung von Rückenbeschwerden • Vorbeugung gegen Bandscheibenvorfälle und weitere Wirbelsäulenerkrankungen • Vorbeugung gegen Osteoporose • Vorbeugung gegen altersbedingten Haltungsverfall und erhöhte Wirbelsäulenbelastung infolge altersbedingter Körpergewichtszunahme in Verbindung mit abnehmender Muskelkraft • Kräftigung der Muskulatur und Verbesserung der Beweglichkeit (vgl. Kap. Krafttraining und Beweglichkeitstraining) • Reduzierung der Wirbelsäulenbelastung bei Arbeit, Sport und Freizeit • Es kann eine größere Anzahl an Sportarten gefahrloser durchgeführt werden (z. B. Tennis, Golf etc.) • Zugang zu einem sportlichen Lebensstil
Rehabilitative Ziele	• Linderung von Rückenbeschwerden bzw. Erreichen von Schmerzfreiheit • Reduzierung der Medikamenteneinnahme, Arztbesuche, physikalischen Behandlungen • Verbesserung der Lebensqualität • Ausgleich muskulärer Dysbalancen und Wiederherstellung eines belastungsfähigen Bewegungsapparates • Verbesserung des Selbstbewußtseins durch die Erweiterung von Bewegungsmöglichkeiten und Tätigkeitsbereichen

Tab. 21: Effekte eines regelmäßigen Rückentrainings.

7.2 Anatomische Grundlagen

Die Wirbelsäule ist die zentrale Achse des Körpers. Sie setzt sich aus vielen gegeneinander beweglichen Funktionseinheiten zusammen, zu denen die einzelnen Wirbel mit den kleinen Wirbelgelenken, die Zwischenwirbelscheiben (Bandscheiben), Bänder und Muskulatur gehören. Der bewegliche Teil der Wirbelsäule gliedert sich in Halswirbelsäule (7 Halswirbel), Brustwirbelsäule (12 Brustwirbel) und Lendenwirbelsäule (5 Lendenwirbel). Daran schließen sich das Kreuzbein an, das aus einem einzigen Knochen besteht, der aus verschmolzenen Wirbeln entstanden ist und das Steißbein, was sich aus 3-4 rudimentären (nicht voll ausgebildeten) Wirbeln zusammensetzt. Das Becken dient als Verbindung der Wirbelsäule zu den Beinen. Mit zunehmenden Druck nimmt die Größe und Dicke der Wirbelkörper und Bandscheiben vom Hals bis zum Becken zu. In der Seitenansicht wird erkennbar, daß die Hals- und Lendenwirbelsäule leicht nach vorne gewölbt sind (Hals- bzw. Lendenlordose), die Brustwirbelsäule nach hinten geschwungen ist (Brustkyphose).

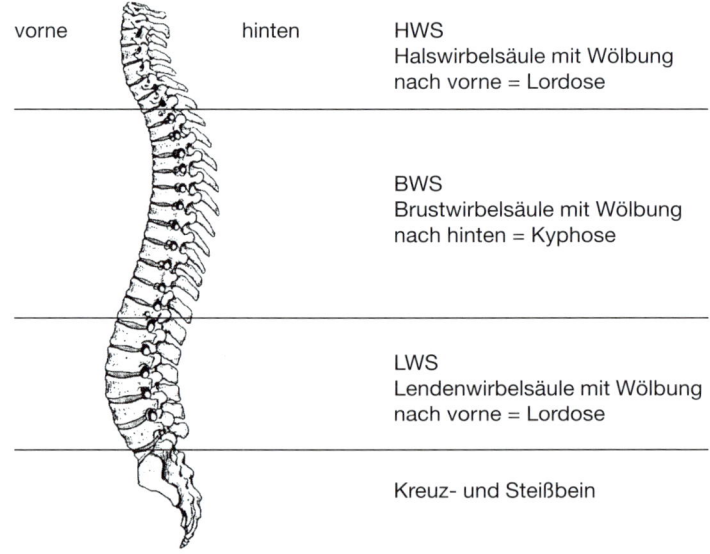

Abb. 17: Schematische Darstellung der Wirbelsäule von der Seite (KRAUSE 1994).

Jeder Wirbel besteht aus einem Wirbelkörper von dem der Wirbelbogen abgeht. Durch das vom Wirbelkörper und -bogen gebildete Wirbelloch verläuft das Rückenmark. Als Ansatzpunkte und Hebel für die Muskulatur finden sich seitlich des Wirbels je ein Querfortsatz und sehr gut tastbar nach hinten wegstehend ein Dornfortsatz. An den Wirbelbögen befinden sich die Gelenkfortsätze (2 oben und 2 unten), die der Mobilität der Wirbelsäule und Führung der Bewegung dienen und einen Teil der senkrecht einwirkenden Kraft abdämpfen.

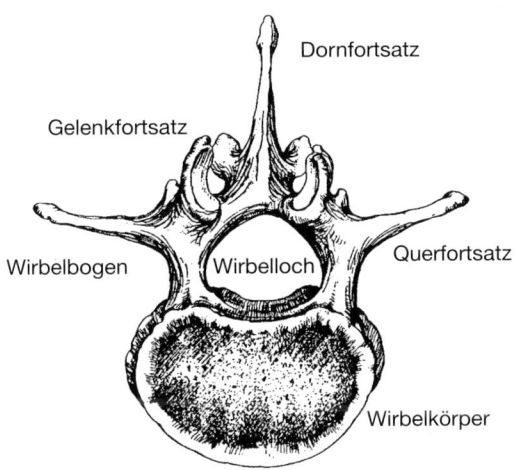

Abb. 18: Ansicht eines Lendenwirbelkörpers (KRAUSE 1994).

Die Bandscheiben befinden sich zwischen zwei benachbarten Wirbeln, wobei die erste Bandscheibe zwischen dem 2. und 3. Halswirbel, die letzte zwischen dem 5. Lendenwirbel und dem Kreuzbein liegt. Sie ermöglichen einerseits zusammen mit den Wirbelgelenken die Bewegung der Wirbelsäule, andererseits wirken sie als Stoßdämpfer, indem sie die auf die Wirbelsäule einwirkenden Stöße und Belastungen abpuffern. Die Versorgung der Bandscheiben erfolgt nicht durch Blutgefäße, sondern nach einem „Schwammprinzip". Die Bandscheibe wird dabei durch den Wechsel von Belastung und Entlastung ernährt. Bei der Entlastung wird die zur Ernährung wichtige Flüssigkeit aufgenommen, bei der Belastung ausgepreßt. *Die Bandscheibe lebt somit von der Bewegung.*

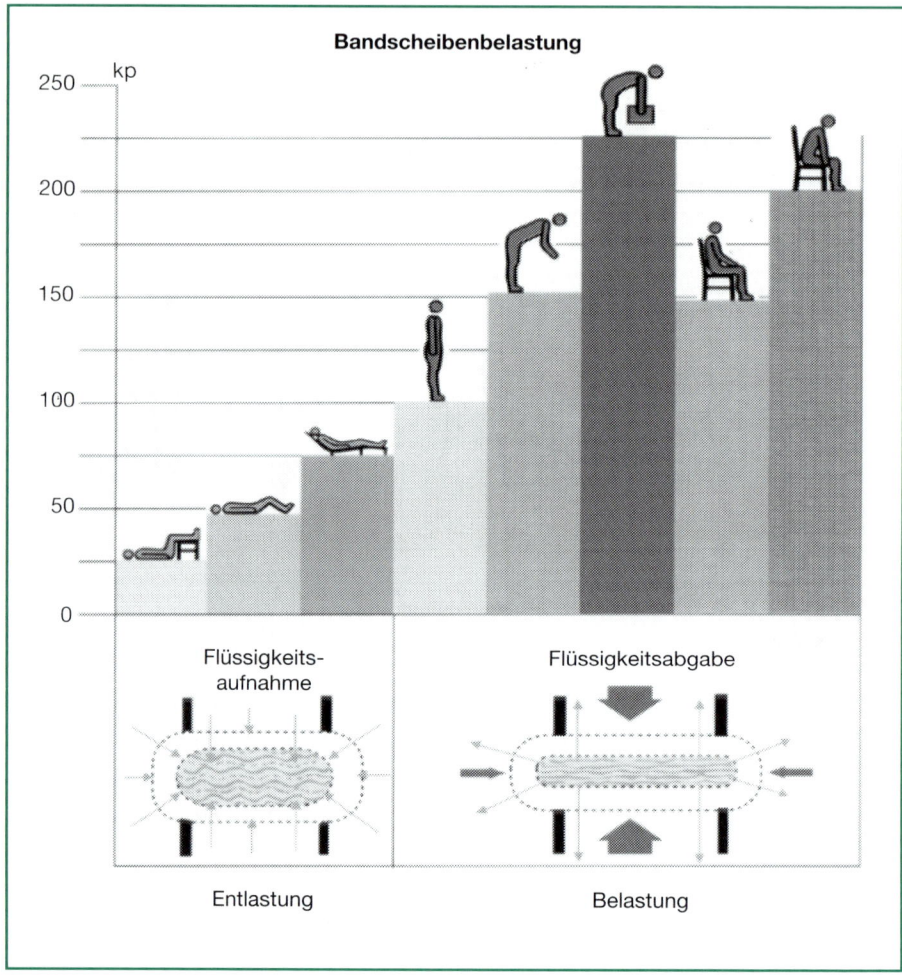

Abb. 19: Belastung und Ernährung der Bandscheiben in unterschiedlichen Positionen (nach NACHEMSON und MORRIS 1965 in BAGUV 1994).

Ohne Muskulatur wäre weder eine Stabilisierung der Wirbelsäule z. B. für eine aufrechte Haltung noch eine aktive Bewegung möglich. Von entscheidender Bedeutung sind neben der Rücken-, Bauch- und Beckenmuskulatur die Muskulatur des Nackens und des Schultergürtels als Balanceelement und die Beinmuskulatur.

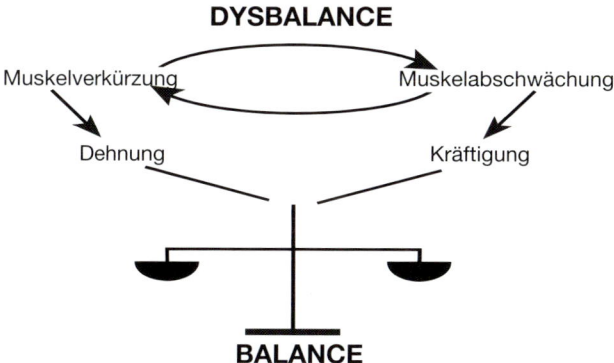

7.3 Muskuläre Dysbalancen und Rücken- beschwerden

Die Gewährleistung für einen gesunden und leistungsfähigen Rücken ist eine ausgeglichene Muskelentwicklung - die Muskelbalance. Unter muskulären Dysbalancen versteht man verstärkte Muskelverkürzungen und/oder Muskel- abschwächungen, die ein sogenanntes arthromuskuläres (arthron=Gelenk) Un- gleichgewicht bewirken, welches eine ungünstige Belastungsverteilung auf die Gelenkstrukturen nach sich zieht. Als Folgen können Fehlbelastungen, eine vorzeitige Abnutzung des Gelenkknorpels, Überbelastungen der Sehnen, schmerzhafte Muskelverspannungen mit erhöhter Verletzungsgefahr (Zerrun- gen, Muskelfaserrisse) sowie muskuläre Funktions- und Koordinationsstörungen auftreten. Muskuläre Dysbalancen können somit einerseits die Belastbarkeit des Bewegungsapparats herabsetzen und andererseits die Leistungsfähigkeit beeinträchtigen. Als Ursachen für das Auftreten muskulärer Dysbalancen gel- ten u. a. eine mangelnde oder fehlende körperliche Beanspruchung, einseiti- ge Belastungen im Alltag oder beim Sport, Fehl- und Überbelastungen sowie eine unzureichende Regeneration, unfunktionelle Bewegungsausführungen und Verletzungen bzw. Beschwerden am Bewegungsapparat. Typische Beispie- le für eine muskuläre Dysbalance sind der Rundrücken bzw. der Hohlrücken (das verstärkte Hohlkreuz). Der Rundrücken ist gekennzeichnet durch eine verkürzte Brustmuskulatur (Dehnen!) und eine abgeschwächte obere Rückenmuskulatur (Kräftigen!).

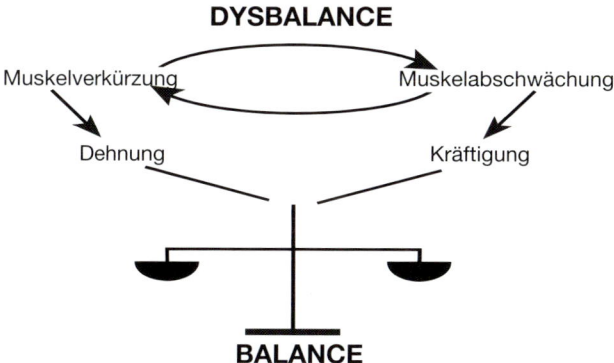

Abb. 20: Beziehung zwischen muskulärer Dysbalance und Muskelbalance.

Beim Hohlrücken liegt eine Hyperlordosierung (verstärktes Hohlkreuz) der Lendenwirbelsäule vor, die häufig mit einer Verkürzung der Hüftbeugemuskulatur und des unteren Anteils des Rückenstreckers im Lendenwirbelsäulenbereich (Dehnen!) sowie mit einer Abschwächung der Bauch- und Gesäßmuskulatur (Kräftigen!) einhergeht.

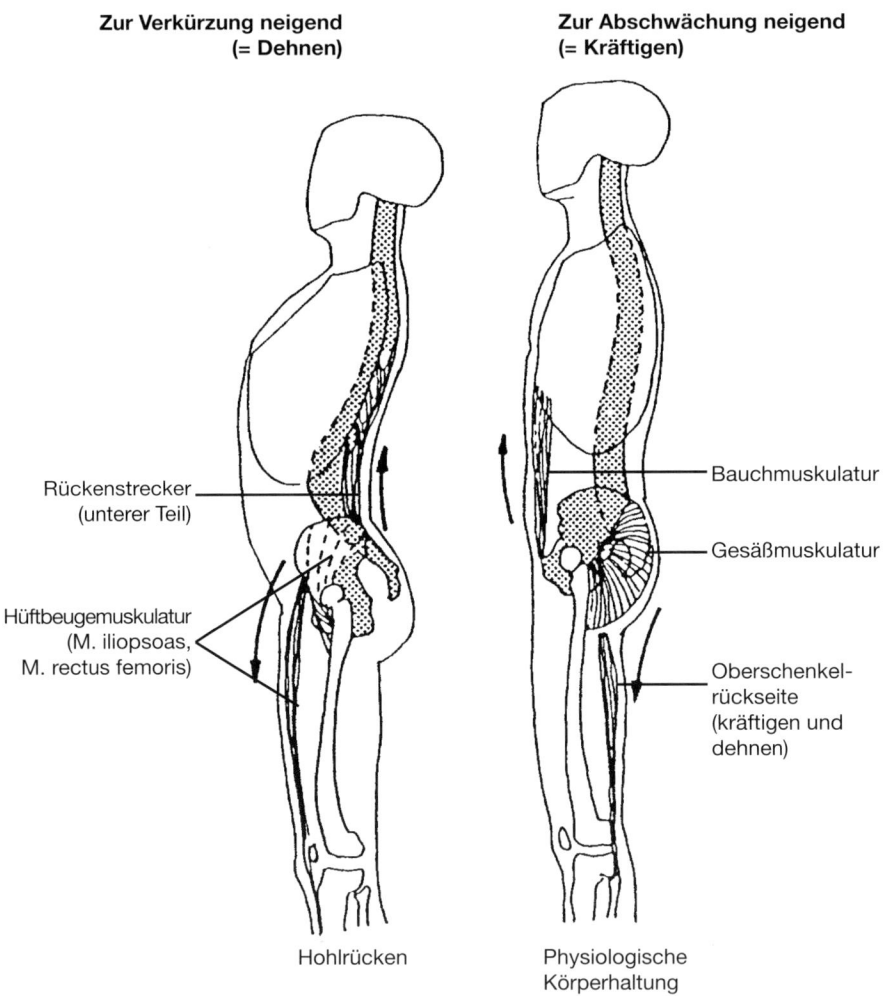

Abb. 21: Darstellung der veränderten Wirbelsäulen-Beckenstatik infolge muskulärer Dysbalancen (modifiziert nach KNEBEL 1985).

Menschen, die beim längeren Stehen oder Spazierengehen Beschwerden im Lendenwirbelsäulenbereich bekommen, sind häufig froh, wenn sie sich zwischendurch hinsetzen und die Muskulatur des unteren Rückens dehnen können. Sie nehmen damit die Spannung aus der durch die falsche Haltung beim Gehen und Stehen weiter verkürzten unteren Rückenmuskulatur heraus. Die Schmerzen lassen dann meist schnell nach.

Merkmale der aus einem Hohlrücken resultierenden Fehlstellung sind eine vermehrt punktförmige Belastung der Bandscheibe (keine flächige Krafteinwirkung) im Bereich der Lendenwirbelsäule, veränderte Druck- und Zugbelastungen, negative Auswirkungen auf die Zwischenwirbelgelenke, häufig muskuläre Verspannungen und möglicherweise eine Überbelastung der Bänder. Als Folgen ergeben sich oftmals eine insgesamt reduzierte Belastbarkeit, Schmerzen im unteren Rücken und ischiasähnliche Beschwerden (GRAFF/ PRAGER 1986).

Im Hinblick auf die Entstehung von Rückenschmerzen kommt neben muskulären Defiziten erschwerend hinzu, daß viele Alltagsbewegungen nicht rückengerecht durchgeführt werden, und die am häufigsten praktizierte Tätigkeit - das Sitzen - insbesondere bei falscher Sitzhaltung ausgesprochen belastend für die Bandscheiben ist. Insofern ist es nicht verwunderlich, daß jeder zweite Besuch beim Orthopäden aufgrund von Rückenbeschwerden erfolgt.

Die Ursachen von Rückenbeschwerden liegen am häufigsten in einer unzureichenden muskulären Stabilisierung der Wirbelsäule aufgrund fehlender gezielter körperlicher Aktivität sowie in einem rückenfeindlichen Alltagsverhalten. Jeder kann also für sich selbst sehr viel sowohl im Bereich der Vorbeugung von Rückenbeschwerden als auch in der Therapie bei bereits vorhandenen Schmerzen (je nach Beschwerdebild und -intensität in Abstimmung mit dem Orthopäden) tun. Schon Sokrates sagte: *„Wenn jemand Gesundheit sucht, frage erst, ob er bereit sei, künftig die Ursachen der Krankheit zu meiden, erst dann darfst du ihm helfen."*

Rückenbeschwerden treten am häufigsten im Bereich der Lendenwirbelsäule auf, da hier das Gewicht des Rumpfes und Kopfes die stärkste Belastung ausübt. Ein weiterer zu Beschwerden neigender Abschnitt ist die Halswirbelsäule, da sie der beweglichste Teil ist und den relativ schweren Kopf frei ausbalancieren muß. Der Bereich der Brustwirbelsäule ist nur relativ selten schmerzhaft betroffen, weil die Wirbelkörper hier zusammen mit den anliegenden Rippen und dem Brustbein den kompakten Brustkorb bilden.

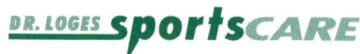

7.4 Trainingsprogramme - Back in action

Die in Tabelle 22 gegebenen Empfehlungen für die Funktionsgymnastik sind

Vermeidung/Abbau von muskulären Dysbalancen		
Muskel	**Dehnen**	**Kräftigen**
Hals- und Nackenmuskulatur	X	X
Oberer Rücken (u.a. Mm. rhomboidei, M. trapezius, M. erector spinae pars thoracalis)		X
Brustmuskel (M. pectoralis major)	X	
Rückenstrecker im LWS-Bereich (M. erector spinae pars lumbalis)	X	X
Bauchmuskeln (M. rectus abdominis, M. obliquus externus und internus abdominis)		X
Hüftbeuger (M. illiopsoas, M. rectus femoris)	X	
Gesäßmuskel (M. glutaeus maximus)		X
Abduktoren		X
Adduktoren	X	X
Oberschenkelvorderseite (M. quadriceps femoris)	X	X*
Oberschenkelrückseite (Ischiocrurale Gruppe)	X	X

Tab. 22: Trainingsempfehlungen bei muskulären Dysbalancen.

*Die Kräftigung der Oberschenkelvorderseite ist sinnvoll, da hiermit die rückengerechte Durchführung von Alltagsaktivitäten erleichtert wird (z. B. das Heben von Gegenständen aus den Beinen heraus mit geradem Rücken).

für die meisten Menschen mit Rückenbeschwerden sinnvoll. In Einzelfällen ist je nach Beschwerdebild und -ursache in Absprache mit dem Arzt aber nicht auszuschließen, daß z.B. auch eine Dehnung der Bauchmuskulatur bzw. eine Kräftigung der Hüftbeugemuskulatur angezeigt sein kann. Einige Muskeln sollten gleichzeitig gezielt gedehnt und gekräftigt werden. Dies schließt sich bei entsprechenden Dehn- und Kraftprogrammen nicht aus (vgl. Kap. Krafttraining und Beweglichkeitstraining). Ein typisches Beispiel hierfür ist die Oberschenkelrückseite, die oftmals verkürzt ist, im Vergleich zur häufig gut trainierten Oberschenkelvorderseite aber meist auch zu schwach ausgeprägt ist (vgl. Kap. Knieschule).

Die folgenden Programme sind schwerpunktmäßig auf die Problembereiche des Rückens ausgerichtet und können getrennt, oder auch in Teilen kombiniert, absolviert werden. Allerdings sollte man den Rücken nicht isoliert betrachten, sondern eine harmonische Entwicklung aller Muskeln anstreben. Hierzu gehören z. B. auch die Beinmuskulatur und der Schultergürtel.

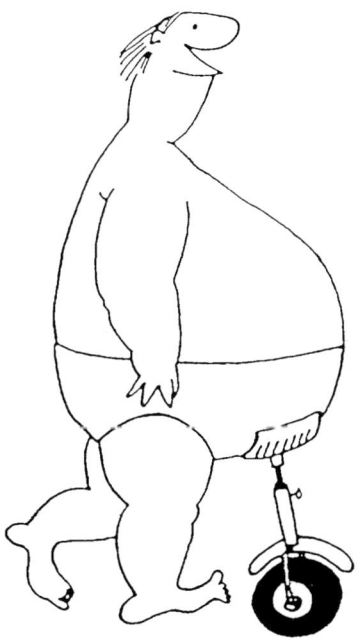

Abb. 22: Alternatives Verfahren zum Ausgleich von muskulären Dysbalancen (REINHARDT o.J.).

Trainingsprogramm

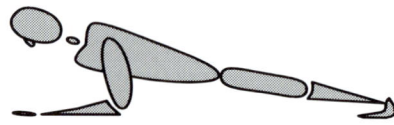

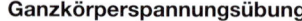

Ganzkörperspannungsübung
- Auf Unterarme und Fußspitzen legen, Körper ist abgehoben
- Bauch und Gesäß anspannen
- Kopf in Verlängerung des Rumpfes
- Regelmäßig atmen

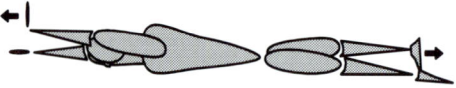

Kräftigung Rücken
- Bauchlage - Bauch und Gesäß anspannen
- Linken Arm und rechtes Bein 2 cm vom Boden abheben und halten und umgekehrt
- Kopf in Verlängerung des Rumpfes, Blick zum Boden
- Kontinuierlich weiteratmen

Vorbeugung

Rücken

Dehnung Oberschenkelrückseite
- Das gebeugte Bein mit beiden Händen in der Kniekehle umfassen, zum Oberkörper heranziehen und dort festhalten
- Langsam das Kniegelenk gegen den Widerstand der Hände strecken
- Anderes Bein gestreckt am Boden halten

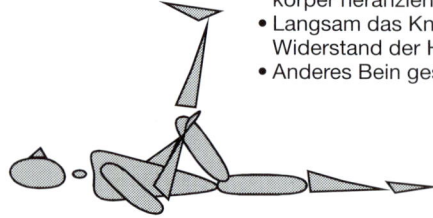

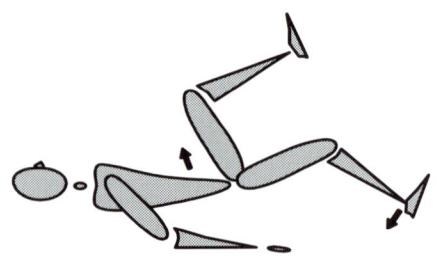

"Unterer Rücken"

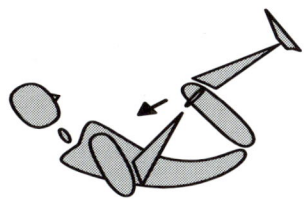

Dehnung unterer Rücken
- Rückenlage
- Knie leicht öffnen und an die Schultern ziehen
- Kopf und Schultern abheben und Wirbelsäule ganz rund machen

Kräftigung Bauch
- Oberschenkel anheben - Winkel im Hüftgelenk < 90°
- Den Oberkörper immer wieder langsam vom Boden abheben und imaginäre Wand wegschieben
- Unterer Rücken bleibt am Boden
- Beim Hochgehen ausatmen

und Reduzierung von beschwerden

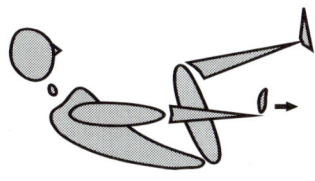

Dehnung Hüftbeuger
- Sehr weiter Ausfallschritt
- Oberkörper auf vorderes Bein ablegen
- Hände stützen auf dem Boden
- Hinteres Bein strecken und Hüfte nach unten drücken

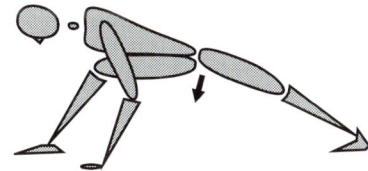

Kräftigung Gesäß/Oberschenkel-rückseite
- Rückenlage - ein Knie an die Brust ziehen
- Fuß des anderen Beines hochziehen und Ferse in den Boden stemmen, so daß sich das Becken einige Zentimeter vom Boden abhebt
- Becken heben und senken

Trainingsprogramm "Oberer

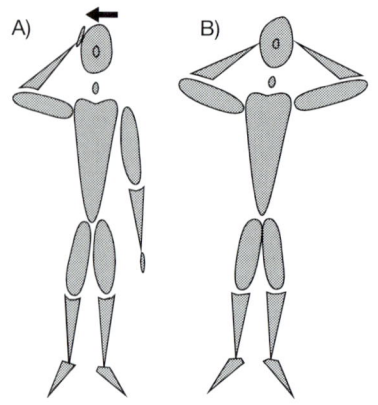

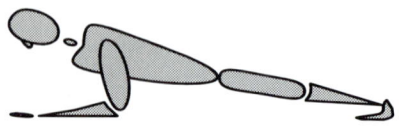

Ganzkörperspannungsübung
- Auf Unterarme und Fußspitzen legen, Körper ist abgehoben
- Bauch und Gesäß anspannen
- Kopf in Verlängerung des Rumpfes
- Regelmäßig atmen

Kräftigung Nacken/Hals

A) • Kinnspitze etwas zur Brust bewegen
- Handinnenfläche an die Kopfseite legen - langsam mit dem Kopf gegen den Widerstand der Hand Spannung aufbauen
- Wechsel andere Seite

B) • Hände im Nacken verschränken
- Kinn leicht zur Brust ziehen
- Mit dem Hinterkopf Widerstand gegen die Hände aufbauen

Vorbeugung

Nacken

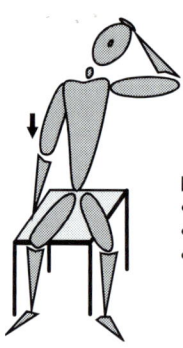

Dehnung Nacken/Hals
- Sitz oder Stand
- Kopf zur Seite neigen
- Schulter und Hand der Gegenseite aktiv nach unten drücken

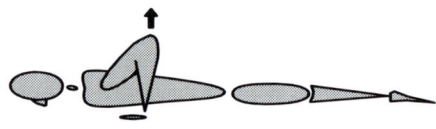

Rücken und Nacken"

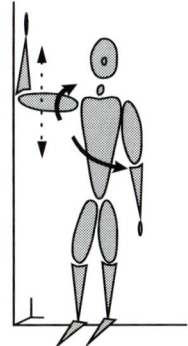

Dehnung Brust
- Seitlicher Stand an einem Türrahmen oder an der Wand
- Unterarm und Kleinfingerseite an die Kante anlegen
- Mit dem Rumpf vom Arm wegdrehen, Dehnreiz in der Brustmuskulatur spüren

Kräftigung oberer Rücken
- Bauchlage - Bauch und Gesäß anspannen
- Kopf in Verlängerung des Rumpfes, Blick zum Boden
- Arme vor dem Kopf langsam beugen und strecken unter der Vorstellung, einen ganz schweren Widerstand nach vorn wegzuschieben (Arme strecken) und dann zu sich heranziehen (Arme beugen) - Hände zu Fäusten ballen

und Reduzierung von beschwerden

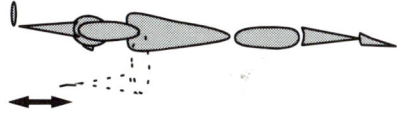

Dehnung unterer Rücken
- Rückenlage
- Knie leicht öffnen und an die Schultern ziehen
- Kopf und Schultern abheben, Wirbelsäule ganz rund machen

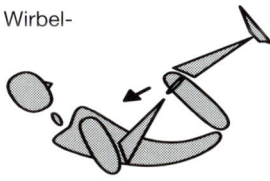

Kräftigung oberer Rücken
- Bauchlage, Hände neben den Schultern aufsetzen, Ellbogen zeigen nach oben
- Kopf in Verlängerung des Rumpfes, Blick zum Boden
- Bauch und Gesäß anspannen
- Ellbogen nach hinten/oben ziehen, so daß die Hände vom Boden abheben, Schulterblätter an die Wirbelsäule ziehen
- Regelmäßig atmen

Das 5 - Minuten Zwischendurch - Programm

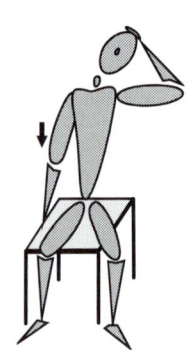

Dehnung der seitlichen Hals- und Nackenmuskulatur

- Im Stand oder aufrechten Sitz auf der Stuhlkante - Kopf zur Seite neigen
- Die linke Hand über den Kopf legen und durch leichten Zug am Kopf die Dehnung etwas verstärken
- Die rechte Schulter und Hand aktiv nach unten Richtung Boden drücken
- Dehnposition 2 x 20 Sekunden halten

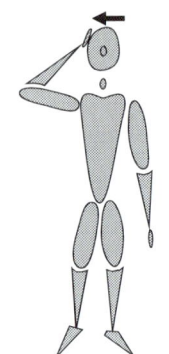

Kräftigung der Hals- und Nackenmuskulatur

- Kinnspitze etwas zur Brust senken
- Handinnenfläche der linken Hand an die linke Kopfseite legen
- Mit dem Kopf gegen den Widerstand der Hand drücken, ohne daß der Kopf zur Seite geneigt wird
- Die Spannung wird langsam aufgebaut und 2 x 8 - 10 Sekunden gehalten

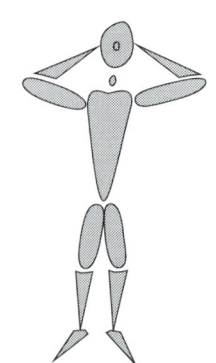

Kräftigung der hinteren Nackenmuskulatur

- Kinnspitze etwas zur Brust senken
- Hände im Nacken verschränken
- Mit dem Hinterkopf gegen die Hände drücken ohne Kopfbewegung
- Spannung langsam aufbauen und steigern, 2 x 8-10 Sekunden

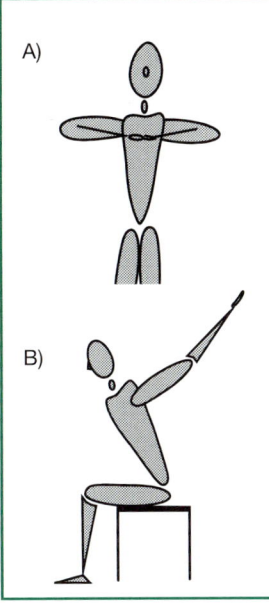

Kräftigung der Schulter- und Rückenmuskulatur

- Stand (A) oder aufrechte Sitzhaltung (A, B) an der Stuhl-kante
- Beine hüftbreit geöffnet
- Kinnspitze etwas zur Brust senken

A) Finger vor der Brust ineinanderhaken und ziehen, Schulterblätter fest zusammenziehen, Spannung 2 x 8-10 Sekunden halten

B) Arme in „Hände hoch" Stellung, Arme und Schultern nach hinten ziehen, dann etwas nach vorne beugen mit geradem Rücken unter leichter Bauchmuskel-spannung, 2 x 15-30 Sekunden halten

Tips zur Übungsdurchführung

- Bei akuten Rückenbeschwerden sollten Sie vor Trainingsbeginn einen Arzt aufsuchen.
- Ein Aufwärmen ist sinnvoll, aber bei Zeitmangel nicht unbedingt notwendig.
- Alle Übungen werden ruhig und konzentriert ausgeführt; schnelle, ruckarti-ge oder schwunghafte Bewegungen sollten Sie vermeiden.
- Atmen Sie kontinuierlich und vermeiden Sie Preßatmung.
- Alle einseitigen Übungen werden rechts und links ausgeführt (Seitenwech-sel).
- Führen Sie die dynamischen Kraftübungen (Bewegungsübungen) bis zur Ermüdung, nicht jedoch bis zur letztmöglichen Wiederholung (muskuläre Ausbelastung) durch.
- Bei Verkrampfungen der Muskulatur oder beim Auftreten von Schmerzen bzw. Schmerzverstärkung sollten Sie die Übung beenden.
- Die Anspannungsdauer beträgt bei statischen Kraftübungen (Halteübungen) ca. 8-10 Sekunden, bei besser Trainierten auch länger.

- Die Dehnübungen werden als Dauerdehnung durchgeführt: ca. 20 Sek. andehnen und nochmals 20 Sek. nachdehnen (vgl. Kap. Alterssport und Kap. Beweglichkeitstraining).
- Da immer eine Dehnübung mit einer Kräftigungsübung abwechselt, sind kaum Pausen nötig.
- Jede Übung bzw. das Gesamtprogramm sollte zweimal wiederholt werden.
- Versuchen Sie ein Gefühl dafür zu entwickeln, welche Übung ihnen guttut.
- Um eine Intensivierung des Programms zu erreichen, kann die Satzzahl erhöht werden. Es ist auch eine Steigerung der Wiederholungszahl pro Serie (dynamische Übungen) oder der Anspannungsdauer (statische Übungen) möglich.
- Trainieren Sie regelmäßig.

Bei der Durchführung der **Kräftigungsübungen für den Rücken** in Bauchlage sollten Sie folgende Ausführungsrichtlinien beachten:

- Übergang in die Bauchlage rückengerecht durchführen, d.h. mit geradem Rücken auf den Boden gehen z.B. über Einbeinkniestand, Kniestand, Bankstellung und Absenken in die Bauchlage; die gleiche Reihenfolge nur rückwärts führt zum Stand.
- Stirn auf den Boden legen oder Kopf in Verlängerung des Körpers (Kopf nicht in den Nacken nehmen!).
- Hyperlordosierung (verstärktes Hohlkreuz) im Lendenwirbelbereich vermeiden - deshalb bei allen Übungen zuerst Bauch- und Gesäßmuskulatur anspannen, gegebenenfalls auch das Becken unterlagern und die Füße leicht in den Boden drücken.
- Bei allen Übungen Arme oder Beine nur minimal vom Boden abheben.
- Nie beide Arme und beide Beine gleichzeitig abheben, starkes Hohlkreuz vermeiden.
- Bei Hohlkreuzneigung in der Regel mehr über die Arme arbeiten als über die Beine.
- Erhöhung der Übungsintensität durch die Vorstellung eines imaginären Widerstandes.
- Gleichmäßig atmen, Preßatmung vermeiden.
- Bei Schmerzen oder Verkrampfungen Übung beenden.
- Dehnübungen einbauen, insbesondere für die untere Rückenmuskulatur.

Bei den Übungen zur **Kräftigung der Bauchmuskulatur** in der Rückenlage gelten als Richtlinien:

- In der Regel nicht mit fixierten Beinen und nicht mit gestreckten Beinen trainieren (sonst Einsatz der Oberschenkelvorderseite bzw. der Hüftbeugemuskulatur).
- Keine schwunghafte Übungsausführung - ruhig, konzentriert und kontrolliert trainieren.
- Die Lendenwirbelsäule bleibt am Boden (sonst Einsatz der Hüftbeugemuskulatur).
- Die Hände nicht im Nacken verschränken (gegebenenfalls zu starker Zug an der Halswirbelsäule) bzw. die Ellbogen nach hinten drücken.
- Die Schultern sollten, wenn möglich, während der Übung nicht auf dem Boden abgelegt werden (continuous tension - ständige Spannung der Bauchmuskulatur).
- Während der Übung sollte regelmäßig weitergeatmet werden - keine Preßatmung. Vor allem Frauen sollten bei der Anspannung der Bauchmuskulatur ausatmen, um den Beckenboden nicht zu überlasten.
- Eine Differenzierung der Grundübungen von leicht bis schwer kann über die Armhaltung erfolgen: Nur die Schultern abheben - mit den Händen eine imaginäre Wand wegschieben - Arme auf der Brust verschränken - die Hände an die Ohren legen - die gestreckten Arme nach hinten oben nehmen (Hände-hoch-Position).
- Treten Hals-/Nackenbeschwerden bei der Übungsdurchführung auf, kann die Umsetzung folgender Hinweise hilfreich sein:
    * Vor dem Bauchmuskeltraining kann zuerst eine Dehnung bzw. Kräftigung der seitlichen und hinteren Hals- und Nackenmuskulatur erfolgen, um den Muskeltonus positiv zu verändern.
    * Die im Nacken verschränkten Hände (Ellbogen nach hinten drükken) können das Kopfgewicht tragen (Kopf schwer auf die Hände fallen lassen). In dieser Position kann auch der Hinterkopf leicht gegen die Hände gedrückt werden.
    * Das Hochgehen des Oberkörpers sollte nicht mit dem Kinn eingeleitet werden. Die Bewegung wird vom Brustbein aus geführt.
    * Zu einer ausreichenden Kraftentwicklung ist es nicht notwendig, daß die Übung bis zur letzten Wiederholung durchgeführt wird. Sobald

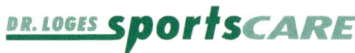

Hals-/Nackenbeschwerden auftreten, sollten Sie die Übung abbrechen.

* Treten die Beschwerden gleich zu Übungsbeginn auf, ist es ratsam, eine Bauchmuskelübung in einer anderen Ausgangsstellung zu wählen wie z.B. Bankstellung - linke Hand und rechtes Knie in den Boden drücken oder Rückenlage - Füße aufstellen und den Rücken gegen den Boden pressen (vgl. Kap. Krafttraining).

7.5 Rückengerechtes Alltagsverhalten

Der richtige Sitz

Die orthopädisch günstigste Sitzhaltung ist die aufrechte Sitzposition, bei der die Wirbelsäule ihre physiologische Form behält. Das Becken ist dabei leicht nach vorne gekippt. Dies ist gut möglich, wenn man die Oberschenkel leicht öffnet bzw. durch die Verwendung eines Keilkissens leicht absenkt, wobei die schmale Seite des Kissens vorne am Stuhlrand liegt. Das permanente Sitzen mit rundem Rücken fördert die Degeneration der Bandscheiben und die Verkümmerung der Rücken- und Gesäßmuskulatur. Insofern begünstigt eine 'bequeme' Sitzposition den Bandscheibenvorfall. Krummes Sitzen erlaubt ein „Hängen" in den passiven Strukturen (z. B. Bändern) des Bewegungsapparates. Da kaum Muskelarbeit verrichtet werden muß, ist krummes Sitzen wesentlich manenter Spannung ist (vgl. Abb. 23). Die Bandscheiben werden aber beim krummen Sitz erheblich beansprucht, da die Belastung nicht mehr flächig, sondern punktuell erfolgt.

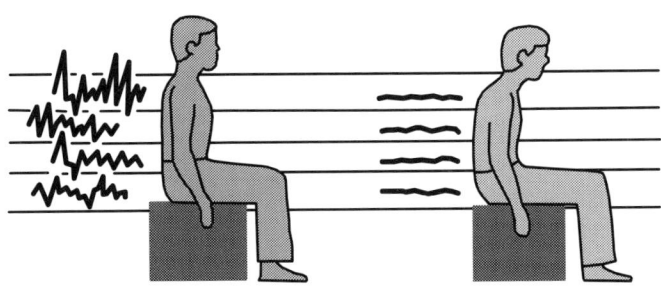

Abb. 23: Darstellung der EMG-Aktivität beim aufrechten und krummen Sitz. Je höher die Aktivität, desto größer ist die muskuläre Belastung (BAGUV 1994).

Der physiologisch aufrechte Sitz kann nur eine begrenzte Zeit aufrechterhalten werden. Wichtig ist, nicht längere Zeit in einer Position still zu verharren, sondern dynamisch zu sitzen, also die Sitzposition im Lot häufig zu verändern. Hierbei hilft das Sitzen auf sog. Balance-Stühlen bzw. auf Pezzibällen; Sitzkissen und Lendenkissen wirken bei normalen Stühlen unterstützend. Die Sitzbelastung kann auch z. B. durch Aufstützen des Oberkörpers mit den Unterarmen auf einem Tisch oder auf den Oberschenkeln (=Droschkenkutschersitz) reduziert werden. Zur Veränderung der Sitzhaltung ist es auch günstig, den Stuhl mit der Lehne nach vorn zu drehen und den Oberkörper mit den Armen abzustützen. Besser allerdings ist es, die Sitzphasen häufig durch Gehen, Stehen oder kurze Liegepausen, z.B. in der Stufenlagerung (vgl. 7.6 Rückentipps) zu unterbrechen.

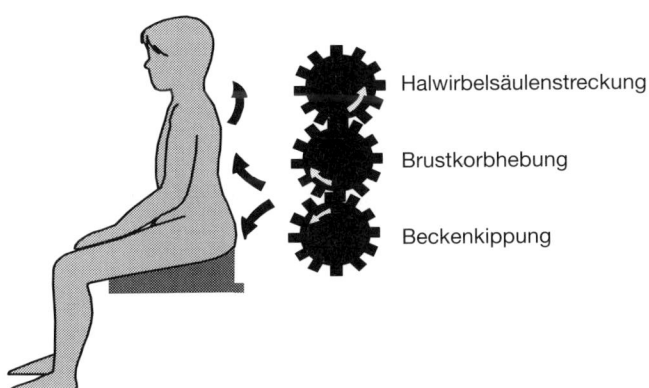

Abb. 24: Darstellung der richtigen Sitzhaltung (nach BRÜGGER in BAGUV 1994).

Richtiges Liegen

Wie man sich bettet, so regeneriert der Rücken. Im Liegen erfolgt im wesentlichen die Ernährung der Bandscheiben durch Flüssigkeitsaufnahme aus dem umliegenden Gewebe. Geht man von durchschnittlich acht Stunden Schlaf täglich aus, so verbringt der Mensch ein Drittel seines Lebens im Schlaf oder zumindest liegend. Eine gute Schlafunterlage bildet daher die Voraussetzung für die Entlastung und Regeneration des Rückens und einen erholsamen Schlaf. Die physiologische Form der Wirbelsäule sollte in Rücken- oder Seitlage erhalten bleiben. Die Bauchlage ist für Personen mit Beschwerden im unteren Rücken eher ungünstig, ein dickes Kopfkissen kann Probleme im Halswirbelsäulenbereich verursachen. Informationen zum Thema Liegen und Schlafen können Sie von Herstellern erwerben, die sich auf rückengerechte Möbel spezialisiert haben.

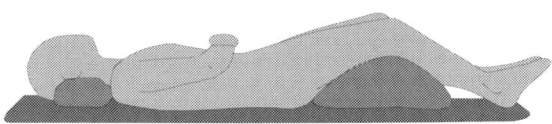

Man liegt am besten auf der Seite oder auf dem Rücken mit angewinkelten Beinen. Ein kleines Kopfkissen sorgt dafür, daß der Kopf gerade liegt. Die gekrümmte Lage entspricht der Embryonalhaltung.

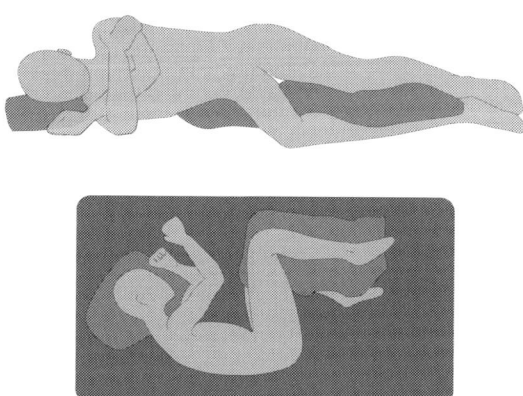

Abb. 25: Entlastende Liegeposition für den Rücken.

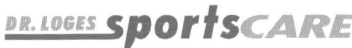

Richtiges Aussteigen aus dem Bett

Vor dem Aufstehen kann man sich ein Beispiel an Hund oder Katze nehmen, die sich mit Genuß nach dem Schlafen räkeln und strecken. Durch das Dehnen und Räkeln können Sie die über Nacht veränderte Muskelspannung wieder aktivieren und auf Arbeitstonus bringen. Das Aufstehen erfolgt am besten über die Seitlage mit Abstützen der Arme. Dabei rutscht man zunächst an die Bettkante. Stehen Sie nicht über die Rückenlage auf, weil dies kurzfristig zu einer Fehlbelastung in der Lendenwirbelsäule führen kann.

Aufstehen und Hinsetzen

Rücken Sie mit dem Gesäß an die Stuhlkante. Die Füße sind etwas an den Stuhl herangezogen in Schrittstellung oder paralleler Fußstellung. Jetzt wird das Körpergewicht nach vorn verlagert, die Hände auf die Oberschenkel oder Armlehnen aufgestützt und mit geradem Rücken (Anspannung der Rückenmuskulatur) aus den Beinen heraus aufgestanden. Das Hinsetzen erfolgt ebenfalls mit geradem Rücken.

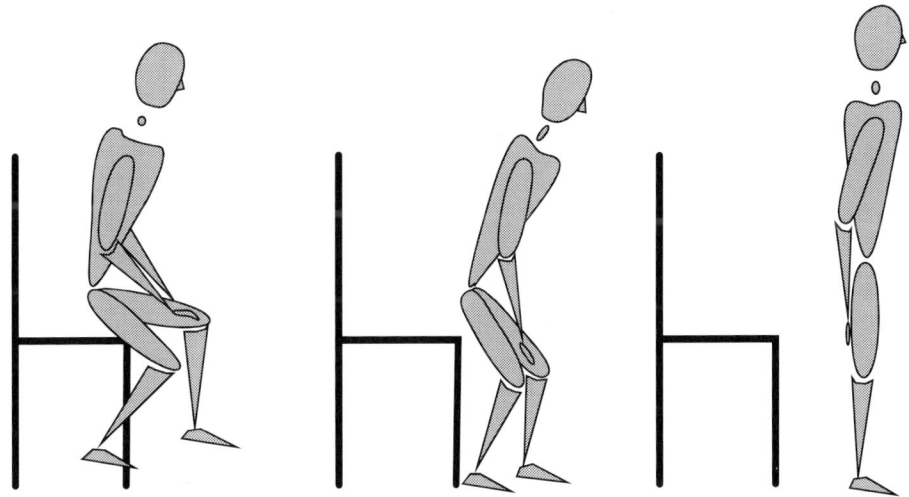

Abb. 26: Beispiel für das richtige Aufstehen.

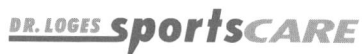

Bücken, Heben und Tragen

Gerade beim falschen Bücken, Heben und Tragen lasten erhebliche Kräfte auf unserer Wirbelsäule, die zu einem Hexenschuß oder Bandscheibenvorfall führen können. Beim richtigen Bücken oder Anheben von leichten Gegenständen geht man in leichter Schrittstellung und mit geradem Rücken in die Hocke. Das Tiefgehen und Aufstehen kann durch Abstützen auf dem Oberschenkel des vorderen Beines erleichtert werden.

Beim Heben von schwereren Gegenständen sollten Sie so nahe wie möglich an das Gewicht herantreten - möglichst Körperkontakt herstellen -, um den Lastarm gering zu halten. Wenn es möglich ist, sollte man über dem Gegenstand in leichter Grätschstellung stehen. Vor dem Anheben des Gegenstandes aus den Beinen heraus mit geradem Rücken muß die Rumpfmuskulatur angespannt werden. Mit dem Anheben des Gewichts erfolgt die Ausatmung. Riskant sind vor allem Verwringungen der Wirbelsäule beim Heben. Ein typisches Beispiel hierfür ist das Einladen eines Getränkekastens aus dem Einkaufswagen in den Kofferraum. Gleiches gilt für das Heben von Gewichtsscheiben, z. B. vom Hantelständer zur Hantel. Wichtig ist hier, daß „en bloc" gedreht wird, d. h. der Rumpf mit dem Gegenstand gedreht wird; also ganz nah an den Getränkekasten herangehen, mit geradem Rücken anheben, „en bloc" zum Kofferraum drehen, ganz nahe an die Stoßstange herantreten und das Gewicht mit geradem Rücken in den Kofferraum absetzen. Auch das Tragen von Gegenständen sollte immer ganz eng am Körper, mit Körperkontakt, erfolgen. Beim Einkaufen empfiehlt sich das Tragen eines Rucksacks, aber auch zwei kleinere leichte Einkaufstaschen links und rechts sind besser als eine schwere Tasche. Gleiches gilt z. B. auch für Koffer.

Auch bei der Gartenarbeit sollte man mit den Gedanken nicht nur bei den Blumen, sondern auch bei seinem eigenen Körper sein, sonst bedeutet die Saison für den Gärtner auch schnell die Saison für den Orthopäden. Auch hier gilt, daß der runde Rücken am ungünstigsten ist. Bei Arbeiten am Boden bieten sich z. B. der Einbeinkniestand bzw. der Vierfüßlerstand oder der Fersensitz an. Zur Schonung der Knie empfehlen sich Kissen oder Knieschoner, ähnlich wie sie Pflasterer tragen.

Richtiges Heben

Falsches Heben

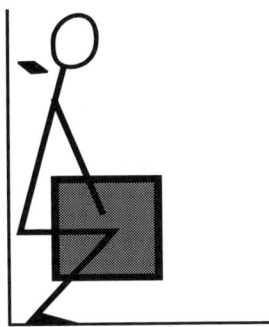
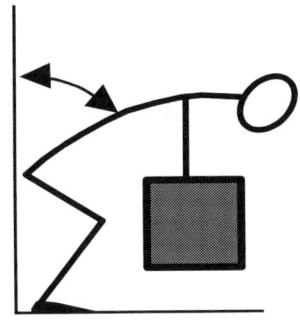

Gleichmäßige Belastung

Zu starke einseitige Belastung

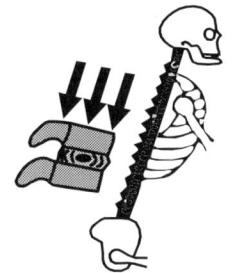
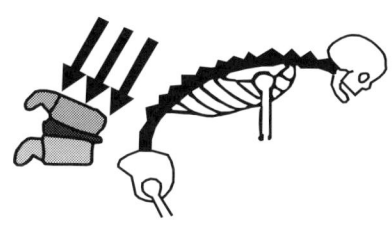

Intakte Wirbelsäule

Bandscheibenvorfall (Bandscheibe drückt auf das Rückenmark)

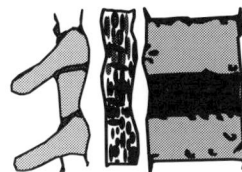
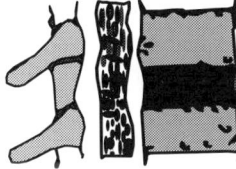
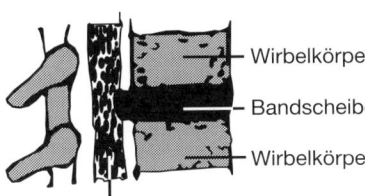

Wirbelkörper

Bandscheibe

Wirbelkörper

Rückenmark

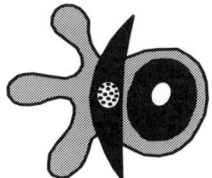
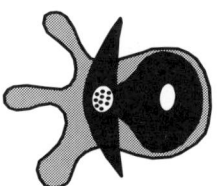

Abb. 27: Beispiel für richtiges und falsches Heben und der hieraus resultierenden Bandscheibenbelastung (modifiziert nach BAGUV 1994).

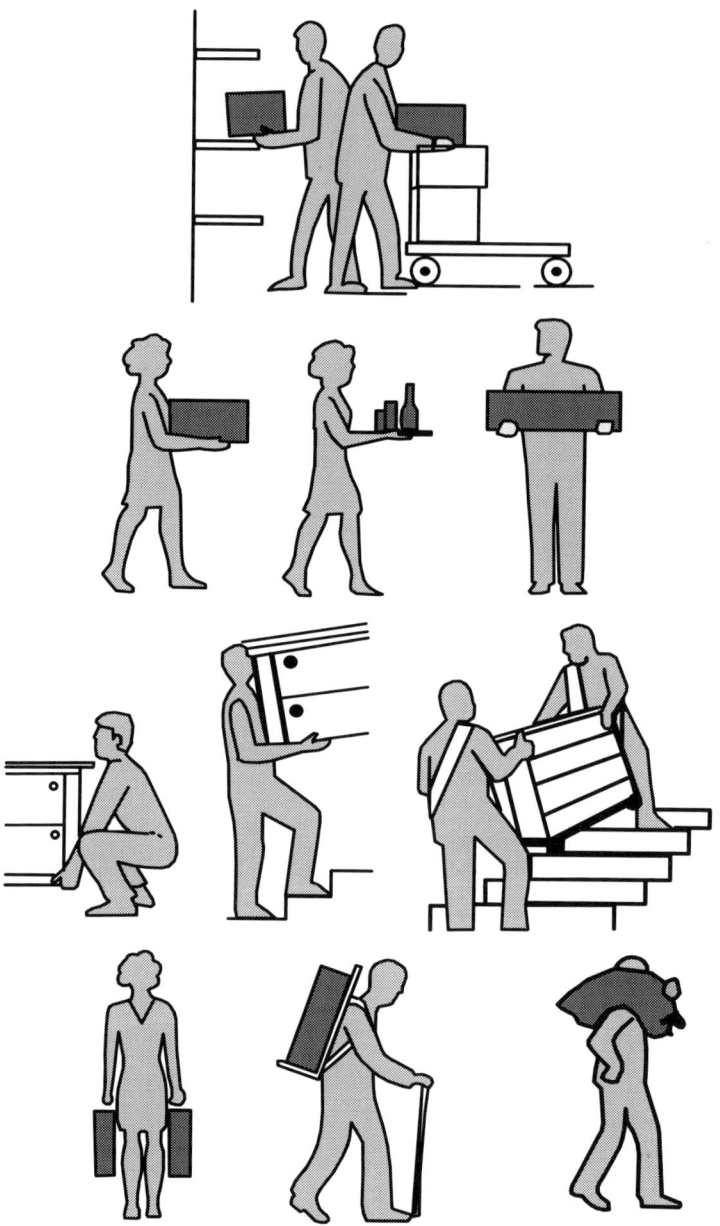

Abb. 28: Beispiele für richtiges Heben und Tragen im Alltag (BAGUV1994).

7.6 Rückentips

- Besuchen Sie einen Rückenschulkurs unter Leitung eines kompetenten Rückenschulleiters, auch wenn Sie noch keine oder nur gelegentlich Rückenprobleme haben.
- Möglichst wenig Sitzen - häufiger Wechsel mit Stehen und Gehen.
- Nicht still sitzen, sondern dynamisch sitzen - aber nicht zu lange.
- Häufiger mal eine Entspannungshaltung einnehmen (Rückenlage - Beine hochlegen).

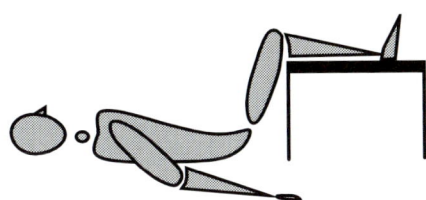

- Gewichte aus den Beinen mit geradem Rücken eng am Körper anheben und tragen - Gewichte möglichst gleichmäßig verteilen.
- Regelmäßige Bewegungspausen (z. B. 5-Minuten-Programm) und körperliche Aktivität wie z. B. rückenspezifisches Kraft- und Dehntraining, Joggen, Radfahren - vorzugsweise auf einem Fahrradergometer, da hierbei die Schulter- und Nackenbelastung geringer ist als beim Fahren im Freien und Entspannungstraining zur physischen und psychischen Entkrampfung.
- Bei Tätigkeiten im Haushalt, im Garten, beim Hobby etc. die Rückenschulrichtlinien beachten.
- Normalgewicht anstreben - starkes Übergewicht belastet die Wirbelsäule.

7.7 Literatur

BAGUV
- Bundesverband der Unfallversicherungsträger der öffentlichen Hand - München (Hrsg.): Modellseminar - Ausgleichsübungen am Arbeitsplatz. Eggenfelden 1994.

GRAFF, K., PRAGER, G.:
Der "Kreuzschmerz" des Leistungssportlers.
In: Leistungssport 16 (1986) 5, 14-22.

KEMPF, H.-D.:
Die Rückenschule. Reinbek bei Hamburg 1993.

KEMPF, H.-D.:
Die Sitzschule. Reinbek bei Hamburg 1994.

KNEBEL, K.-P.:
Funktionsgymnastik. Reinbek bei Hamburg 1985.

KRAUSE, W.:
Anatomie und Funktionsbetrachtung der Wirbelsäule.
In: KRAUSE,W. (Hrsg.):Rückenschul-Almanach. Wien 1994.

REINHARDT, B.:
Die große Rückenschule. Erlangen 1991.

Teil VIII:

Knietraining

8. Knietraining

„Weiche Knie, Knieschlottern, Gummiknie" bekommen wir, wenn uns die Kräfte schwinden, wenn wir schwach werden. Nach einer langen Bergtour oder beim Anblick unseres Traummannes oder unserer Traumfrau ist dies ein vorübergehender Zustand. Allzu häufig jedoch steht eine dauerhafte Schwäche dahinter, die durch Muskelabbau bedingt ist als Folge von Bewegungsmangel, Beschwerden und Verletzungen wie Meniskusschaden, Verletzungen der Kreuz-, Innen- oder Außenbänder, Knorpelschäden und beginnender Arthrose. In vielen Fällen sind solche Beschwerden auch nach medizinischer Versorgung und physiotherapeutischer Behandlung nur vorübergehend beseitigt. Knieprobleme sind, ebenso wie Rückenbeschwerden, oft hartnäckig und langwierig und begleiten uns häufig lebenslang.

Wir wollen jedoch bis ins hohe Alter beschwerdefrei stehen, gehen, Treppen steigen, wandern und Sport treiben. Unsere Mobilität und Lebensqualität hängen auch von gesunden, leistungsfähigen Kniegelenken und einer kräftigen Beinmuskulatur ab. Ob Sie (noch) keine Knieprobleme haben oder deutliche Beschwerden, ein gezieltes, wohldosiertes Knietraining hat für Sie eine ganze Reihe entscheidender Vorteile - nutzen Sie sie!

8.1 Knietraining - was bringt's?

Effekte regelmäßigen Knietrainings	
Präventive Ziele	• Steigerung der allgemeinen Leistungsfähigkeit im Alltag • Verbesserung der Leistungsfähigkeit im Sport; bei fast allen Sportarten ist die Kraft der Beinmuskulatur ein leistungsbestimmender Faktor • Vermeidung von Verletzungen in Alltag und Sport; Schutz des Kniegelenks durch eine kräftige Muskel- und Bändermanschette • Verbesserung der Körperstatik; die achsengerechte Führung des Kniegelenks hat positive Auswirkungen auf die Statik und die Stabilität von Fußgelenk, Hüftgelenk, Wirbelsäule • Vermeidung von Osteoporose, Verringerung der Bruchgefahr, z. B. von Oberschenkelhalsbrüchen • Vermeidung von Beschwerden in Knie-, Hüft- und Fußgelenk, die durch Bewegungsmangel in allen Altersstufen hervorgerufen werden
Ziele in der Rehabilitation, beim Abbau von Beschwerden	• Beschleunigung und Effektivierung der Rehabilitation nach Verletzungen der unteren Extremität, insbesondere nach Verletzungen der Menisken, Bänder und bei Knorpelschäden und Kniegelenksarthrosen • Minderung und Abbau von Kniegelenkbeschwerden • Rascher Wiederaufbau der Leistungsfähigkeit nach beschwerde- und verletzungsbedingten Ruhepausen

Tab. 23: Effekte regelmäßigen Knietrainings

8.2 Knie-Infos

Knieverletzungen im Sport im Spiegel der Statistik

Das Kniegelenk ist in Sport, Beruf und Alltag täglich großen Belastungen ausgesetzt. Dank seiner genialen Bauweise hält das gut geschützte Gelenk diese Belastungen lange Zeit aus. Bei häufiger Fehl-, Über- oder Unterbelastung kann

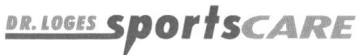

es jedoch Schaden nehmen. Die Anzahl der Verletzungen der Beine im Sport hat in den achtziger Jahren zugenommen und macht über 60 % aller Verletzungsfälle aus (vgl. KUROCK/SENNERICH 1988, 141: 62,5 %). Dabei dominieren die Verletzungen des rechten Beines (vgl. LAUTERBACH/KREUZER 1991, 8: 47,0 % rechtes Bein, 26,5 % linkes Bein). Das Kniegelenk ist im alpinen Skilauf sowie im Fußball, Handball und Basketball besonders gefährdet. Im Skilauf ist das Risiko einer schweren Knieverletzung in den Jahren 1983 bis 1988 um ca. 200 % gestiegen und steht mit 38 % unangefochten an der ersten Stelle der Skiunfallstatistik (vgl. GLÄSER 1990, 48). Die Ursache dafür dürften die erhöhten Skischuhschäfte sein, die zwar eine hohe Stabilität für Unterschenkel und Sprunggelenk bieten, wobei die enormen Kräfte nun aber am Kniegelenk angreifen (vgl. SCHMICKLER 1993, 6). Im Fußball, Handball und Basketball stehen die Knieverletzungen nach den Sprunggelenksverletzungen jeweils an der zweiten Stelle der Unfallstatistiken.

Anatomie und Biomechanik des Kniegelenks

Das Knie ist unser größtes und kompliziertestes Gelenk, das zahlreiche anatomische und biomechanische Besonderheiten aufweist, die bei der Übungsauswahl und Übungsgestaltung eines funktionellen Knietrainings beachtet werden müssen. Die wesentlichen strukturellen Besonderheiten können hier lediglich genannt werden. Interessierte finden eine ausführliche Darstellung bei MÜLLER, W.: Das Knie. Stuttgart/New York 1982.

• Passive und aktive Stabilisatoren

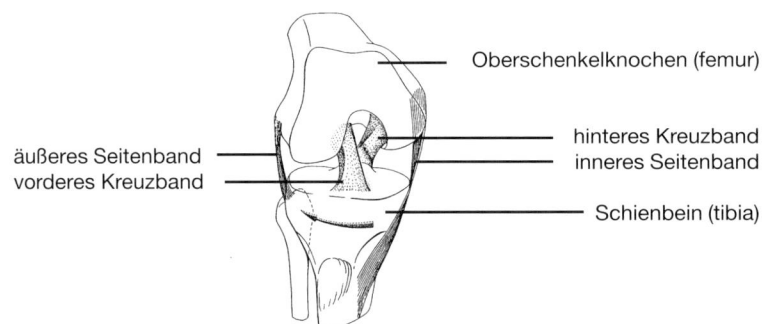

Abb. 29: Vereinfachter Aufbau des Kniegelenks von vorne (in Außenrotations-Stellung nach MÜLLER 1982, 71).

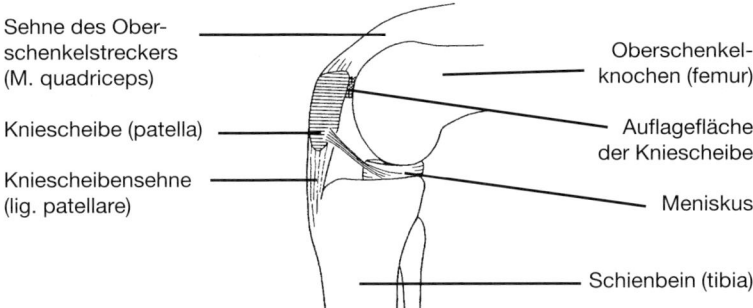

Sehne des Ober-
schenkelstreckers
(M. quadriceps)

Kniescheibe (patella)

Kniescheibensehne
(lig. patellare)

Oberschenkel-
knochen (femur)

Auflagefläche
der Kniescheibe

Meniskus

Schienbein (tibia)

Abb. 30: Vereinfachter Aufbau des Kniegelenks von der Seite (nach Müller 1982, 87).

Die passiven Stabilisatoren des Kniegelenks wie Knochen, Menisken, Gelenkknorpel und Bänder und die aktiven Stabilisatoren, die beteiligten Muskeln,
sichern alle Funktionen doppelt ab und arbeiten zusammen. Jede der passiven
Gelenkstrukturen ist somit zusätzlich muskulär aktiv stabilisiert. Dies bedeutet
für das Knietraining, daß wir die Stabilität des Kniegelenks durch ein gezieltes
Training der Muskulatur erheblich unterstützen und verbessern können.

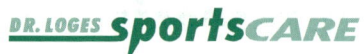

Folgende Muskeln sind für ein Knietraining von besonderer Bedeutung:

Muskel (Es werden nur die wichtigsten Muskeln genannt)	Funktion (Es werden nur die wichtigsten Funktionen genannt)
Kniegelenksstrecker an der Vorderseite des Oberschenkels (M. quadriceps femoris, bestehend aus: M. rectus femoris M. vastus medialis M. vastus lateralis M. vastus intermedius)	Streckung des Kniegelenks Stabilisierung des Kniegelenks Beugung des Hüftgelenks (nur m. rectus femoris)
Kniegelenksbeuger an der Rückseite des Oberschenkels (Mm. ischiocrurales, bestehend aus: M. biceps femoris M. semitendinosus M. semimembranosus)	Beugung des Kniegelenks Streckung des Hüftgelenks Stabilisierung des Kniegelenks Auswärtsdrehung des Unterschenkels Einwärtsdrehung des Unterschenkels
Wadenmuskulatur (M. gastrocnemius, m. soleus)	Beugung im Kniegelenk Heben in den Ballenstand (Plantarflexion)
Großer Gesäßmuskel (M. glutaeus maximus)	Streckung des Hüftgelenks Kraftübertragung vom Ober- auf den Unterkörper
Adduktoren (an der Innenseite des Oberschenkels)	Heranziehen des Oberschenkels (Adduktion)
Abduktoren (Gesäßmuskulatur und Außenseite des Oberschenkels)	Abspreizen des Oberschenkels (Abduktion)

Tab. 24: Die wichtigsten Muskeln des Knietrainings.

- Das Gelenk zwischen Kniescheibe und Oberschenkelknochen (Femoropatellargelenk)

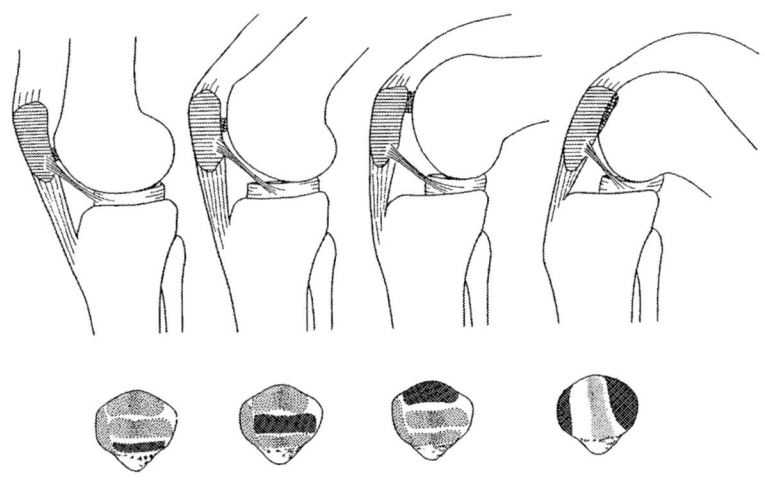

Abb. 31: Schematische Darstellung der Auflagefläche der Patella (Kniescheibe) (Müller 1982, 87).

Das hoch belastete Gelenk zwischen der Kniescheibe und dem Oberschenkelknochen schützt das Kniegelenk, vermindert Druck- und Reibungskräfte und verbessert die Hebelverhältnisse. Während der Kniebewegungen verschiebt sich die maximal 4 cm² große Kontaktfläche des Kniescheibenknorpels; durch den Druckwechsel auf verschiedene Auflageflächen wird die Knorpelernährung sichergestellt und das Gewebe nicht überbelastet. Bereits geringfügige Störungen (z. B. Überbelastung, Unterbelastung, asymmetrische Zugkräfte) können dieses System aus dem Gleichgewicht bringen und zu den häufig anzutreffenden Beschwerden am Femoropatellargelenk führen.

- Menisken
  Die beiden C-förmigen, im Querschnitt keilförmigen Menisken sind sehr beweglich und verformbar. Sie passen sich den Gelenkbewegungen an, wirken als elastische Stoßdämpfer und bewirken eine bessere Druckverteilung bei Belastung.

- Kreuzbänder und Seitenbänder
Das vordere und hintere Kreuzband sind an allen Bewegungen des Kniegelenks teilweise bcteiligt. Sie verhindern vor allem bei gebeugtem Knie eine
Verschiebung der Gelenkflächen (vordere oder hintere „Schublade") und
sind wichtig zur Führung von Drehbewegungen sowie von Beugung und Strek-
kung im Kniegelenk. Die beiden Seitenbänder sichern das Gelenk hauptsächlich in der Streckstellung; sie sind bei Beugung entspannt. Die Beachtung der Bandstrukturen ist vor allem bei der Übungsauswahl nach Verletzungen von Bedeutung:

* Bei Kniestreckung ist der gesamte Bandapparat gespannt. Deshalb sollte
nach Bandverletzungen zunächst auf eine völlige Streckung des Kniegelenks verzichtet werden.
* Bei Einwärtsdrehung des Unterschenkels in gebeugter Stellung sind die
Seitenbänder entspannt, die Kreuzbänder verdrehen sich gegeneinander
und ziehen die Gelenkflächen zueinander. Nach Kreuzbandverletzungen
bieten sich deshalb Übungen in Außenrotationsstellung an. In dieser Position sind die Kreuzbänder entspannt und die Seitenbänder angespannt.

Die biomechanisch wichtigen Funktionen des Roll-Gleit-Mechanismus und der
Schlußrotation bei Streckung des Kniegelenks haben auf die Übungsgestaltung
des Knietrainings keinen direkten Einfluß. Deshalb wird hier auf ihre Darstellung verzichtet.

Häufige Knieschäden

Im Hinblick auf ein erfolgreiches Knietraining ist es sinnvoll, zu unterscheiden zwischen degenerativen Abnutzungserscheinungen (vor allem Arthrosen)
einerseits und durch Verletzung hervorgerufene Beschwerden andererseits (z.B.
Band-, Kapsel- und Meniskusverletzungen).

- Arthrosen
Arthrosen sind degenerative Veränderungen der knorpelüberzogenen
Gelenkflächen. Der „Retropatellarschaden" oder die „Chondropathia
patellae" bezeichnen das am häufigsten am Kniegelenk auftretende Schadens-
bild des Knorpelschadens an der Rückseite der Kniescheibe. Diese Erkrankung liegt bei der Mehrzahl der über 30jährigen vor (vgl. BIEDERMANN
u.a. 1992 geben mehr als 60 % an). Sie kann durch muskuläre Dysbalancen,

Fehlbelastungen, einseitiges Training, Verletzungen und schlechte Knorpelernährung wegen mangelhafter Durchwalkung des Knorpels (Bewegungsmangel) hervorgerufen werden.

Die Gonarthrose bezeichnet Knorpelschäden zwischen Oberschenkel- und Unterschenkelknochen und kann durch Meniskusschäden, X- oder O-Beinstellung, rheumatische Erkrankungen, Verletzungen oder muskuläre Dysbalancen ausgelöst werden.

Das Knietraining soll ein weiteres Verschlechtern des Gelenkzustandes verhindern, die Beschwerden bessern, muskuläre Dysbalancen ausgleichen und die Durchwalkung des Knorpels sicherstellen.

• Bei dem Patellasehnenspitzensyndrom handelt es sich um einen entzündlichen Reizzustand der Patellasehne unterhalb der Kniescheibe (vgl. SCHEIBE 1991, 66). Die Ursachen liegen häufig in zu intensivem Schnellkrafttraining oder muskulären Dysbalancen, insbesondere bei jungen Sportlern. Häufig hilft ein Knietraining mit reduzierter Intensität unterhalb der Schmerzgrenze mit spezieller Übungsauswahl (vgl. S. 272).

• 70% der Bänderverletzungen am Kniegelenk ereignen sich beim Sport (vgl. DEGENHART u. a. 1992, 61). Die damit einhergehende Instabilität des Knies und die hohe Wahrscheinlichkeit einer erneuten Verletzung machen die Notwendigkeit deutlich, die Muskulatur als aktive Stabilisatoren des Kniegelenks optimal aufzutrainieren.

• Meniskusschäden können sowohl durch Verschleiß als auch durch Verletzungen entstehen. Dabei ereignen sich am Innenmeniskus, der mit dem inneren Seitenband fester verwachsen ist, zehnmal häufiger Risse als im freier beweglichen Außenmeniskus. Die Ursachen können Arbeiten in der Hockstellung, Drehbelastungen bei gebeugtem Knie (Fußball, Skilauf) oder hohe Stauchungskräfte, z. B. durch Sprungbelastungen, sein.

8.3 Knietraining – aber richtig

Elemente der „Knieschule"

Das Kniegelenk erfordert aufgrund seiner komplexen Struktur auch eine umfassende Trainingskonzeption, in deren Mittelpunkt die Kräftigung der Muskulatur steht. Die zentrale Komponente Muskelkräftigung muß durch ergänzende Übungen zur Koordination für Sport und Alltag nutzbar gemacht werden. Krafttraining, Verletzungen, Beschwerden und muskuläre Dysbalancen ziehen auch oft Verkürzungen der Muskeln nach sich. Deshalb ist Muskeldehnung ein weiteres wichtiges Element des Knietrainings (vgl. Kapitel Beweglichkeittraining). Wie in der Rückenschule, so soll auch in der „Knieschule" das Alltagsverhalten so gestaltet werden, daß unfunktionelle Belastungen vermieden und die Hinweise für „kniegerechtes" Verhalten befolgt werden. Dabei soll Ihnen das Knietraining auch Spaß machen, und Ihre Erfolge werden Sie motivieren, dranzubleiben.

Das Knie in Alltag und Sport - Do's and Dont's

- Sorgen Sie für regelmäßige Bewegung. Die notwendige Ernährung und das Durchwalken von Gelenkknorpel und Menisken erfolgt nur bei regelmäßiger Bewegung mit Be- und Entlastung der Kniegelenke.

- Vermeiden Sie das langandauernde Tragen schwerer Lasten, streben Sie Idealgewicht an. Hohe Druckkräfte belasten unsere Wirbelsäule und unsere Knie. Häufiges und langes Tragen großer Lasten spüren die Kniegelenke ebenso wie die Dauerlast deutlichen Übergewichts.

- Vermeiden Sie langandauernde tiefe Hockpositionen. Schonen Sie Ihr Knie und „hängen" Sie sich in der tiefen Hocke nicht mit entspannter Muskulatur in den Bandapparat des Kniegelenks.

- Knien Sie sich nicht auf harten Untergrund. Legen Sie ein Kissen unter oder tragen Sie Knieschoner. Bei Bergleuten und Fliesenlegern können Knieschäden berufsbedingt auftreten.

- Meiden Sie Drehbewegungen unter Druck mit gebeugten Beinen. Drehbewegungen im Fußball, Skilauf und Gehen in der tiefen Hocke („Entengang") sind besonders kniebelastend und kniegefährdend.

- Beachten Sie die folgende Rangliste der kniebelastenden Übungen; vermeiden Sie die Übungen mit hohen Belastungen ohne langfristiges aufbauendes Vorbereitungstraining.
    * Niedersprungtraining mit Zusatzgewicht und kurzen Bodenkontaktzeiten; bei sogenannten reaktiven Sprungformen ergeben sich extreme Belastungsspitzen für Wirbelsäule, Gelenke und Muskulatur.
    * Explosiv ausgeführte Sprungübungen, insbesondere aus der tiefen Hocke, in die tiefe Hocke, mit Zusatzgewicht.
    * Schnellkräftig ausgeführte Übungen mit hohen Lasten: Beinpresse, Kniebeuge.
    * Exzentrische, bremsende Belastungen mit hohen Stauchungskräften. Zum Beispiel Landungen nach Sprüngen; je höher die Fallhöhe und je größer die Anzahl der Sprünge, desto stärker ist die Belastung; hohe exzentrische Belastungen an Kraftmaschinen; High Impact Aerobic (Aerobic mit zahlreichen Sprung- und Hüpfelementen); Bergab-, Treppabgehen; benutzen Sie beim Bergabgehen Skistöcke zur Entlastung der Kniegelenke; Joggen - bei jedem Laufschritt muß der „fliegende" Körper abgefangen werden.

- Nutzen Sie die knieschonenden, kraftausdauerorientierten Übungen (vgl. Knieprogramme). Radfahren mit nicht zu tiefer Satteleinstellung und geringem Widerstand (kleiner Gang, in ebenem Gelände oder Fahrradergometer) ist besonders günstig.

- Vermeiden Sie muskuläre Dysbalancen, die durch Bewegungsmangel und einseitige berufliche oder sportliche Belastungen entstehen können. Absolvieren Sie regelmäßig ein ausgleichendes, gesundheitsorientiertes Kraft- und Dehntraining für alle das Kniegelenk beeinflussenden Muskeln. Dehnen Sie vor allem die häufig verkürzte Beinbeugemuskulatur an der Rückseite des Oberschenkels.

- Beachten Sie die achsengerechte Stellung von Fuß-, Knie- und Hüftgelenken in Alltag und Sport. Achsengerecht heißt: Das Knie bleibt beim Beugen genau über dem Fuß und wird nicht nach innen oder außen gedreht. Vermeiden Sie X- oder O-Beinstellung der Kniegelenke sowie das nach Innen-(Überpronation) oder nach Außen-Kippen (Supination) des Fußgelenks, indem Sie z. B. Schuheinlagen verwenden.

- Vermeiden Sie Übungen, bei denen Scherkräfte auf das Kniegelenk einwirken. Der Zwischenfersensitz und der Hürdensitz können die inneren passiven Kniestabilisatoren wie Innenband und Innenmeniskus unfunktionell belasten.

- Vermeiden Sie Dauerdruck oder Dauerzug auf die Bänder des Kniegelenks, z. B. langes Sitzen mit übereinandergeschlagenen Beinen oder mit hochgelegten gestreckten Beinen.

Tips für das Training bei vorgeschädigtem Knie

- Übungen im „geschlossenen System" sind in den meisten Fällen Übungen im „offenen System" vorzuziehen.
  Geschlossenes System bedeutet, daß z. B. bei einer Kniebeuge das Endglied der Bewegungskette - der Fuß - fixiert ist, also die Bewegungskette geschlossen ist. Dies stellt eine optimale Gelenkmechanik sicher, verringert die Druckkräfte, vermeidet Scherkräfte und entlastet die Bänder durch Einsatz weiterer Muskeln.
  Offenes System bedeutet, daß z. B. bei einer Beinstreckübung im Sitzen (Widerstand am Unterschenkel)das Endglied der Bewegungskette - der Fuß - frei, also die Bewegungskette offen ist. Dies beeinflußt die Gelenkmechanik negativ: Die Druckkräfte nehmen bei zunehmender Beinstreckung zu, die Scherkräfte belasten das vordere Kreuzband (Bewegung einer „vorderen Schublade"), weitere Muskeln können nicht gelenkstabilisierend unterstützen.

- Beachten Sie das Schmerzsignal.
  „Gelobt sei, was hart macht" und „no pain, no gain" gelten im gesundheitsorientierten Training nicht - im Gegenteil. Beobachten Sie sich genau, welche Übungen sind schmerzhaft beim Üben, unmittelbar nach dem Training und länger nachwirkend? Ändern Sie die Übung, verringern Sie die Bela-

stung, bis Schmerzfreiheit eintritt, oder lassen Sie diese Übung ganz weg.

- Kein Training bei akuten Verletzungen.
Verzichten Sie auf das Training bei Schmerzen, fehlender Diagnose, frischen Verletzungen und akuten entzündlichen Prozessen. Beginnen Sie erst wieder mit dem Training nach vollständigem Ausheilen der Verletzung und gegebenenfalls abgeschlossener Reha-Behandlung.

- Haben Sie Geduld.
Das Auftrainieren der Muskulatur um das Kniegelenk ohne Überbelastung der passiven Gelenkstrukturen ist ein langwieriger Balanceakt, bei dem Sie sich auf ein mehrmonatiges bzw. mehrjähriges, am besten lebenslanges wohldosiertes Training einstellen müssen. Die große Anpassungsfähigkeit des Körpers wird es Ihnen ermöglichen, bei regelmäßigem und dauerhaftem Üben auch große Beeinträchtigungen „in den Griff" zu bekommen. Dies gilt vor allem für die langwierigen Arthrosebeschwerden.

- Trainieren Sie die gesamte, das Kniegelenk beeinflussende Muskulatur. Vernachlässigen Sie, neben der Oberschenkelvorder- und -rückseite auch die Oberschenkelinnen- und -außenseite sowie die Gesäß- und Wadenmuskulatur nicht.

- Nach Verletzungen des vorderen Kreuzbandes gilt:
  * Meiden Sie Beinstreckübungen im „offenen System"; ziehen Sie Fahrradfahren, Beinpresse mit leichten Gewichten und Varianten der Kniebeuge (vgl. S. 272) vor.
  * Vermeiden Sie Übungen mit Einwärtsdrehung des Unterschenkels; die Kreuzbänder werden dabei gegeneinander verdreht und gespannt.
  * Verzichten Sie zunächst auf die völlige Streckung und maximale Beugung des Kniegelenks. Später sind tiefe Einbeinkniebeugen mit Entlastung in der tiefen Phase der Bewegung durchaus angebracht.
  * Kräftigen Sie insbesondere die Muskeln der Oberschenkelrückseite durch Beinbeugeübungen.

- Nach Verletzungen des hinteren Kreuzbandes gilt:
  * Verzichten Sie zunächst auf Beinbeugeübungen sowie tiefe Kniebeugen.

Übungsprogramme

Kniebeuge - die zentrale Übung des Knietrainings

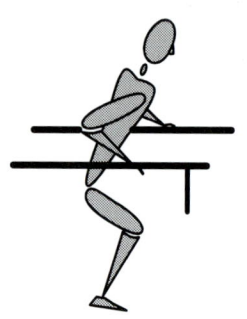

Erleichterte Kniebeuge

- Entlastung durch Stütz mit beiden Händen = Verringerung des Körpergewichts
- Dosiertes Kniebeugen mit Entlastung
- Größe der Gewichtsreduzierung und der Tiefe der Kniebeuge je nach Belastbarkeit und Beschwerdebild

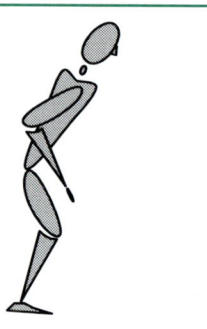

Teilkniebeuge

- "Hohe" Kniebeuge; Kniewinkel ca. 120°

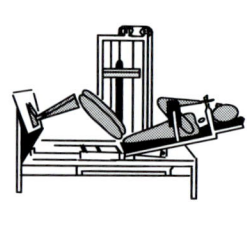

Kniebeuge an Maschinen

- Beidbeinige Kniebeuge an der Beinpresse (Leg-press-Maschinen)
- Das Zusatzgewicht kann von sehr leicht (vgl. Übung 1, erleichterte Kniebeuge) bis sehr schwer gewählt werden.

Kniebeuge - die zentrale Übung des Knietrainings

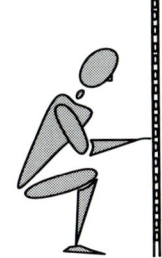

Beidbeinige tiefe Kniebeuge

- Halt beider Hände sichert das Gleichgewicht
- Fußspitzen können ca. 45° nach außen zeigen
- Tiefes, kontrolliertes, kontinuierliches Beugen und Strecken der Beine
- Im tiefsten Punkt nicht passiv „absitzen", sondern Muskelspannung aufrechterhalten

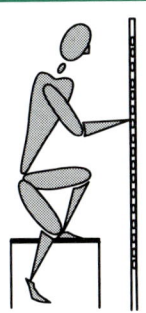

Einbeinkniebeuge

- Einbeiniger Stand auf einer Bank (Hocker, Kasten)
- Halt beider Hände sichert das Gleichgewicht und die achsengerechte Ausführung
- Tiefes Beugen des Standbeins und leichtes Aufsetzen des Spielbeins, so früh und so lange wie möglich
- Kontinuierliche, langsame Einbeinkniebeuge
- Für Fortgeschrittene mit leichtem Zusatzgewicht (Sand-sack) möglich

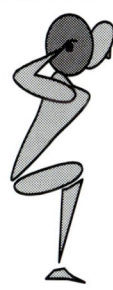

Kniebeuge mit Zusatzgewicht (Hantel)

- Technik der freien Kniebeuge lernen (Trainer)
- Anfangs sehr leichte Gewichte benutzen
- Immer hochkonzentriert arbeiten
- Bei Rückenbeschwerden Übung weglassen
- Vorsicht beim Aufnehmen und Ablegen des Gewichts (Partner, Ständer)
- Ggf. Fersen leicht erhöhen (dünne Hantelscheibe unter-legen)

Grundsätze des Kniebeugetrainings

1. Die Kniebeuge ist die wichtigste Übung zur Kräftigung der Bein- und Gesäß-muskulatur.

2. Die Kniebeugevariationen 1-6 weisen eine Zunahme der Belastung auf. Je nach Leistungs- und Beschwerdestand kann die Intensität der Belastung fein dosiert werden.

3. Zum Aufwärmen sollen immer 15-20 Wiederholungen der beidbeinigen Knie-beuge - mit oder ohne Entlastung, je nach Beschwerdebild und Leistungs-fähigkeit - durchgeführt werden.

4. Die Belastung kann vor allem durch folgende Maßnahmen verringert wer-den:
- Entlastung durch Verringerung des Körpergewichts (vgl. Übung 1) oder Wahl kleiner Zusatzgewichte (vgl. Übung 3).
- Verringerung der Tiefe der Kniebeuge (vgl. Übung 2).
- Das Öffnen der Beine und leichtes Auswärtsdrehen der Fußspitzen erleich-tert das stärkere Beugen der Knie- und Hüftgelenke und verringert mögli-cherweise die Belastung.

5. Die Teilkniebeuge trainiert vorwiegend die inneren und äußeren Muskelan-teile des Kniestreckers (M. vastus medialis und M. vastus lateralis). Die tiefe Kniebeuge belastet in stärkerem Maß den geraden Schenkelmuskel (M. rectus femoris).

6. Die Einbeinkniebeuge ist die variabelste und wichtigste Übung. Sie ermög-licht zum einen durch Variation der Standhöhe und Unterstützung durch das Spielbein und die Arme eine große Entlastung, zum anderen eine intensive und effektive Kräftigung der Muskulatur ohne zusätzliche Belastung des Rük-kens.

Beispiel: Körpergewicht des Übenden 80 kg; bei einer beidbeinigen Kniebeu-ge wird jedes Bein mit 40 kg belastet, bei der Einbeinkniebeuge das Standbein mit 80 kg - bis auf den tiefsten Kniewinkel, in dem das Aufsetzen des Spielbeins für Entlastung sorgt. Diese Belastung entspricht der einer beidbeinigen Knie-

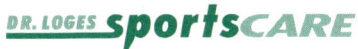
beuge mit 80 kg Zusatzlast (80 kg Körpergewicht plus 80 kg Zusatzlast, verteilt auf zwei Beine = 80 kg Belastung pro Bein).

Folgende zusätzliche Ausführungskriterien sind zu beachten:

- Fußstellung gerade auf der erhöhten Standfläche
- Körperschwerpunkt bleibt während der gesamten Übungsausführung in der Mitte des Fußes; die Ferse wird nicht angehoben
- Fuß-, Knie- und Hüftgelenk auf einer Achse
- Spielbein neben der Bank aufsetzen; Entlastung je nach Leistungsfähigkeit
- Durch leichtes Zusatzgewicht (Sandsack) kann eine weitere, gut dosierbare Intensitätssteigerung erreicht werden.

7. Im gesundheitsorientierten Fitnesstraining ist die beidbeinige Kniebeuge mit Zusatzlast nicht notwendig. Die Technik dieser komplexen Übung muß zunächst unter fachkundiger Anleitung gelernt werden. Bei höheren Lasten steigt die Verletzungsgefahr insbesondere des unteren Rückens.

Ergänzende Kräftigungsübungen

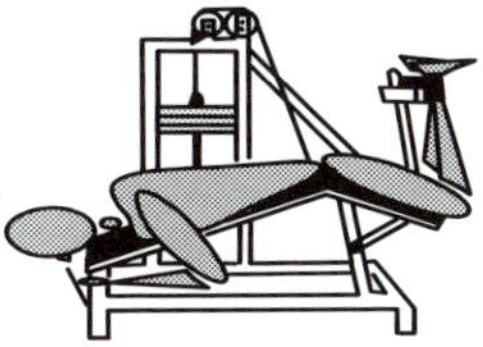

Beinbeugen

- Kräftigung der Oberschenkelrückseite
- Beinbeugen an Maschinen

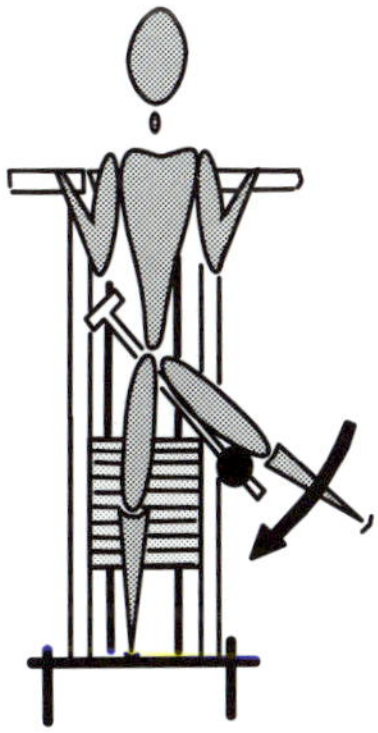

Beine schließen

- Kräftigung der Adduktoren
- Beine schließen und öffnen an Hüft-Adduktionsmaschinen zum Training der Oberschenkelinnenseite

Ergänzende Kräftigungsübungen

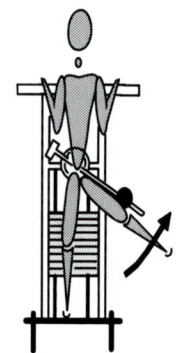

Beine spreizen

- Kräftigung der Abduktoren
- Beine spreizen an Hüft-Abduktionsmaschinen zum Training der Muskeln des Gesäßes und der Oberschenkelaußenseite

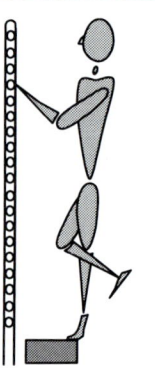

Wadenheben

- Kräftigung der Wadenmuskulatur
- Auf einer Stufe (Podest) den Körper in den Ballenstand heben
- Kontrolliertes Heben und Senken; höchsten Punkt zwei Sekunden halten
- Intensivierung durch einbeinige Ausführung oder durch Verwendung leichter Zusatzgewichte (z. B. Sandsack)

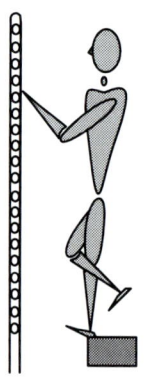

Vorderfußheben

- Kräftigung der Muskulatur der Unterschenkelvorderseite
- Auf einer Stufe (Podest) den Vorderfuß heben
- Kontrolliertes Heben und Senken, höchsten Punkt zwei Sekunden halten
- Intensivierung durch einbeinige Ausführung oder durch Verwendung leichter Zusatzgewichte (z. B. Sandsack)

Fußarbeit und Koordination

Die Stabilität der Beinachsen wird entscheidend von der Funktionstüchtigkeit des Fußes bestimmt. Störungen der Fußstatik beeinflussen auch das Kniegelenk negativ. Die Übungen zur Verbesserung der Fußstabilität stellen eine wichtige Ergänzung der Kräftigungsprogramme dar.

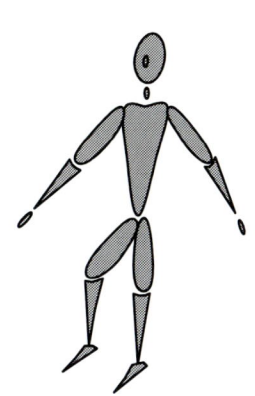

Einbeinstand mit Variationen

- Spielbein vor-, rückspreizen, vor-, rückschwingen, Zahlen schreiben
- Ball prellen
- Augen schließen
- Hände in die Hüfte stemmen
- Auf Weichbodenmatte, im Sand
    - Achsengerechte Beinhaltung
    - Feste Hüfte, festes Knie
    - Stabilisieren, nicht balancieren

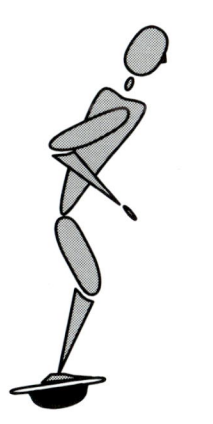

Stand auf instabiler Unterlage

- Kippbrett mit einer Bewegungsachse
- Rollbrett
- Schaukel
    - Häufige und schnelle Belastungswechsel schulen das neuromuskuläre System
- Ziele: Mittelstellung der Gelenke halten, Bewegungsausschlag reduzieren

Fußarbeit und Koordination

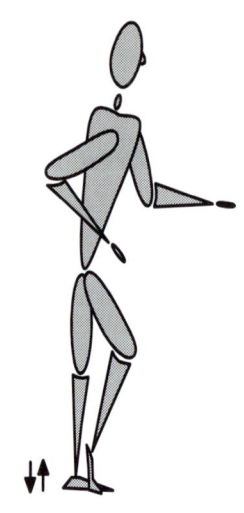

Fußgelenksarbeit

- Vollständiges Abrollen des Fußes
- Vollständige Kniestreckung
- Richtungswechsel: vorwärts, seitwärts, rückwärts, im Kreis

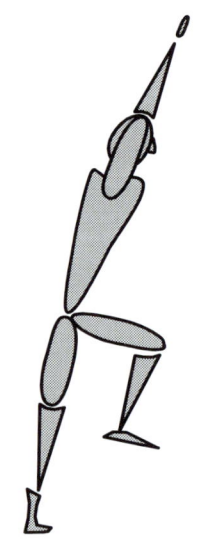

Kniehebegehen

- Vollständige Streckung des Standbeins
- 90°-Winkel in Knie-, Hüft-, Fußgelenk
- Becken aufrichten
- Position stabilisieren und langsam Ferse vom Boden lösen
- Arme nach oben strecken

8.4 Literatur

BIEDERMANN, L., EISINGBACH, T., KLÜMPER, A.:
Sportphysiotherapie und Rehabilitation.
Stuttgart/New York 1992².

DEGENHART, M., DIESCH, PUHL, W., SCHARF, H.-P.:
Das Atrophiemuster der Oberschenkelmuskulatur nach Sportverletzungen und seine Konsequenzen für die Rehabilitation.
In: Deutsche Zeitschrift für Sportmedizin 43 (1992) 2, 61-67.

GLÄSER, H.:
Skiunfallstatistik - Ergebnisse und deren richtige Interpretation unter besonderer Berücksichtigung der Knieverletzungen.
In: DSV Skischule o. Jg. (1990), 47-53.

KUROCK, W., SENNERICH, T.:
Beitrag zur Epidemiologie der Sportverletzungen.
In: Deutsche Zeitschrift für Sportmedizin 39 (1988), 136-141.

LAUTERBACH, R., KREUZER, T.:
Lateralität bei Sportverletzungen im Freizeitsport Berufstätiger.
In: Medizin und Sport 31 (1991), 8-9.

MÜLLER, W.:
Das Knie. Form, Funktion und ligamentäre Wiederherstellungschirurgie.
Stuttgart/New York 1982.

SCHEIBE, J.:
Behandlung sportbedingter Schäden des Kniegelenks.
In: Medizin und Sport 31 (1991) 3/4, 66-67.

SCHMICKLER, E. D.:
Rückgang im allgemeinen und Zunahme der schweren Skiunfälle.
In: DSB Presse (1993) 10, 6-7.

WEINECK, J.:
Sportanatomie. Erlangen 1988.

Teil IX:

Alterssport

9. Alterssport

9.1 Treffen Sie die richtige Wahl

Die Gegensätze sind kraß: Auf der einen Seite sind wir beeindruckt von der steigenden Anzahl vitaler älterer Menschen, die noch mit ihren Enkeln gemeinsam Sport treiben können, und die uns auf Skipisten, in Fitness-Studios, beim Segeln, Bergsteigen und Tennisspielen mit ihrer erstaunlichen Leistungsfähigkeit überraschen. Zu dieser Gruppe zählen nicht nur die immer zahlreicheren, gut trainierten Altersklassenwettkämpfer, die Marathonläufe, Triathlon-Wettbewerbe und ultralange Lauf- und Radstrecken bewältigen, sondern auch die große Zahl unorganisierter Gesundheits- und Fitness-Sportler, die sich bis ins höchste Alter voller Energie und Lebensfreude leistungsfähig und weitgehend beschwerdefrei erhalten. Auf der anderen Seite erschreckt uns die ebenfalls wachsende Zahl an "vorzeitig gealterten" 30-50jährigen, die übergewichtig und leistungsschwach bereits in jungen Jahren vom Herzinfarkt bedroht sind, ihren Streß mit Medikamenten bekämpfen und nicht mehr in der Lage sind, mit ihren Kindern radzufahren, Berge zu besteigen oder längere Strecken zu schwimmen oder zu laufen.

Wenn auch unsere Kenntnisse von den Alterungsvorgängen noch lückenhaft sind, wissen wir heute doch mit Sicherheit, daß frühzeitiger Leistungsabfall in starkem Maße auf ungesunde Lebensweise zurückzuführen ist und nur zum Teil auf altersbedingte Verfallserscheinungen. Untätigkeit, Schonung und das Vermeiden jeder Anstrengung beschleunigen den geistigen und körperlichen Abbau entscheidend. Die fatalistische Haltung "Das kann ich nicht, dafür bin ich zu alt" ist grundfalsch. Angemessene geistige und körperliche Beanspruchung das ganze Leben lang ist der beste Jungbrunnen. Die Anpassungsfähigkeit des Organismus bleibt lebenslang erhalten, so daß auch Späteinsteiger noch erstaunliche Erfolge erzielen können. Durch regelmäßiges Training von Körper und Geist können Sie Ihre Spannkraft und Leistungsfähigkeit bis ins hohe Alter erhalten und den Grundstein dafür legen, Ihr ganzes Leben ohne größere Einschränkungen genießen zu können (vgl. BOECKH-BEHRENS 1985).

9.2 Grundlagen des Alterns

Wer ist alt ?

Die Klärung dieser Frage hängt vom Blickwinkel des Betrachters und von den Kriterien ab, die angelegt werden:

- Gehen wir **von den Betroffenen aus**, dann werden sehr junge Menschen, nach dem Motto "trau keinem über 30", 35jährige als alt ansehen, und Arbeitgeber bezeichnen häufig bereits 45jährige Mitarbeiter als (zu) alt. Im Selbstbild älterer Menschen sind immer nur die anderen alt, niemals die Befragten selbst, unabhäng davon, wie alt sie selbst sind (vgl. OSWALD 1991).
- Nach der **kalendarisch-chronologischen** Sichtweise werden in den meisten Fällen 60 oder 65 Jahre als Altersbeginn angegeben. Auf den Abschnitt der jungen Alten folgen die alten Alten und schließlich die Hochbetagten über 80jährigen.
- **Sozialpädagogisch** gesehen ist die Pensionierung der Altersbeginn, und Themen wie Entberuflichung, Feminisierung und Individualisierung treten in den Vordergrund. Dabei sind die Sichtweisen von Frauen und Männern verschieden, weil mit zunehmendem Lebensalter die Frauen aufgrund ihrer höheren Lebenserwartung immer mehr in der Überzahl sind. Mehr als die Hälfte (54%) älterer Frauen leben in Einpersonenhaushalten gegenüber lediglich 16% der Männer (vgl. GLATZER 1992).
- Die **individuell-biologische** Perspektive beurteilt Alter nach der geistigen und körperlichen Leistungsfähigkeit sowie dem Beschwerde- und Gesundheitsstatus.
- **Entwicklungspsychologisch** betrachtet kann das Alter unter dem Aspekt von Gewinn und Verlust gesehen werden. Den altersbedingten Abbauvorgängen stehen vielfältige Alterspotentiale gegenüber (vgl. KRUSE 1990; siehe auch Seite 290).
- Aus der Vielfalt der möglichen **Lebensstile** können wir z.B. einen aktiven, gesundheitsorientierten Lebensstil, wie er in diesem Buch vertreten wird, von einem Lebensstil abgrenzen, der von Inaktivität im Alter und Risikofaktoren dominiert wird.

Diese Überlegungen zeigen die Heterogenität und Multidimensionalität des Alterns und verdeutlichen, daß die Menschen, je nach Blickwinkel, sehr unter-

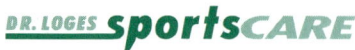

schiedlichen Alterskategorien zuzuordnen sind. Sport und gesundheitsorientiertes Traininig stellen im Alter positive Entwicklungschancen dar, die
in starkem Maße vom individuellen Lebensstil und biologischen Faktoren bestimmt sind.

Die "ergraute" Gesellschaft

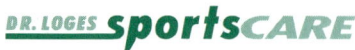

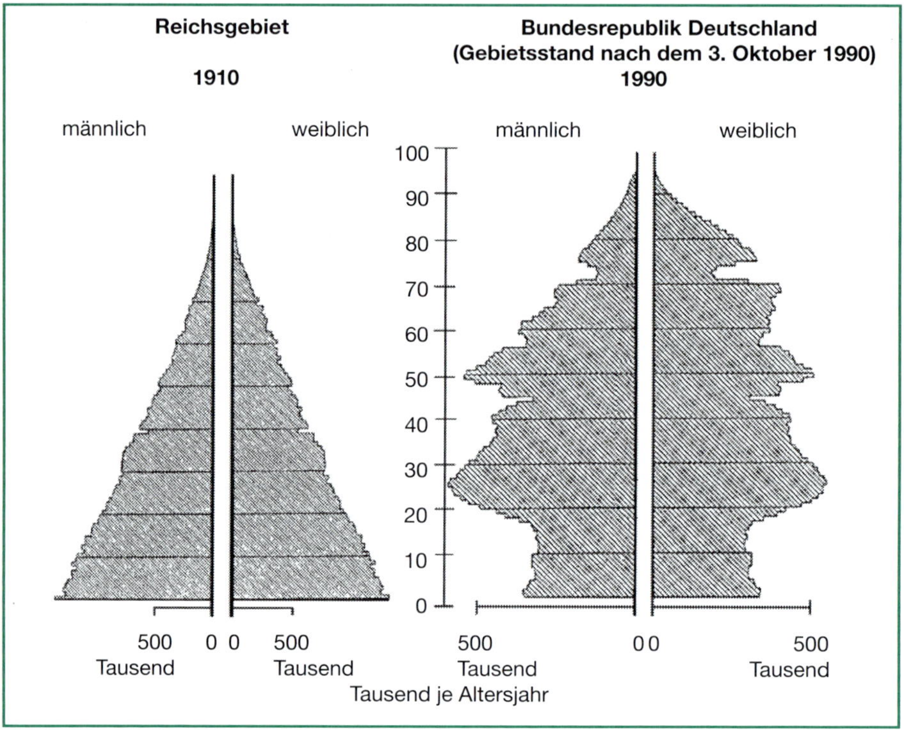

Abb. 32: Altersaufbau der Bevölkerung in Deutschland (STATISTISCHES BUNDESAMT 1992).

Die Alterspyramide, die durch die Altersstruktur der Bevölkerung in Deutschland im Jahr 1910 gebildet wird, ist im Jahr 1990 der Form einer "zerzausten
Wettertanne" gewichen. Diese zeigt deutlich die Zunahme des Anteils älterer
Menschen sowie den Überhang an Frauen in höherem Lebensalter. Die dra-
matische Weiterentwicklung dieses Trends in Richtung einer zunehmend äl-
ter werdenden Gesellschaft in Deutschland beweist auch die folgende
Bevölkerungsprognose:

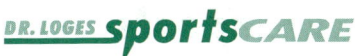

Altersstruktur	im Jahr 1987/88 in % (BRD und DDR)	im Jahr 2030 in %
bis 20 Jahre	22,2	17,1
20 - 59 Jahre	57,6	48,2
60 - 79 Jahre	20,2	34,7
80 Jahre und älter	3,6	5,8

Tab. 25: Bevölkerungsmodell für Deutschland (verändert nach KUHLMEY 1991).

Die durchschnittliche Lebenserwartung

Die prozentuale Zunahme der Zahl älterer Menschen ist eine Folge der höheren Lebenserwartung bei gleichzeitigem Geburtenrückgang. Da dieses Phänomen vor allem in den reichen Industrienationen eintritt, sehen wir eine deutliche Abhängigkeit der Lebenserwartung von äußeren Faktoren wie dem Bruttosozialprodukt und in dessen Folge von Faktoren, wie z. B. günstiger ärztlicher Versorgung, Arbeitszeitregelungen und Wohnverhältnissen.

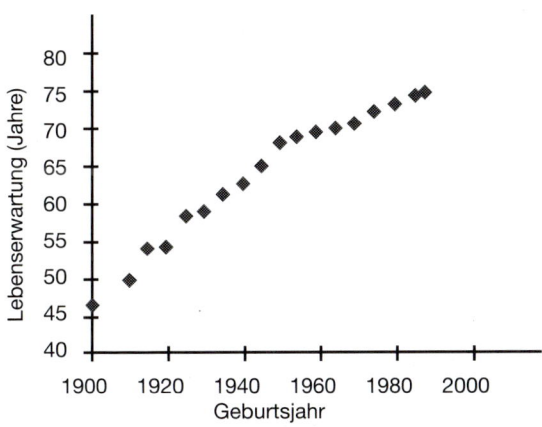

Abb. 33: Zunahme der statistischen Lebenserwartung der US-amerikanischen Bevölkerung als Funktion des Geburtsjahres. Eine deutliche Verringerung zeigt sich ab der Mitte des 20. Jahrhunderts - Zunahme der Lebenserwartung 1900-1955: 0,41 Jahre/Jahr, 1955-1987: 0,16 Jahre/Jahr (HÖHN 1994).

Die mittlere Lebenserwartung beträgt derzeit 71,2 Jahre für Männer und 78,1 Jahre für Frauen; sie hat sich in den letzten 100 Jahren verdoppelt. Der Anstieg der Lebenserwartung fiel von 0,41 Jahren pro Jahr zu Beginn dieses Jahrhunderts auf 0,16 Jahre pro Jahr in der Zeit von 1955 - 1987 und eine weitere Verlangsamung dieser Entwicklung kann angenommen werden, je mehr wir uns dem genetisch festgelegten maximalen Lebensalter der Gattung Mensch nähern. Aufgrund der hinzugewonnenen Jahre wird den Menschen nach dem 65. Lebensjahr ein "Drittes Lebensalter" geschenkt, das derzeit eine durchschnittliche Größenordnung von 16 (Männer) bis 23 (Frauen) Jahren mit weiterhin leicht steigender Tendenz aufweist (vgl. WILMS 1991, GLAZER 1992).

Das maximale Lebensalter des Menschen

Die maximale Lebensspanne von Mensch und Tier ist durch das Erbgut (genetisch) festgelegt. Die vorliegenden statistischen Daten lassen den Schluß zu, daß die maximale Lebensspanne des Menschen zwischen 110 und 115 Jahren liegen dürfte. Meldungen über wesentlich ältere Menschen halten einer kritischen Prüfung in der Regel nicht stand.

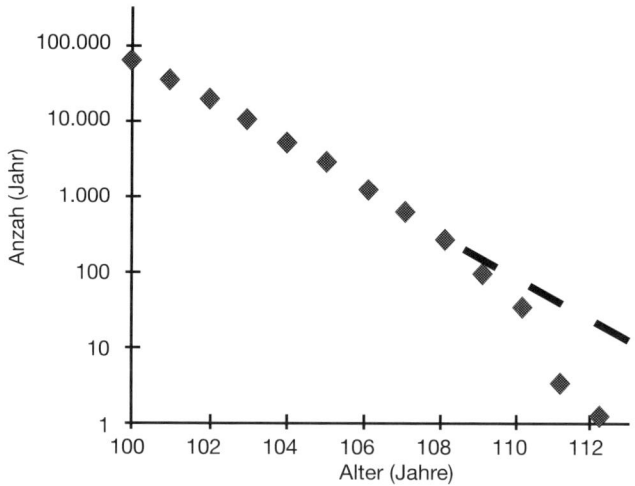

Abb. 34: Altersverteilung von über 100jährigen Frauen aus 13 Industriestaaten. Bis zum Alter von etwa 108 Jahren ergibt sich eine exponentielle Zunahme der Mortalität (Sterblichkeit). Danach zeigt sich eine Abweichung von der exponentiellen Beziehung (gestrichelte Linie) im Sinne einer beschleunigten Mortalität (vgl. HÖHN 1994).

Unter den von KANNISTO 1988 (in HÖHN 1994) erfaßten 52947 über hundertjährigen Frauen aus 13 Industrieländern sind knapp 200 Frauen 108 Jahre, nur 3 Frauen 111 Jahre und nur eine Frau, die 112 Jahre alt wurde. Bis zum Alter von 108 Jahren nimmt die Zahl der Überlebenden exponentiell ab. Danach zeigt sich eine Abweichung von der exponentiellen Beziehung (gestrichelte Linie) im Sinne einer noch stärkeren Abnahme bis zum maximalen Lebensalter von 112 Jahren.

Mit dem Anstieg der durchschnittlichen Lebenserwartung nimmt auch die Zahl der sehr alten Menschen kontinuierlich zu. So waren im Jahr 1938 in Deutschland nur 3 Menschen über 100 Jahre alt, 1994 sind es ca. 5.000 Personen und im Jahr 2022 werden es voraussichtlich bereits 100 000 sein.

Warum leben Frauen länger als Männer?

Die durchschnittliche Lebenserwartung von Frauen ist in allen Industrienationen 5-8 Jahre höher als die der Männer. Wenn auch die Ursachen für dieses Phänomen noch nicht endgültig geklärt sind, spielen mit großer Wahrscheinlichkeit genetische und umweltbedingte Faktoren eine Rolle.
Die genetisch bedingten Gründe sind darauf zurückzuführen, daß die Frau über zwei X-Chromosomen verfügt, der Mann über je ein X- und ein Y-Chromosom. Jede Schädigung, jede Mutation eines Gens eines X-Chromosoms trifft beim Mann alle Körperzellen, bei der Frau jedoch nur 50%. Darüber hinaus haben auch die höhere Unfall-, Krebs-, Infarkt- und Demenzhäufigkeit (Altersschwachsinn) der Männer sowohl biologische als auch umweltbedingte Gründe.
Für den Einfluß der Umwelt spricht vor allem der risikoreichere Lebensstil der Männer, der auch den höheren Nikotin- und Alkoholkonsum mit einschließt. Mit ansteigendem Lebensalter verschieben sich folglich die Geschlechterproportionen zunehmend zugunsten der Frauen. Auf 100 Frauen kommen im Alter von 70 bis 75 Jahren nur noch knapp über 50 Männer, im Alter von 85 bis 90 Jahren etwa 37, im Alter von 100 Jahren nur noch 20-25 (vgl. GLAZER 1992, HÖHN 1994).

Warum altern wir?

Die zahlreichen Theorien des Alterns spiegeln den Kenntnisstand der biomedizinischen Forschung der jeweiligen Zeit wider. Wurden anfangs Verände-

rungen im Stoffwechsel und die Anhäufung von schädlichen Stoffwechselprodukten (z. B. freie Sauerstoffradikale) als Gründe für das Altern angenommen und später Störungen des Hormon- und Immunsystems, werden heute
zunehmend die Ursachen für die Zellschädigungen in Defekten auf der Ebe-
ne unseres genetischen Materials (DNA) vermutet. Als Hauptursache des
Alterns wird die Zunahme genetischer Instabilität der Körperzellen gesehen.
Regelmäßig auftretende Schädigungen des genetischen Materials (Fehler-
theorie) können im Alter durch die nachlassende Effektivität der Reparatur-
systeme immer schlechter behoben werden. Folgende Gründe für DNA-Schä-
digungen sind experimentell nachgewiesen (vgl. HÖHN 1994):

1. Endogene (nicht vermeidbar) Gründe:
• Unser genetisches Material (DNA) unterliegt einer, bei 37° C Körpertemperatur unvermeidlichen wärmebedingten (thermodynamischen) Instabilität,
  die bei niedrigenTemperaturen wahrscheinlich erheblich geringer ausfal-
  len würde.
• Bei der Verarbeitung des mit der Luft eingeatmeten Sauerstoffs (Oxidati-
  on) entstehen in der Zelle ständig aggressive "freie Sauerstoffradikale", die
  zum größten Teil durch Schutzmechanismen (Antioxydantien, z. B. Mineralstoffe und Vitamine) unschädlich gemacht werden. Im Alter läßt die Wirksamkeit dieses Schutzschildes nach, und Schädigungen der DNA sind die
  Folge. Möglicherweise kann die Aufnahme zusätzlicher Vitamin- und Mineral-
  stoffgaben in der Form von Nahrungsergänzung den nachlassenden Schutz-
  schild teilweise stärken.

2. Exogene (zum Teil vermeidbare) Gründe:
  Zusätzlich zu den unausweichlichen inneren Schädigungsquellen sind wir
  lebenslang Stoffen ausgesetzt, die von außen auf uns einwirken und ebenfalls unser genetisches Material beschädigen. Die Intensität dieser Faktoren
  können wir zum Teil durch unser Verhalten beeinflussen, indem wir versuchen, die Schädigungsquellen zu meiden. Zu diesen exogenen Risikofaktoren zählen z.B. intensive Sonnenbestrahlung (UV-Licht), ionisierende Strahlung, radioaktive Strahlung, Schadstoffe in der Luft und der Nahrung.

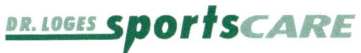

Altersstereotype

Das Bild vom Alter ist nicht selten gekennzeichnet von Unkenntnis, Vorurteilen und Klischeevorstellungen. In den USA wurde für die Diskriminierung des Alters der Begriff des "Ageism" (engl. age = Alter) geprägt, in Anlehnung an Begriffe wie Sexismus und Rassismus. Ageism besagt, daß das Alter einseitig mit zahlreichen negativ getönten Stereotypen in Verbindung gebracht wird, wie z. B. Nachlassen der geistigen und körperlichen Leistungsfähigkeit, Ende der Sexualität, Kräfteabbau, Gebrechlichkeit, Krankheit, Starrsinn, Vergeßlichkeit, Sich-Abfinden-Müssen, Passivität und Schonung. Viele alte Menschen übernehmen dieses negative Klischee des Alters, fühlen sich "alt", werden von ihrer Umwelt "alt" gemacht, verhalten sich "alt" und sorgen so dafür, daß sich das Vorurteil bewahrheitet.

Eine wesentliche Ursache für dieses ungerechtfertigt defizitorientierte Bild des Alters sind mangelnde Kenntnis und fehlendes Einfühlungsvermögen in die Belange älterer Menschen. Für eine objektive Bewertung ist ein Perspektivenwechsel notwendig, der es ermöglicht, die Welt durch die Augen alter Menschen zu sehen und nicht die Perspektive der jungen Generation als Maß aller Dinge anzusehen. Vorurteile werden häufig durch die Fixierung auf die Perspektive einer Bevölkerungsgruppe hervorgerufen. Der notwendige Rollentausch erfordert das Hineinversetzen in den anderen, eine "Nah- und Sorge-Perspektive". Um die komplexen Phänomene des Alters ausgewogen zu beurteilen, ist Flexibilität erforderlich, um zwischen zwei Perspektiven hin- und herschalten zu können. Diesen Perspektivenwechsel können wir an dem folgenden Vexierbild der jungen und der alten Frau verdeutlichen. Betrachten Sie das Bild und versuchen Sie einen Perspektivenwechsel, indem Sie zwischen dem Abbild der alten und dem der jungen Frau hin- und herschalten (vgl. ILLHARDT 1993).

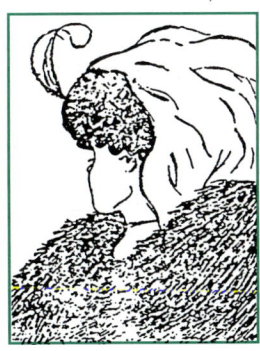

Abb. 35: Vexierbild nach F. BARTLETT (vgl. ILLHARDT 1993).

Potentiale im Alter

Die einseitig pessimistisch-negative Sichtweise wird dem Alter nicht gerecht. Den unzweifelhaft eintretenden Einschränkungen stehen zahlreiche altersspezifische Entwicklungsmöglichkeiten und Potentiale gegenüber, die sowohl für den einzelnen als auch für die Gesellschaft von Bedeutung sind:

- Im Rahmen der kognitiven Entwicklung nimmt zwar die mechanische, schnelligkeitsorientierte, abstrakte Intelligenz im Altersgang deutlich ab, kann jedoch durch "Gehirnjogging" wieder gesteigert werden. Die erfahrungsgebundene, pragmatische, problemlösende Intelligenz zeigt im Alter jedoch keinen Rückschritt.
- In Spezialgebieten weisen alte Menschen häufig ein hervorragendes Expertenwissen und hohe Kompetenz auf. Diese exzellenten Fähigkeiten wurden häufig im Berufsleben und durch Hobbies erworben.
- Im Alter nimmt die Fähigkeit zu, einzelne Einschränkungen und Grenzen zu akzeptieren sowie zurückliegende Ereignisse und die Lebenssituation erneut zu bewerten und neue Lebensmöglichkeiten zu erkunden.
- Die Fähigkeit, Kompromisse zwischen dem Erwartetem und dem Erreichten zu schließen wird verbessert.
- Alte Menschen setzen sich vermehrt mit der zeitlichen Begrenztheit des eigenen Lebens auseinander und akzeptieren diese. Gleichzeitig nimmt die Fähigkeit zu, sich an den kleinen Dingen des Lebens zu freuen.
- Die Lebenserfahrung ermöglicht es älteren Menschen, sich ein ausgewogenes differenziertes Urteil über praktische Lebensfragen zu bilden und Aufgaben pragmatisch zu lösen.
- Die Fähigkeit, eigene Bedürfnisse zurückzustellen, Verantwortungsgefühl für andere Menschen und für die Zukunft der Gesellschaft zu entwickeln, nimmt im Alter zu.

Die meisten der dargestellten Potentiale im Alter sind in Untersuchungen der Gerontologieforschung gefunden worden. Mehrere dieser Fähigkeiten sind bereits in jüngeren Altersgruppen zu finden, ihre Ausprägung verstärkt sich jedoch im Alter (vgl. KRUSE 1990). Die Potentiale, die alternden Menschen im körperlichen Bereich verbleiben, werden in den folgenden Abschnitten ausführlich dargestellt.

Das persönliche Altersbild

Ein ausgewogenes differenziertes Bild des Alters kommt erst dann zustande, wenn auch die Betroffenen selbst zu Wort kommen. Wie sieht das persönliche Altersbild älterer Menschen aus? Bei einer Befragung von Personen im Alter zwischen 63 und 96 Jahren konnten folgende Ergebnisse ermittelt werden (vgl. OSWALD 1991):
- Ein generell negatives Altersbild konnte nicht gefunden werden.
- Im Gegensatz zur Beurteilung durch Außenstehende bezeichnete sich keine der befragten Personen selbst als "alt", nicht einmal der 96jährige. Der Beginn des "Altseins" wurde im Durchschnitt mit 71,6 angegeben. Das durchschnittliche Alter der Befragten betrug 76,1 Jahre.
- Folgende Themen, die für die eigene Person als zutreffend bezeichnet wurden, wurden häufig genannt: Geistige und körperliche Aktivität, Ruhe und Zeit haben, Gelassenheit, Aufgabenorientierung, Selbständigkeit, Bedeutung sozialer Kontakte, Routine, Erfahrung, Reife, Veränderung und Wandel, Ordnung schaffen. Aspekte wie Vergangenheitsorientierung, Alleinsein, Kräfteabbau und Krankheit werden durchaus als altersspezifisch thematisiert, spielen aber für die eigene Person offensichtlich keine dominierende Rolle.

Merksätze zum Thema Alter und Sport

Beim Studium der Literatur zum Thema Alter und Sport stößt man auf zahlreiche originelle Merksätze oder Lebensweisheiten, die in komprimierter Form die Kernaussagen oft einprägsamer ausdrücken als langatmige Erläuterungen. Eine Auswahl dieser Aussprüche enthält die Tabelle 26 auf der nächsten Seite.

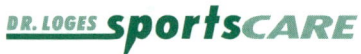

Sentenzen zum Thema Altern und Sport

1) Wer rastet der rostet - Use it or loose it.

2) Dem Sport treu bleiben heißt, länger leben und länger mehr vom Leben haben.

3) Sport ist nicht Mord, sondern der Tod vieler Beschwerden und Risikofaktoren.

4) In Rente gehen ja, aber nicht in den Ruhestand.

5) Altern ist eine Lebensleistung und beginnt nicht erst im Rentenalter (MEUSEL 1990).

6) Sport erhält uns "20 Jahre lang 40 Jahre jung" (HOLLMANN/HETTINGER 1990).

7) Mit 66 Jahren, da fängt das Leben an, mit 66 Jahren, da hat man Spaß daran (UDO JÜRGENS).

8) Add life to your years, not just years to your life.

9) While most of us are growing older, some of us are growing younger (BORTZ 1990).

10) Aging is a self fulfilling prophecy and only you can decide the kind of person you´ll become (BORTZ 1990).

Tab. 26: Merksätze zum Thema Altern und Sport.

9.3 Die Altersfalle

In den folgenden Kapiteln drehen wir das bekannte Schema um und betrachten zunächst die schlechte Nachricht, um anschließend die gute Nachricht folgen zu lassen. Zunächst charakterisieren wir die Altersfalle, in die die Mehrzahl von uns beim Älterwerden gerät, indem wir die physiologischen Alterungsvorgänge, die nachlassende Leistungsfähigkeit, die Alterserkrankungen, das Problem der körperlichen Inaktivität und den sich daraus ergebenden gesundheits- und lebensbedrohlichen Circulus vitiosus beleuchten.

Anschließend widmen wir uns den Alterschancen: Der Kraft der Umweltfaktoren, den eigenen Einflußmöglichkeiten und dem positiven Kreislauf von Training, Vermeidung von Risikofaktoren und Alterskrankheiten sowie der Beeinflussung von Altersbeeinträchtigungen.

Physiologie des Alterns

Altern ist keine Krankheit, sondern eine angeborene Gesetzmäßigkeit, eine evolutionsbiologische Notwendigkeit der Generationenfolge, der niemand entfliehen kann. Mit zunehmendem Lebensalter treten u. a. folgende Veränderungen ein:

• "Biomorphose" (Altersveränderungen der Organe)
• Reduzierte Leistungsfähigkeit
• Möglicherweise verringerte Anpassungsfähigkeit und somit Abnahme der Trainierbarkeit (Hierzu gibt es auch andere Auffassungen, vgl. HOLLMANN 1993)

In allen Organen treten mit zunehmendem Lebensalter vergleichbare Veränderungen unterschiedlicher Ausprägung auf, die in der Regel durch Begriffe wie Atrophie, Abnehmen, Verhärtung und Verkalkung gekennzeichnet werden können. Eine Auswahl von Alterungserscheinungen der Organe verdeutlicht Tabelle 27 auf der nächsten Seite.

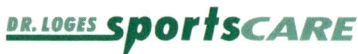

Organ	Alterungsprozesse
Stütz- und Bewegungs-apparat	
Körpergröße	Nimmt ab, u.a. aufgrund der Abnahme der Bandscheiben-höhe und der Zunahme der Alterskyphose (Altersrund-rücken)
Knochen	Abnahme der Knochenbälkchen und der Mineralien, erhöhte Bruchgefahr (Osteoporose)
Sehnen und Bänder	Wasserverlust, verminderte Durchblutung, verringerte Elasti-zität
Muskulatur	Die Muskelmasse nimmt vom 20. - 70. Lebensjahr um ca. 30% - 40% ab (vgl. HOLLMANN 1990)
Herz-Kreislauf	
Herz	Gewichtszunahme vom 30. - 80. Lebensjahr um 1,0g (Män-ner) bzw. 1,5g (Frauen) pro Jahr durch die Mehrarbeit auf-grund des Anstiegs des Gefäßwiderstandes (vgl. WILMS 1991)
Herzklappen	Verfestigung des Herzklappengewebes durch Kalkein-lagerungen und Vermehrung des Kollagengewebes
Gefäße	Verhärtung und Verdickung der Gefäßwände, Abnahme der Elastizität, Abnahme des Gefäßdurchmessers
Blutdruck	Nimmt zu
Lunge	Abnahme der Zahl der Alveolen (Lungenbläschen), dadurch kleinere Gesamtaustauschfläche; Verringerung der Elastizi-tät der Lunge; Verminderung der maximalen Sauerstoff-aufnahme
Nieren	Abnahme von Größe und Gewicht
Leber	Abnahme des Gewichts um bis zu 50% beim 80jährigen (vgl. WILMS 1991)

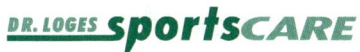

Organ	Alterungsprozesse
Nervensystem	
Gehirn	Wasserverlust, Verminderung des Gewichts, Schwund von höchstens 10% - 20% der Neurone, jedoch ohne wesentliche Funktionseinbußen (vgl. WILMS 1991)
Sinnesorgane	Abnahme der Ganglienzellen; ein 75jähriger hat z.B. nur noch 36% der Geschmackspapillen der Zunge (vgl. WEINECK 1986); Abnahme der Hör- und Sehfähigkeit
Haut	Schwund an Kollagen, Wasserverarmung von 10% - 15%, die Haut wird dünner, durchsichtiger (vgl. WEINECK 1986)
Fettgewebe	Zunahme

Tab. 27: Physiologische Alterungserscheinungen der Organe.

Parallel zu Alterungsvorgängen der Organsysteme kann im Laufe des Lebens nach einer Hochleistungsphase eine durchschnittliche Abnahme der körperlichen Leistungsfähigkeit festgestellt werden. Dieser Vorgang der Leistungsminderung kann beispielhaft durch die folgende Graphik verdeutlicht werden.

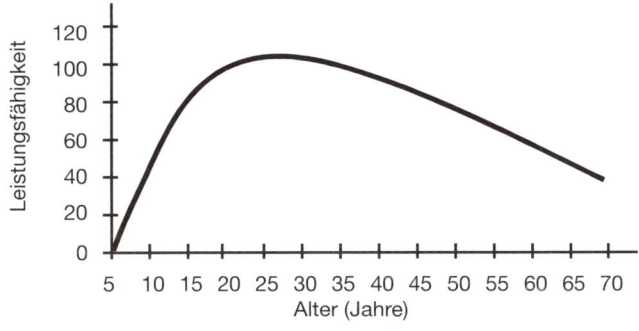

Abb. 36: Verlauf der durchschnittlichen Leistungsfähigkeit im Laufe des Lebens.

Nach einem steilen Anstieg in der Jugend erreicht die Leistungsfähigkeit in der Regel Höchstwerte zwischen dem 20. und 30. Lebensjahr, um anschließend zunächst langsam, dann rascher abzufallen. Die Daten, die diesen Leistungsabfall belegen, sind an einer Bevölkerung erhoben worden, für die Sport keine Rolle spielt und die weitgehend körperlich inaktiv ist. Der typische Leistungsabfall kann folglich auch nur für diese bewegungsarme Gruppe alternder Menschen gelten. Einzelergebnisse, die die Leistungsreduzierung belegen, enthält Tab. 29 (vgl. Seite 300/301).

Risikofaktoren und Alterskrankheiten

Wir unterscheiden Kinderkrankheiten von Alterskrankheiten und ordnen so verschiedenen Lebensabschnitten jeweils typische Krankheiten zu. Kinderkrankheiten sind vornehmlich Infektionskrankheiten, die nach ihrer Bewältigung in positiver Weise lebenslange Immunität hinterlassen. Die zentralen Alterskrankheiten - Herzerkrankungen, degenerative Erkrankungen des Bewegungsapparates, Krebs, Stoffwechselerkrankungen, Erkrankungen der Atemwege, Krankheiten der Verdauungsorgane und Erkrankungen des Zentralnervensystems - treten im Alter meist nicht allein, sondern kombiniert und gehäuft auf (Polypathie, Multimorbidität). Bei über 65jährigen Patienten wurden bei 75% gleichzeitig mindestens drei Erkrankungen (vgl. WILMS 1991) gefunden. Alterserkrankungen haben sowohl endogene, durch das Erbgut bedingte, als auch exogene, durch die Umwelt bedingte Ursachen. Einige Evolutionsbiologen und Genetiker vermuten, daß gerade diejenigen Gene, die in der Jugend möglicherweise unsere körperliche und reproduktive Fitness erhöhen im Alter für Krankheit und Tod verantwortlich sind (vgl. HÖHN 1994). Wenn auch genetische Einflüsse bedeutsam sind, sind doch die meisten Risikofaktoren, die diese Alterskrankheiten verursachen und/oder unterstützen, durch gesundheitsbewußtes Verhalten weitgehend vermeidbar oder in ihrer Wirkung abschwächbar. Den Zusammenhang von Alterserkrankungen und Risikofaktoren zeigt Tabelle 28.

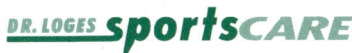

Zentrale Alters-krankheiten		Risikofaktoren die zur Entstehung und Verstärkung der Alterserkrankungen einen Beitrag leisten
Lebens-bedroh-liche Krank-heiten	Herz-, Kreislauf-, Gefäßerkrankungen: Arteriosklerose, Herzinsuffizienz, Angina Pectoris, Herzinfarkt, Schlaganfall, starke Nieren-insuffizienz	Bewegungsmangel, körperliche Inaktivität, Rauchen, Hypertonie (Bluthochdruck), Fehlernährung, Übergewicht, Hyperlipämie (erhöhter Blutfettspiegel)
	Krebs	Rauchen, Fehlernährung, Alkohol, Bewegungsmangel, körperliche Inaktivität
	Lungenemphysen, Sauerstoffmangel	Rauchen, Bewegungsmangel, körperliche Inaktivität
Nicht lebens-bedroh-liche Krank-heiten	Degenerative Erkrankungen des Bewegungsapparates: Arthrose (Knie-, Hüftgelenk), Rücken-beschwerden, Osteoporose	Einseitige körperliche Belastungen (Sport, Arbeit), Verschleiß, Überlastung, Verletzungen, Bewegungsmangel, körperliche Inaktivität, Übergewicht
	Zahn-, Zahnfleisch-erkrankungen	Mangelhafte Zahnpflege, Fehlernährung (Zucker)
	Depressionen, Angstzustände, Alterspsychosen	Bewegungsmangel, körperliche Inaktivität, Aufputschmittel, Medikamente, Drogen, Unbefriedigend erlebte Lebenssituation
	Krampfadern	Übergewicht, Fehlernährung, Bewegungsmangel, körperliche Inaktivität
	Inkontinenz	Geburten, Unterleibsoperationen, Bewegungsmangel, körperliche Inaktivität, Rauchen

Tab. 28: Zentrale Alterserkrankungen und Risikofaktoren (vgl. MEUSEL 1990, WILMS 1991).

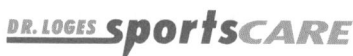

Tabelle 28 zeigt, dass die Risikofaktoren Bewegungsmangel, Fehlernährung, erhöhte Blutfettspiegel und Rauchen die schwerwiegendsten und häufigsten Risikofaktoren sind, die das Auftreten und das Ausmaß zentraler Alterskrankheiten bewirken und/oder unterstützen. Dabei kommt körperlicher Inaktivität eine zentrale Bedeutung zu.

Das Inaktivitätssyndrom

Während der Jugend und des Arbeitslebens müssen die Menschen die vielfältigen privaten und beruflichen Anforderungen durch Einsatzbereitschaft und unermüdliche Aktivität bewältigen. Sie kommen selten zur Ruhe, sind immer auf dem Sprung, Geist und Körper werden ständig beansprucht und oft sind sie müde und erschöpft. Im Alter soll dies anders werden. Sie wollen es sich gemütlich machen und haben sich Schonung und Ruhe verdient.

Das Inaktivitäts- und Schonungsritual, das ältere Menschen häufig befolgen und das ihnen von ihrer Umwelt oft nahegelegt wird, ist ein denkbar schlechter Rat. An die Stelle angemessener Belastungen treten Untätigkeit, Ruhe, Pflege und Medikamente. Alte Menschen werden gerade durch übertriebene Schonung zu unselbständigen Greisen gemacht, obwohl die Möglichkeit besteht, daß sie bei sinnvoller körperlicher, geistiger und sozialer Aktivität noch viele Jahrzehnte unabhängig, selbständig, aktiv und leistungsfähig sein könnten.

Leben bedeutet Anpassung des Organismus an Umweltreize. Alle unsere Organsysteme und Fähigkeiten sind auf Anforderungen (Reize) angewiesen, um sich entfalten, voll entwickeln und erhalten zu können. Einer der stärksten und wichtigsten Umweltreize ist der Bewegungsreiz. Wenn dieser fehlt, treffen die folgenden schwerwiegenden Konsequenzen den ganzen Menschen: **Bewegungsmangel macht krank!**

Organsystem, Fähigkeit	Folgen von Bewegungsmangel Ausgewählte Leistungs- einbußen bei körperlich inakti- ven Personen im Altersgang
Herz	• "Faulenzerherz"; Abnahme von Herzgröße und Herzvolumen
	• Leistungsschwäche
Pulsfrequenz	• Erhöhter Ruhepuls
	• Starker Anstieg der Herzfrequenz bei Belastung
	• Die maximal erreichbare Herzfrequenz sinkt
	• Langsame Erholung nach Belastung
Maximales Schlagvolumen	• Nehmen ab
Maximales Herzminutenvolumen	
Maximale Sauerstoffaufnahme	• Verringerung um ca. 0,65% jährlich (vgl. DE MAREES 1992)
Anaerobe Kapazität	• Nimmt ab
Leistung (Watt)	• Pro Dekade tritt eine Verringerung um ca. 10% ein; in der 7. Dekade ergeben sich durch- schnittliche maximale Werte von ca. 1,55 Watt/kg bei Frauen und ca. 1,85 Watt/kg bei Männern am Fahrradergometer (vgl. DE MAREES 1992).
Erkrankungen	• Zunahme degenerativer Herz-Kreislauferkran- kungen; Angina pectoris, Herzinfarkt
Gefäße	• Abnahme der Gefäßelastizität
	• Arteriosklerose
	• Venenthrombose
Lunge	• Verringerte Vitalkapazität
Maximale Atemfrequenz	• Nehmen ab
Maximales Atemminutenvolumen	
Verdauungstrakt	• Häufiger Verstopfung
Stoffwechsel	• Erhöhtes Risiko von Zuckerkrankheit
Bewegungsapparat	• Muskelschwund
	• Haltungsschwächen
	• Abnahme der Belastungsfähigkeit von Knochen, Knorpel, Sehnen, Bändern
Muskelkraft	• Nimmt vom 30.- 80. Lebensjahr um 40% (Arm- kraft) bzw. 35% (Beinkraft) ab (vgl. DANNES- KIOLD-SAMSOE u.a. 1984).

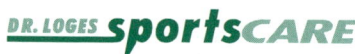

Organsystem, Fähigkeit	Folgen von Bewegungsmangel Ausgewählte Leistungs-einbußen bei körperlich inakti-ven Personen im Altersgang
Nervensystem	• Zunahme des sympathikotonen und Abnahme des vagotonen Einflusses • Verschlechterung der Koordination
Selbständigkeit Selbstwertgefühl Erfolgserlebnisse Freude an der Bewegung Wohlbefinden	• Nehmen ab
Trainierbarkeit	• Nimmt möglicherweise ab, bleibt jedoch grundsätz-lich bestehen. Trainingsreize mit hoher Inten-sität überschreiten schneller die reduzierte Adaptations-breite (Gefahr der Überforderung)

Tab. 29: Folgen von Bewegungsmangel.

Der negative Kreislauf von Alterungsprozessen, Inaktivität und Alterserkrankungen

Bewegungsmangel und Inaktivität haben dieselben negativen Folgen wie das Altern. In beiden Fällen sind vergleichbare Leistungseinbußen in allen Funktionsbereichen des Organismus zu beobachten. Das Auftreten der typischen Alterserkrankungen wird beschleunigt und ihre Intensität verstärkt. Wenn alle drei Faktoren, ein durch Bewegungsmangel und weitere Risikofaktoren bedingter schlechter Trainingszustand, natürliche Alterungsprozesse und Alterskrankheiten zusammenkommen, potenzieren sich die negativen Auswirkungen. Ungerechtfertigterweise werden häufig alle negativen Folgen dieses Circulus vitiosus allein dem Altern zugeschrieben, ohne zu berücksichtigen, daß unser Verhalten einen wesentlichen Beitrag zu dem schlechten Leistungs- und Gesundheitszustand geleistet hat. Die meisten statistischen Angaben über Leistungseinbußen im Alter vermischen biologische Alterungsprozesse und verhaltensbedingte Einflußfaktoren.

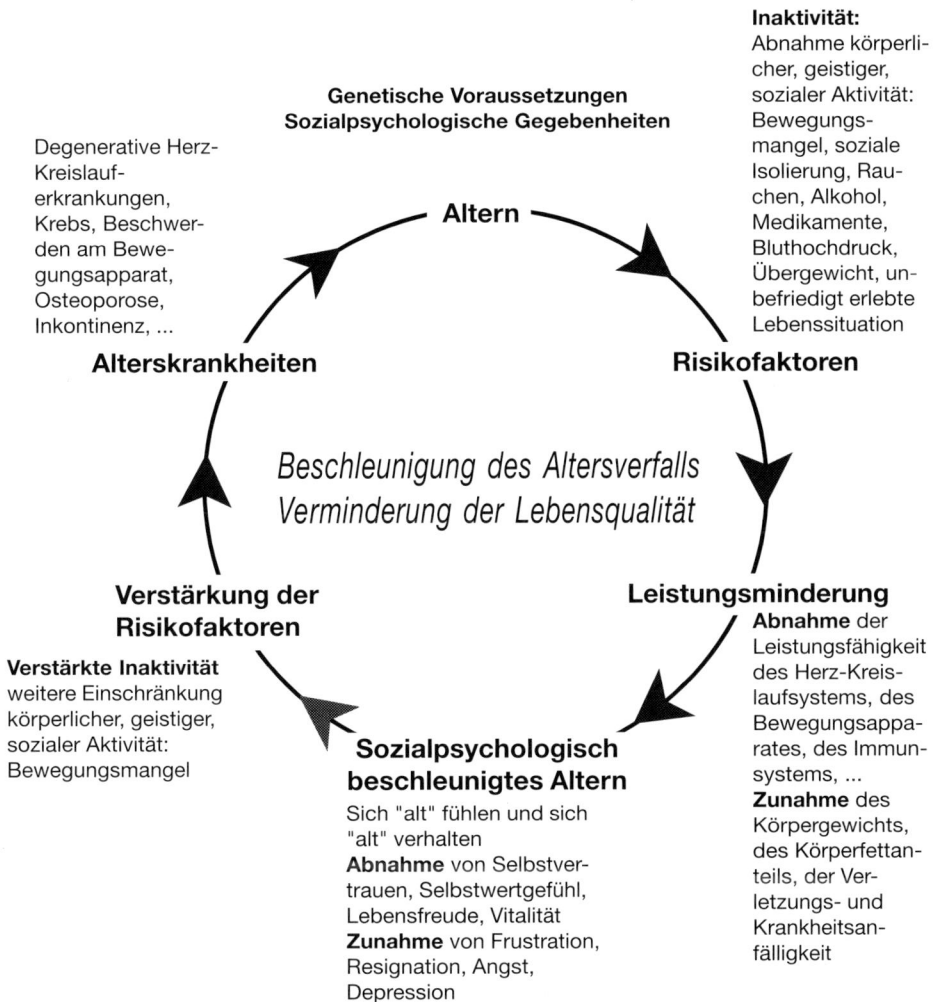

Genetische Voraussetzungen
Sozialpsychologische Gegebenheiten

Altern

Inaktivität:
Abnahme körperlicher, geistiger, sozialer Aktivität: Bewegungsmangel, soziale Isolierung, Rauchen, Alkohol, Medikamente, Bluthochdruck, Übergewicht, unbefriedigt erlebte Lebenssituation

Risikofaktoren

Degenerative Herz-Kreislauferkrankungen, Krebs, Beschwerden am Bewegungsapparat, Osteoporose, Inkontinenz, ...

Alterskrankheiten

Beschleunigung des Altersverfalls
Verminderung der Lebensqualität

Verstärkung der Risikofaktoren

Verstärkte Inaktivität
weitere Einschränkung körperlicher, geistiger, sozialer Aktivität: Bewegungsmangel

Sozialpsychologisch beschleunigtes Altern
Sich "alt" fühlen und sich "alt" verhalten
Abnahme von Selbstvertrauen, Selbstwertgefühl, Lebensfreude, Vitalität
Zunahme von Frustration, Resignation, Angst, Depression

Leistungsminderung
Abnahme der Leistungsfähigkeit des Herz-Kreislaufsystems, des Bewegungsapparates, des Immunsystems, ...
Zunahme des Körpergewichts, des Körperfettanteils, der Verletzungs- und Krankheitsanfälligkeit

Abb. 37: Der negative Kreislauf der Altersfalle.

Lassen Sie die Altersfalle nicht zuschnappen, die BORTZ (1990) mit dem Satz treffend charakterisiert: "We live too short and die too long" ("Wir leben zu kurz und sterben zu lang"). Durchbrechen Sie das negative Altersstereotyp und nutzen Sie die Alterschance.

9.4 Die Alterschance

Die Chance der Umwelteinflüsse

Wenn auch die maximale Lebensspanne der Spezies Mensch mit einer Dauer von 110 - 115 Jahren genetisch vorbestimmt ist, unterliegen die durchschnittliche und vor allem die individuelle Lebenserwartung zusätzlich vielfältigen Umwelteinflüssen. Dabei ist für den einzelnen nicht nur eine Verlängerung seiner Lebenszeit von Interesse, sondern in erster Linie eine Verbesserung der Lebensqualität in jedem Alter. Dies gilt insbesondere für die zweite Lebenshälfte, die häufig von Einschränkungen geprägt ist. Durch unser Verhalten können wir die Alterungsprozesse zum Positiven und Negativen beeinflussen, bremsend oder beschleunigend auf sie einwirken.

Wir sind dem schicksalshaften Prozeß des Alterns keineswegs hilflos ausgeliefert, sondern können vielmehr die lebenslang vorhandene Plastizität und Anpassungsfähigkeit des Organismus nutzen. Dabei geht es darum, die uns zur Verfügung stehenden Kapazitätsreserven in jedem Alter systematisch und „mit Verstand" auszuschöpfen. Diese Kapazitätsreserven betreffen alle Körpersysteme und Fähigkeitsbereiche, die soziale Kontaktfähigkeit und die Sexualität ebenso wie den Intellekt, die Psyche und vor allem den Bewegungsapparat, das Herz-Kreislaufsystem und das Koordinationsvermögen. Viele Menschen lassen ihre Reserven ungenutzt brachliegen, fügen sich in ihr vermeintlich unabänderliches Schicksal und begünstigen Leistungseinbußen, Beschwerden, Vereinsamung und Verminderung der Lebensqualität, indem sie den Abbau und die Atrophie aller Organe und Funktionen durch Inaktivität beschleunigen. Bei den meisten älteren Menschen sind die Kapazitätsreserven viel größer als angenommen; es liegt an jedem einzelnen, diese optimal auszuschöpfen. Dabei gilt der Wahlspruch: „Use it or loose it".

Die Chance körperlicher Aktivität

Keine Maßnahme kann die vorhandenen Reserven besser ausschöpfen, kein Medikament den Altersveränderungen besser entgegenwirken als ein regelmäßiges körperliches Training. Bewegung bremst, kompensiert und verlangsamt altersbedingte Leistungseinbußen, sie verhindert, verzögert und lindert

Altersbeschwerden und wirkt positiv auf den ganzen Menschen, vom Nerven-system über den Hormonhaushalt bis zu unserem Befinden. **Gesundheits-orientiertes Fitnesstraining ist die Altersmedizin Nr. 1!**

Bewegung und Training wirken sowohl als Mittel zur allgemeinen Leistungs-steigerung und als präventive Maßnahme gegen den Altersabbau als auch als heilende Therapie gegen bestehende Beschwerden und Erkrankungen.

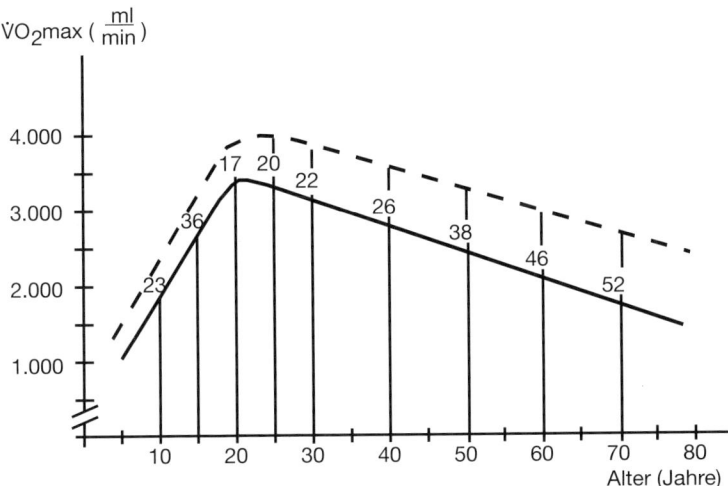

Abb. 38: Mittelwertskurven der maximalen Sauerstoffaufnahme. Alterstendenz von untrainier-ten (–) und trainierten (---) Männern. Die Zahlen zwischen den Kurven geben die Differenzen (in ml/min) an (Biener 1992 nach KOINZER/KRÜGER 1982).

Abbildung 38 erlaubt folgende Aussagen zur leistungserhaltenden Wirkung von Training:

- Die Leistungsfähigkeit von Trainierten liegt in jedem Alter deutlich über der Untrainierter.
- Mit zunehmendem Alter werden die Leistungsunterschiede zwischen Trai-nierten und Untrainierten immer größer. Im Alter lohnt sich deshalb Trai-ning ganz besonders.
- Der Abfall der Leistungsfähigkeit erfolgt bei Trainierten in wesentlich gerin-gerem Ausmaß als bei Untrainierten.

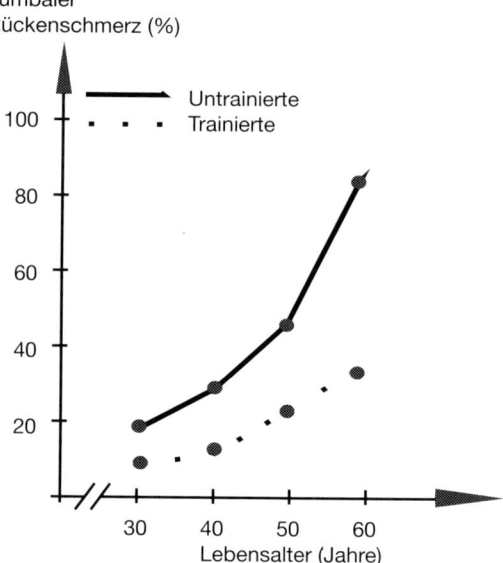

Abb. 39: Prozentuale Verteilung des Syndroms „lumbaler Rückenschmerz" (Schmerzen im unteren Rücken) bei männlichen Untrainierten und Trainierten zwischen dem 30. und 60. Lebensjahr (BRINGMANN 1984 in WEINECK 1988).

Abbildung 39 verdeutlicht die beschwerdereduzierende Wirkung von Training:

- Untrainierte leiden viel häufiger unter Beschwerden (hier: Rückenschmerzen) als Trainierte.
- Mit zunehmendem Alter nimmt die Anzahl der Untrainierten, die unter Beschwerden leiden, sehr stark zu. Dagegen erhöht sich die Zahl der Trainierten mit Beschwerden nur leicht.

Die Kapazität der maximalen Sauerstoffaufnahme (vgl. Abb. 38) und der lumbale Rückenschmerz (vgl. Abb. 39) stehen hier beispielhaft für die meisten anderen Fähigkeits- und Beschwerdebereiche. Die globalen, leistungsfördernden und beschwerdehemmenden Wirkungen von körperlicher Aktivität sind in der folgenden Übersicht zusammengefaßt.

Organsystem/ Fähigkeit	Positive Aspekte körperlicher Aktivität im Altersgang
Herz-Kreislauf	Es treten die gleichen positiven Trainingsanpassungserscheinungen auf, wie bei jungen Menschen. Die Trainierbarkeit der Ausdauer bleibt zwischen dem 20. und 60. Lebensjahr weitgehend konstant (vgl. CONZELMANN 1988).
Maximale Sauerstoffaufnahme	• Nach dem 40. Lebensjahr beträgt die Abnahme innerhalb von 15 Jahren bei Trainierten lediglich 9,6% gegenüber 30,8% bei körperlich Inaktiven (vgl. PROKOP 1993). • Vom 20. bis 70. Lebensjahr sinkt die $\dot{V}O_2$ max. bei untrainierten Männern von 50 ml/min/kg auf 25 ml/min/kg. Bei 60jährigen Langstreckenläufern wurden Werte von über 60 ml/min/kg gemessen. Das Herz-Kreislauf-System dieser älteren Athleten ist leistungsfähiger als bei körperlich inaktiven 20jährigen (vgl. BIENER 1992), und ein gesunder, seit mehreren Jahren regelmäßig trainierender 60jähriger kann seine Ausdauerleistungen als 20jähriger Nichtsportler übertreffen (vgl. CONZELMANN 1988).
Ausdauerleistung	• Ein Vergleich der disziplinspezifischen Bestleistungen von 48 50 bis 60jährigen Mittel- und Langstreckenläufern zeigt, daß der Einfluß regelmäßigen Trainings auf die Ausdauerleistungsfähigkeit größer ist, als der altersbedingte Leistungsabfall zwischen dem 20. und dem 50./60. Lebensjahr. **Leistungsabfall in % gegenüber dem 1.500m-Lauf** Männer · · · · · Frauen ——— Senioren (M 50) · · – · – Disziplin: 1500m 5000m 10000m 25km 42,2km **Abb.:** Prozentualer Leistungsabfall (Geschwindigkeit) in den Disziplinen 5000m bis Marathon gegenüber dem 1500m-Lauf (vgl. CONZELMANN 1988).

Organsystem/ Fähigkeit	Positive Aspekte körperlicher Aktivität im Altersgang
Ausdauerleistung	• Untrainierte besitzen mit 55 Jahren nur noch etwa 2/3 ihrer Leistungsfähigkeit. Trainierte halten sie bis zum 40. und 50. Lebensjahr weitgehend konstant und bleiben "20 Jahre lang 40 Jahre jung" (vgl. HOLLMANN/HETTINGER 1990, PROKOP 1983).
Blutdruck	• Der systolische Blutdruck von Trainierten liegt deutlich unter den Durchschnittswerten. In verschiedenen Altersstufen werden folgende, unter der Norm der jeweiligen Altersklasse liegende Werte erreicht: 45jährige durchschnittlich mindestens 15mm Hg 55jährige durchschnittlich mindestens 20mm Hg 65jährige durchschnittlich mindestens 25mm Hg 70jährige durchschnittlich mindestens 30mm Hg (PROKOP 1983). • Bei körperlich inaktiven Personen im Alter zwischen 56 und 60 Jahren treten Blutdruckwerte über 200mm Hg 7mal häufiger auf, als bei körperlich Aktiven (vgl. PROKOP 1983).
Stoffwechsel	• Das "gute", schützende HDL-Cholesterin nimmt durch Training zu. Das "schlechte", risikoreiche LDL-Cholesterin nimmt ab.
Stütz- und Bewegungsapparat	• Die Gelenke stellen die Schwachpunkte des alternden Menschen bei sportlicher Bewegung dar. Gerade sie bedürfen deshalb eines wohldosierten, leistungs- und altersangemessenen, regelmäßigen Trainings.
Knochen	• Die Knochendichte ist bei körperlich Aktiven größer als bei Untätigen. Ausschlaggebend ist der Druck, der durch körperliche Beanspruchung auf den Knochen ausgeübt wird. Deshalb entmineralisieren während längerer Liegezeit (Bettruhe) die Knochen in besonders großem Maße. • Pro Jahr tritt bei untrainierten Frauen im Alter von 30-35 Jahren ein Verlust an Mineralsalzen von 0,75%-1% pro Jahr ein. Dieser Wert vergrößert sich nach der Menopause auf 2%-3%. Sportliche Aktivität steigert den Mineralgehalt der Knochen und beugt der Osteoporose vor (vgl. SMITH/GILLIGAN 1988).

Organsystem/ Fähigkeit	Positive Aspekte körperlicher Aktivität im Altersgang
Knorpel	• Der Gelenkknorpel wächst nur sehr langsam und in eingeschränktem Maß. Bewegung ist entscheidend für die Neuformierung von fibrösem und hyalinem Knorpel. Ein angemessen dosiertes Training kann der entscheidende Reiz zur Reparatur und Kompensation von im Alter verändertem Knorpelgewebe sein (vgl. HOLLMANN 1993).
Muskulatur	• Bei Krafttraining treten selbst bei 70- bis 80jährigen qualitativ und quantitativ die gleichen Trainingseffekte auf wie bei jungen Menschen. Aufgrund der häufig niedrigeren Ausgangswerte bei Älteren können die prozentualen Leistungssteigerungen sogar größer ausfallen (vgl. HOLLMANN 1993). • Ein 12wöchiges Krafttraining der Hauptmuskelgruppen führte bei Männern zu einem durchschnittlichen Kraftzuwachs von 66,1%, bei Frauen von 72,2% (vgl. DUPLER/ CORTES 1993). • Bei regelmäßig krafttrainierenden Alterssportlern können Haltungsverfall und Folgebeschwerden weitgehend vermieden werden. • In zahlreichen Studien konnte festgestellt werden, daß Kraftleistungen bis ins höchste Alter wesentlich gesteigert und der Abfall der Kraft in viel geringerem Umfang und mit starker Verzögerung eintrat.
Körpergewicht	• Das Körpergewicht Inaktiver stieg zwischen dem 40. und 60. Lebensjahr durchschnittlich von 72.4 auf 81,5kg an, bei Sporttreibenden lediglich von 71,2 auf 75,9kg (vgl. PROKOP 1983).
Beweglichkeit	• Die Beweglichkeit kann durch Übung bis ins hohe Alter verbessert werden. Sportler sind in jeder Altersstufe beweglicher als Nichtsportler. Wird die Beweglichkeit nicht geschult, läßt sie mit zunehmendem Alter stark nach.
Koordination	• Die Qualität der Koordinationsfähigkeit kann durch Training im Alter auf hohem bis höchstem Niveau gehalten werden. Dies beweisen z. B. die Leistungen von Musikern in hohem Alter.

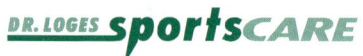

Organsystem/ Fähigkeit	Positive Aspekte körperlicher Aktivität im Altersgang
Gehirn	Sportliche Aktivität im Alter unterstützt die Gehirntätigkeit durch verbesserte Blutzirkulation und den Anstieg des Adrenalinspiegels (vgl. BORTZ 1990, BUSKIES 1986).
Alltagsbewältigung	Die persönliche Unabhängigkeit und das Spektrum zwischenmenschlicher Kontakte wird durch Erhalt der körperlichen Leistungsfähigkeit unterstützt. Alltagshandlungen (Treppensteigen, Einkaufen, ...) fallen leichter, Altersunfällen wird vorgebeugt.
Risikofaktoren, Erkrankungen	Die Anzahl und die Intensität von Risikofaktoren und typischen Alterserkrankungen sind bei körperlich aktiven, älteren Menschen wesentlich geringer als bei Inaktiven. Auftretende Beschwerden werden besser kompensiert.
Lebenszufriedenheit, Lebensqualität	Sportliche Aktivität hat eine emotional stabilisierende Wirkung, steigert das Selbstbewußtsein, reduziert Hemmungen, Apathie, Depressivität. Unmittelbar nach dem Training erleben 75% der Sporttreibenden positive Befindlichkeitsveränderungen. Sie fühlen sich entspannter, tatkräftiger, besser gelaunt und weniger nervös, niedergeschlagen und energielos (vgl. BREHM 1987). Insgesamt bewerten aktive ältere Menschen das subjektive individuelle Wohlbefinden, die Zufriedenheit und die Lebensqualität wesentlich höher als inaktive Personen.

Tab. 30: Leistungssteigerungen bei körperlich aktiven Personen im Altersgang.

Erfolgreiches Altern

Altern ist ein Prozeß, der mit der Empfängnis beginnt und sich über das ganze Leben erstreckt. Bereits im Verhalten der werdenden Mutter (Rauchen, Alkohol oder verantwortungsbewußtes Gesundheitsverhalten) werden unterschiedliche Voraussetzungen geschaffen. Später kann der einzelne seinen Alterungsprozeß in erheblichem Maße selbst verändern und gestalten, so daß wir im Alter alle die Früchte oder die Sünden unseres vorangegangenen Verhaltens ernten. Somit muß Altern als Lebensleistung begriffen werden, die nicht erst im Rentenalter beginnt (vgl. MEUSEL 1990).

Für ein optimales Altern sind folgende Voraussetzungen entscheidend:
• Gute genetische Grundlagen, wie möglichst wenige vererbte genetische Defekte und Schädigungen sowie langfristig gut funktionierende Gen-Reparatursysteme (vgl. HÖHN 1994).
• Vermeidung von Risikoverhalten, Früherkennung von Beschwerden und Krankheiten, konsequente Wiederherstellung (Rehabilitation) nach Erkrankungen und Verletzungen, Linderung und Kompensation chronischer Beschwerden und Hinausschieben irreversibler Erkrankungen auf einen möglichst kurzen Lebensabschnitt (komprimierte Morbidität).
• Aufrechterhalten der sozialen Kontakte und der psychischen Gesundheit (Erfolgserlebnisse, Selbstvertrauen, Spaß).
• Gesundheitsorientiertem Training kommt beim erfolgreichen Altern eine Schlüsselrolle zu. Es erhält die Leistungsfähigkeit, so daß die körperlichen Anforderungen des Alltags bis ins höchste Alter selbständig erfüllt werden können. Es trägt dazu bei, Risikofaktoren zu meiden, Beschwerden zu verhindern oder zu reduzieren. Es macht Spaß, stärkt das Selbstbewußtsein und fördert zwischenmenschliche Beziehungen.

Ein wichtiges Kriterium für erfolgreiches Altern ist das Aktivieren und optimale Ausnutzen der persönlichen Kapazitätsreserven auf körperlichem, geistigem, emotionalem und sozialem Gebiet. Das systematische Ausschöpfen der eigenen Kapazitäten bietet in jedem Alter unerwartet große Möglichkeiten und sichert die Selbstbestimmung und die autonome Lebensgestaltung. Wir gewinnen Kontrolle über das eigene Leben, greifen zur Selbsthilfe, anstatt fremde, institutionelle Hilfe zu fordern und ersetzen kurzfristiges, symptomorientiertes Krisenmanagement durch langfristiges, aktives, gesundheitsbewußtes Handeln.

Der positive Kreislauf von körperlicher Aktivität, Leistungserhalt und erfolgreichem Altern

Wenn wir auch unser Erbgut nicht ändern können, so bleiben uns dennoch genügend Einflußmöglichkeiten, um den altersbedingten Abbau der Leistungs-

Aktivität:
Zunahme oder Aufrechterhaltung körperlicher, geistiger, sozialer Aktivität Regelmäßiges gesundheitsorientiertes Training, Kommunikation, Zufriedenheit mit der Lebenssituation, ...

Vermeidung von Risikofaktoren:
Gesunde Ernährung, Idealgewicht, Verzicht auf Rauchen, Einschränkung von Alkohol, Medikamenten, ...

Genetische Voraussetzung
Sozialpsychologische Gegebenheiten

Altern

Vermeiden, Verzögern und Abschwächen von Alterserkrankungen

Gesundheitsförderndes Verhalten

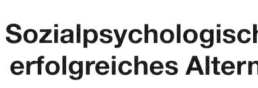
Verzögerung des Altersabbaues
Verbesserung der Lebensqualität

Verstärkung des gesundheitsfördernden Verhaltens
Konsequentes Aufrechterhalten der körperlichen, geistigen und sozialen Aktivitäten bis ins höchste Alter. Verstärktes Vermeiden von Risikofaktoren.

Erhalt der Leistungsfähigkeit
Steigerung, Erhalt oder stark verlangsamter Verlust der Leistungsfähigkeit des Herz-Kreislaufsystems, des Bewegungsapparates, des Immunsystems, der geistigen Leistungsfähigkeit

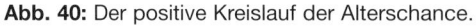

Sozialpsychologisch erfolgreiches Altern
Sich vital und leistungsfähig fühlen und verhalten, Zunahme oder Erhalt von Selbstvertrauen, Selbstwertgefühl, Lebensfreude

Abb. 40: Der positive Kreislauf der Alterschance.

fähigkeit zu verzögern, Alterskrankheiten zu vermeiden oder abzuschwächen und unsere Lebensqualität zu verbessern. Das Zusammenwirken von gesundheitsförderndem Verhalten und dem Vermeiden von Risikofaktoren setzt die

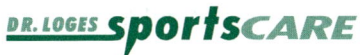

Dynamik eines Kreislaufs von sich gegenseitig verstärkenden positiven Wirkungen in Gang. Dabei kommt dem konsequenten Aufrechterhalten körperlicher Aktivität und einer gesunden Ernährung entscheidende Bedeutung zu. Bewegung und eine balancierte, kalorienreduzierte Ernährung sind gewissermaßen die „Schlüsselenzyme" für ein erfolgreiches Altern.

Altern ist eine sich selbst erfüllende Prophezeihung: Sie selbst entscheiden, ob Sie frühzeitig vergreist oder bis ins hohe Alter leistungsfähig, vital und lebensbejahend bleiben (vgl. BORTZ 1990).

9.5 Hinweise zum Training von älteren Menschen

Der im folgenden dargestellte Zielkatalog erfolgreichen Alterns zeigt, daß eine breite Vielfalt körperlicher Aktivitäten sinnvoll ist:

- Kräftigung der großen für Haltung und Bewegung in der Alltagsmotorik erforderlichen Muskelgruppen.
- Erhaltung einer ausreichenden Beweglichkeit in den Gelenken.
- Vielseitiges Training der Koordination, insbesondere des statischen und dynamischen Gleichgewichts, der Reaktionsfähigkeit und der ganzkörperlichen Gewandtheit.
- Regelmäßige Belastung des Herz-Kreislaufsystems durch Ausdauertraining.
- Förderung der Sinneswahrnehmung (insbesondere Hören, Sehen, Tasten, kinästhetische Empfindungen) und kompensatorische Entwicklung ungenutzter Kapazitäten durch Training der Körpererfahrung und Körperkontrolle.
- Verbesserung der Streßtoleranz durch Training der vegetativen Anpassung.
- Regulierung des Stoffwechsels und Kontrolle des Körpergewichts unter Anpassung der Kalorienzufuhr.
- Aktivierung des Immunsystems und Verringerung der Infektanfälligkeit.
- Einbeziehung des motorischen Neulernens in angemessenen Belastungsformen und Dosierungen zur Erhaltung der motorischen Plastizität.
- Erhaltung der sozialen Kommunikation ggf. durch sportliche Betätigung in einer Gruppe (vgl. MEUSEL 1990).

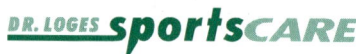

- Vor Neuaufnahme eines Trainings bzw. Wiederaufnahme nach längerer Trainingsunterbrechung sollte ein internistischer und orthopädischer Check durchgeführt werden. Für regelmäßig Trainierende ist jährlich bzw. alle 2 Jahre eine sportmedizinische Untersuchung empfehlenswert. Liegen ärztlicherseits keine Bedenken vor, so sind die Risiken bei einem individuell abgestimmten und richtig dosierten Fitnesstraining vernachlässigbar gering.
- Ausdauer, Kraft, Beweglichkeit und Koordination sind in jedem Lebensalter trainierbar. Es ist also nie zu spät, mit einem Training zu beginnen.
- Ein richtig durchgeführtes körperliches Training besitzt eine Fülle positiver Effekte z.B. auf das Herz-Kreislauf- und Immunsystem, den Stütz- und Bewegungsapparat sowie das allgemeine Wohlbefinden.
- Neueinsteiger sollten sich zunächst einem Fitnessclub, Verein o.ä. anschließen, in denen das Training kompetent angeleitet wird.
- Nur ein regelmäßiges Training (mindestens 1-2mal pro Woche) ermöglicht physiologisch wünschenswerte Anpassungserscheinungen.

Da mehr als 50% aller Altersssportler ihr Training selbständig organisieren, sind die folgenden Praxisbeispiele für ein individuelles Training, auch zu Hause, angelegt.

9.6 Ausdauertraining

Wer möchte nicht auch im fortgeschrittenen Lebensalter noch vital sein und einen leistungsstarken Kreislauf besitzen? Die Möglichkeit hierzu steht offen, sie ist aber nicht zum "Nulltarif", d.h. ohne regelmäßige gezielte Beanspruchung des Herz-Kreislaufsystems, zu haben. Bereits ab dem 30. Lebensjahr muß zunehmend mit Leistungseinbußen und degenerativen Herz-Kreislaufveränderungen gerechnet werden. Mit fortschreitender Arteriosklerose - also einer Einengung des Gefäßdurchmessers und einer Verhärtung der Arterienwand - nehmen die Risiken von Angina pectoris, Herzinfarkt, Schlaganfall, Durchblutungsstörungen z.B. der Beine etc. zu. Durch ein richtig durchgeführtes Ausdauertraining können Sie Ihre Leistungsfähigkeit weitgehend bis ins hohe Lebensalter erhalten und vielfältige gesundheitlich wünschenswerte

Effekte erreichen. Neben der Abschwächung zahlreicher für die Entstehung degenerativer Herz-Kreislauferkrankungen verantwortlicher Risikofaktoren wie z.B. erhöhter Blutfettspiegel, Bewegungsmangel, Übergewicht, erhöhter Blutdruck oder Streß, der Ökonomisierung der Herzarbeit und der Steigerung der Leistungsfähigkeit des Herzens, können auch die Auswirkungen vorhandener degenerativer Koronarerkrankungen teilweise kompensiert werden, da ein eventuell drohendes Mißverhältnis zwischen Sauerstoffbedarf und -angebot im Herzmuskel erst bei einer höheren Belastung auftritt (vgl. HOLLMANN et al. 1983). Darüber hinaus werden dem Ausdauertraining positive Einflüsse auf die Psyche (Streßabbau, Verbesserung des Wohlbefindens) und eine Stärkung des Immunsystems (Tumorprophylaxe) zugeschrieben. Durch ein adäquates Training gelingt es, den Alterungsprozeß aus funktioneller Sicht zu verzögern.

Trainingshinweise zum Ausdauertraining

- Die Palette der Ausdauersportarten ist ausgesprochen vielfältig. Hierzu gehören z.B.: Laufen, Radfahren, Schwimmen, Skilanglauf, Walking, (Berg-) Wandern und ein Training an verschiedenen Ausdauertrainingsgeräten wie Stepper, Ruder- oder Drehkurbelergometer.
- Der Dauerlauf gewährleistet unter den Ausdauersportarten bei einem Minimum an Belastungs- und Zeitaufwand ein Optimum an wünschenswerten Anpassungserscheinungen. Es treten in bezug auf die Sauerstoffaufnahme einerseits die geringsten Übersäuerungen (Laktatwerte) auf, andererseits erhöht sich hier während der Belastung der systolische Blutdruck nur sehr gering (vgl. HOLLMANN et al. 1983). Stark Übergewichtige bzw. Personen mit orthopädischen Problemen, z.B. im Bereich der Hüft- oder Kniegelenke, sollten jedoch eher eine Belastungsform wählen, bei der das Körpergewicht den Bewegungsapparat nicht belastet und wie beim Fahrradfahren vom Trainingsgerät bzw. beim Schwimmen vom Wasser getragen wird.
- Ein Minimalprogramm zur Erzielung gesundheitlich positiver physiologischer Effekte liegt bei ca. 60 Minuten pro Woche, ein Optimalprogramm bei ca. 3-4 Stunden.
- Ein dreimal wöchentlich durchgeführtes Training über 20 Minuten ist effektiver als ein einmal pro Woche absolviertes 60minütiges Training, da die Abstände zwischen den Trainingseinheiten kleiner sind, und somit die Beanspruchung des Organismus wieder früher erfolgt.

- Beginnen Sie Ihre Dauerbelastung in den ersten 5-8 Minuten grundsätzlich mit einer geringeren Belastungsintensität (subjektives Belastungsempfinden sehr leicht bis leicht), damit das Herz-Kreislaufsystem genügend Zeit hat, sich auf die Belastung einzustellen.
- Bei hohen Außentemperaturen und hoher Luftfeuchtigkeit von mehr als 80-85% sollte kein intensives Ausdauertraining durchgeführt werden (vgl. HOLLMANN et al. 1983). Liegen hohe Ozonwerte vor, sollten Sie das Ausdauertraining in die frühen Morgenstunden bzw. den späten Abend oder in geschlossene Räume (z. B. Fahrradergometertraining) verlegen.
- Trainieren Sie so, daß Sie vor allem immer auch Spaß an Ihrem Training haben und sich auf die nächste Trainingseinheit freuen können.

Steuerung der Belastungsintensität

Eine entscheidende Grösse bei der Trainingsgestaltung stellt die Wahl der richtigen Belastungsintensität dar. Tab. 31 gibt Aufschluß über die verschiedenen Möglichkeiten der Intensitätssteuerung (vgl. Kapitel Ausdauertraining).

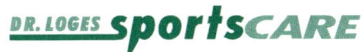

Möglichkeiten zur Dosierung der Belastungsintensität im Alterssport		
Steuerungs-parameter	**Laufen**	**Radfahren**
Laktat	bis ca. 3,5 mmol/l	bis ca. 3,5 mmol/l
Pulsfrequenz	KARVONEN - Formel mit 60-70% Intensität je nach Alter und Leistungsfähigkeit. Trainingspulsfrequenz = 190 - Lebensalter ± 3	KARVONEN - Formel mit 60-70% Intensität je nach Alter und Leistungsfähigkeit. Trainingspulsfrequenz = 180 - Lebensalter ± 3
subjektives Belastungs-empfinden	leicht leicht bis mittel (mittel)	leicht leicht bis mittel mittel
Atmung	Nasenatmung Ein- und Ausatemaktion auf 8 Schritte (4-Schritt-Atemrhythmus)	Nasenatmung
Motto	"Laufen ohne zu Schnaufen" "Sprechtest"	"Radeln ohne Atemnot" "Sprechtest"
Wohlbefinden	"Sich wohlfühlen"	"Sich wohlfühlen"

Tab. 31: Möglichkeiten der Trainingsintensitätssteuerung beim Ausdauertraining im Alter.

Eine Trainingssteuerung über die **Pulsfrequenz** bietet sich vor allem dann an, wenn ein automatischer Pulsmesser verwendet wird, der direkt die aktuelle Pulsfrequenz anzeigt. Ärztlicherseits festgelegte Pulsobergrenzen müssen eingehalten werden. Die manuelle Bestimmung beinhaltet zahlreiche Probleme und ist weniger empfehlenswert (vgl. Kapitel Ausdauertraining).

Die Berechnung der in Tab. 31 angegebenen Trainingspulsfrequenz nach KARVONEN et al. (1957) erfolgt nach folgender Formel (modifiziert): Trainingspulsfrequenz = Ruhepuls +[(Maximalpuls-Ruhepuls) x Intensität] ± 3 Schläge

- Der Ruhepuls wird nach einer 10minütigen Ruhephase im Liegen oder morgens im Liegen 5 Minuten nach dem Aufwachen bestimmt.

- Der Maximalpuls errechnet sich für das Laufen nach der Formel 220 - ½ Lebensalter; für das Radfahren ergibt sich der maximale Wert bei 220 - Lebensalter.
- Die Belastungsintensität beträgt je nach Leistungsfähigkeit und Alter ca. 60-70%.

Beispiel: Ein 60jähriger Mann hat einen Ruhepuls von 60 Schlägen/min und möchte ein Fahrradergometertraining durchführen.

Trainingspulsfrequenz = 60 + [(160-60) x 60%] ± 3 = 120 ± 3 Schläge/min

Der 60jährige sollte also in diesem Fall sein Fahrradergometertraining in einem Pulsfrequenzbereich von 117 - 123 Schlägen pro Minute durchführen.

Eine sehr gute Möglichkeit der Trainingsintensitätssteuerung stellt das individuelle **subjektive Belastungsempfinden** dar, wobei die Belastungswerte in einer 7stufigen Skala angegeben werden können.

1 = sehr leicht

2 = leicht

3 = leicht bis mittel

4 = mittel

5 = mittel bis schwer

6 = schwer

7 = sehr schwer

Hören Sie während Ihres Ausdauertrainings in sich hinein und belasten Sie sich so, daß Sie die Anstrengung subjektiv als leicht bis mittel empfinden. Wenn Sie sich nach dem Ausdauertraining "kaputt" fühlen, haben Sie mit zu hoher Intensität trainiert. Die Steuerung über das subjektive Belastungsempfinden bietet sich neben dem Laufen und Radfahren auch für andere Ausdauersportarten wie z.B. Walking, (Berg-) Wandern, Schwimmen, Skilanglauf oder beim Training an Ausdauergeräten an.

Zur Festsetzung der individuellen Trainingsintensität kann sehr leicht auch die **Atmung** herangezogen werden. Hierbei hat sich beim Laufen vor allem der sogenannte 4-Schritt-Atemrhythmus bewährt, wobei die Ein- und Ausatemaktion auf 8 Schritten erfolgt (in der Regel 4 Schritte Einatmung, 4 Schritte Ausatmung). Eine weitere gute Möglichkeit für verschiedene Ausdauersportarten stellt die Nasenatmung dar, wobei hierbei eher eine leichte Intensität erreicht wird (Einatmung durch die Nase, Ausatmung durch den Mund). Sowohl beim 4-Schritt-Atemrhythmus als auch bei der Nasenatmung werden

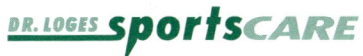

selbstverständlich nicht während der gesamten Trainingzeit die Schritte gezählt bzw. durch die Nase geatmet. Für beide Steuerungskriterien gilt, daß sie lediglich einige Minuten angewendet werden. Anschließend wird nicht mehr auf die Atmung geachtet und der gewählte Intensitätsbereich gefühlsmäßig beibehalten. In gewissen Abständen kann dann ohne Aufwand kontrolliert werden, ob die Belastungsintensität, z.B. die gewählte Laufgeschwindigkeit, noch mittels des 4-Schritt- Atemrhythmus oder die eingestellte Wattzahl am Trainingsgerät noch mit der Nasenatmung durchführbar ist. Ist dies nicht mehr der Fall, kann die Intensität soweit reduziert werden, bis die entsprechende Atmung wieder möglich ist. Beim 4-Schritt-Atemrhythmus und bei der Nasenatmung konnten wir in verschiedenen Studien keine zu intensive Belastung feststellen (vgl. BUSKIES et al. 1992, BUSKIES et al. 1993).

Das subjektive Belastungsempfinden "leicht", der 4-Schritt-Atemrhythmus und die Nasenatmung können vor allem wenig Trainierten und Sportlern empfohlen werden, die längere Ausdauerbelastungen ab 30 Minuten Dauer durchführen wollen.

9.7 Krafttraining

Insbesondere ältere Menschen verbinden mit dem Krafttraining häufig Bilder von muskelbepackten Schwerathleten oder Bodybuildern, die mit Hanteln oder an Kraftmaschinen trainieren und können sich ein Krafttraining bestenfalls nur im Zusammenhang mit Hochleistungssport vorstellen. Vor allem für sportabstinente Personen ist es häufig ein neuer Gedanke, daß ein richtig dosiertes Krafttraining keineswegs unbedingt an Maschinen oder mit Hanteln in einem Kraftraum stattfinden muß. Zudem bringt Krafttraining über den Nutzen im Sport hinaus viele Vorteile unabhängig vom Alter mit sich (vgl. Krafttraining).

Die Muskelmasse nimmt vom 20. - 70. Lebensjahr um ca. 30 - 40% ab (vgl. HOLLMANN / HETTINGER 1990). Mit der Reduktion der Muskulatur geht auch ein erheblicher Kraftverlust einher, der mit zunehmendem Alter mit gravierenden Nachteilen für die Gesundheit und Lebensqualität verbunden sein kann. Rückenbeschwerden und Haltungsprobleme, Osteoporose, erhöhte

Sturz- und Verletzungsgefahr aufgrund fehlender Muskelkraft zur Durchführung von Abfang- und Ausgleichsbewegungen, Einschränkung der körperlichen Leistungsfähigkeit bei Alltagsarbeiten und Verlust an Selbständigkeit, wenn alltägliche Dinge wie Treppensteigen, Haus- und Gartenarbeit, das Tragen von Lasten (z.B. Getränkekasten) Mühe bereiten, sind nur einige der Probleme, die im Zusammenhang mit der reduzierten muskulären Leistungsfähigkeit im Alter auftreten.

Zudem wird mit zunehmendem Alter häufig eine Gewichtszunahme beobachtet (= Mehrbelastung für den Bewegungsapparat). Die Beanspruchung sowohl des Stütz- und Bewegungsapparates als auch des Herz-Kreislaufsystems nimmt also stetig durch die wachsende Diskrepanz zwischen Gewichtszunahme einerseits und Muskelkraftabnahme andererseits zu. Auch die Durchführung eines aus internistischer Sicht wünschenswerten Ausdauertrainings zur Prävention degenerativer Herz- Kreislauferkrankungen ist ohne ein Mindestmaß an Kraft nicht möglich.

Ein regelmäßig durchgeführtes Krafttraining verhindert einerseits bis ins hohe Alter die Kraftverluste, andererseits können durch ein gezieltes Krafttraining nach jahrelanger körperlicher Inaktivität z.B. bei sitzenden Tätigkeiten ohne sportlichen Ausgleich noch erhebliche Kraftzuwächse erreicht werden. Bei der Kraft gilt wie bei den anderen motorischen Fähigkeiten auch, daß sie in allen Altersstufen trainierbar und ein Einstieg mit einem individuell angepaßten Programm immer möglich ist. Allerdings ist vor allem bei Neueinsteigern oder bei einer Wiederaufnahme der "Bewegungs-" und "Sportkarriere" eine internistische und orthopädische "Bestandsaufnahme" angezeigt.

Gefahren im Krafttraining

Gefährdungsmöglichkeiten können bei unsachgemäßen Krafttraining sowohl im internistischen als auch im orthopädischen Bereich liegen.
Aus internistischer Sicht liegen Gefahren vor allem bei längerandauernden statischen Kraftbeanspruchungen (Haltearbeit) vor, die häufig mit Preßatmung und hohen Blutdruckspitzen verbunden sind. Bei älteren Menschen muß mit dem Vorliegen degenerativer Herz-Kreislaufveränderungen gerechnet werden, die dem einzelnen Sporttreibenden häufig unbekannt sind. Wie eigene Untersuchungen zeigen, kann der **systolische Blutdruck** auch bei nicht bis zur

vollständigen Ermüdung durchgeführten Belastungen beim Krafttraining erheblich ansteigen (vgl. BUSKIES et al. 1994). Da der Sauerstoffbedarf des Herzmuskels aber im wesentlichen aus dem Produkt von Herzfrequenz und systolischem Blutdruck bestimmt ist, kann es beim Vorliegen einer Koronarinsuffizienz, die auf einem Mißverhältnis zwischen Sauerstoffangebot und -bedarf im Herzmuskel beruht, zu Herzrhythmusstörungen oder im Extremfall zu einem Angina pectoris - Anfall kommen (vgl. HOLLMANN et al. 1982). Bluthochdruckpatienten (Hypertoniker) oder Personen mit stark eingeschränkter Herz-Kreislauffähigkeit bzw. koronarer Herzkrankheit sollten ein Krafttraining aufgrund der hier auftretenden hohen Blutdruckwerte nur in Abstimmung mit einem kompetenten Arzt durchführen.

Die **Preßatmung** tritt häufig bei statischen und / oder sehr intensiven Belastungen auf. Hierbei steigt der Druck im Brust- und Bauchraum stark an, so daß der Rückfluß des Blutes aus dem Kopf-, Arm- und Beinbereich zum Herzen nicht mehr gewährleistet ist. Dadurch wird die Durchblutung des Herzmuskels selbst, sowie die Menge Blut, die vom Herzen zur Versorgung des Körpers pro Zeit ausgepumt wird, deutlich reduziert (im Extremfall fast um die Hälfte). Es kann zu einer mangelnden Sauerstoffversorgung z. B. des Gehirns oder des Herzmuskels kommen, was mit einer erheblichen gesundheitlichen Gefährdung verbunden sein kann (z. B. Kollapszustände, Herzrhythmusstörungen - vgl. HOLLMANN et al. 1983). Darüber hinaus kommt es durch Preßatmung im Krafttraining zu erheblichen negativen Belastungen der Beckenbodenmuskulatur (vgl. 9.11 Inkontinenz – Beckenbodenschule).

Aus orthopädischer Sicht sind vor allem akute Überlastungen, verursacht durch zu hohe Belastungsintensitäten oder falsche Übungsausführung und - weniger gravierend, aber doch zum Teil sehr störend, der Muskelkater - erwähnenswert. Überlastungen können durch eine geeignete Übungsauswahl, eine korrekte Bewegungstechnik und Belastungsserien, die nicht bis zur letzten Wiederholung durchgeführt werden (= sanftes Krafttraining), weitgehend vermieden werden.

Beim **Muskelkater** handelt es sich um kleinste Verletzungen (sog. Mikrotraumen) in der Muskelfaser. Die betroffenen Muskeln sind (meist erst am nächsten Tag nach der Belastung) hart und steif, empfindlich bei Druck, schmerzhaft bei jedem Bewegungsversuch und nicht mehr in der Lage, die volle Kraft zu entwickeln. Muskelkater tritt vor allem bei folgenden Situationen auf:

1. Körperliche Beanspruchung nach langer Pause oder erstmalige Aufnahme eines Trainings.
2. Ungewohnte bzw. neue Bewegungen (Belastungen) auch bei regelmäßig Sporttreibenden.
3. Ausgesprochen intensive Belastungen bei bereits beherrschten Bewegungsabläufen z.B. nach einer sprunghaften Steigerung der Belastungsintensität im Training.
4. Nach exzentrischen (negativen) Belastungen.

Die größte Spannung entwickelt der Muskel bei dynamisch exzentrischer Arbeit, d.h. wenn der aktive Muskel durch große äußere Kräfte gedehnt wird. Die exzentrische Kontraktion tritt beim Abbremsen von Bewegungen auf, z.B. beim Bergabgehen/-laufen, Treppe hinuntergehen oder während der Landung beim Hüpfen oder Springen. Bei den genannten Beispielen wird die beschleunigte Körpermasse von Muskeln (z.B. der Oberschenkelvorderseite) abgebremst, die der Dehnung durch aktive Kontraktion Widerstand entgegensetzen. Die Kraft der einzelnen Muskelfaser ist bei exzentrischer Arbeit größer als bei konzentrischer. Somit ist es möglich, eine vergleichbare Belastung bei negativer Arbeit mit dem Einsatz von weniger Muskelfasern zu bewältigen, mit der Konsequenz, daß die einzelnen Muskelfasern bei exzentrischer Kontraktion eine erhöhte Spannung aufweisen. Das Auftreten von Muskelkater auch bei vergleichsweise leichten ungewohnten Beanspruchungen beruht primär auf einer schlechten intramuskulären Koordination (Nerv-Muskel-Zusammenspiel in einem einzelnen Muskel innerhalb eines gezielten Bewegungsablaufes). Der Muskelfasereinsatz ist nicht wie bei geübten Bewegungen optimal koordiniert. Daher kommt es bei einigen Muskelfasern zu hohen Spannungsspitzen, was wiederum zu mechanischen Schädigungen führen kann (vgl. BÖNING 1987).

Aber warum wird im Augenblick der Belastung kein Schmerz verspürt, sondern erst Stunden oder einen Tag später? Der Grund liegt darin, daß die Schmerzrezeptoren nicht in der Muskelfaser selbst, sondern außerhalb im umliegenden Bindegewebe liegen. Die Spaltprodukte bzw. schmerzauslösenden Stoffe können die Schmerzrezeptoren somit erst nach ihrem Austritt aus der Muskelfaser reizen oder dadurch, daß aufgrund des veränderten Zellmilieus Flüssigkeit in die Zelle (Muskelfaser) einströmt. Dies führt zu Schwellungen der Muskulatur (lokalen Ödemen), wodurch sich die Durchblutung verschlechtert, was ebenfalls Schmerzen verursachen kann. Beide Vorgänge brauchen jedoch Zeit. Zudem führt der beim Muskelkater entstehende Muskelschmerz zu einer harten verspannten Muskulatur, was wiederum eine verringerte Durchblutung nach sich zieht und den Schmerz verstärken kann (vgl. BÖNING 1987). Die mechanische Zerstörung selbst setzt die Kontraktionskraft herab. Nach 4-6 Tagen zeigt sich wieder ein normaler Befund. Der Muskelkater ist ohne bleibende Folgen vollständig ausgeheilt.

Für die Prophylaxe (Vorbeugung) des Muskelkaters ergeben sich folgende Konsequenzen:
1. Bei Aufnahme einer sportlichen Aktivität, sowie nach längeren Trainingspausen und beim Erlernen neuer Bewegungen muß die Belastung vorsichtig gesteigert werden, d.h. es sollte ohne übertriebenen Ehrgeiz begonnen werden. Die Skelettmuskelfaser hat dadurch genügend Zeit zur Adaptation (Anpassung) an die erhöhten Spannungen. Die Koordination verbessert sich durch Übung schnell, so daß Muskelkater nach 2-3 Trainingseinheiten bei weiterer vorsichtiger Belastungssteigerung kaum noch zu erwarten ist.
2. Auch regelmäßig Sporttreibende sollten ungewohnte Bewegungen mit geringer Intensität und Wiederholungszahl beginnen und nach und nach steigern. Die gilt insbesondere dann, wenn es sich um eine exzentrische Arbeit handelt.
3. Langsame kontinuierliche Steigerung der Intensität im Freizeitbereich (keine großen Sprünge der Belastungsintensität).
4. Sorgfältiges Aufwärmen vor jeder sportlichen Aktivität.

Tritt dennoch Muskelkater auf, so läßt sich der natürliche Heilungsprozeß nur schwer beschleunigen. Vorsichtiges passives Dehnen (z.B. sanftes Stretching), Lockerungsübungen, Wärmeanwendungen wie heiße Bäder und Sauna sowie eine leichte positive Arbeit (z.B. Radfahren bei Muskelkater im Oberschenkel oder Schwimmen im warmen Wasser) können lindernd wirken, da sich die erhöhte Durchblutung und die entsprechend verbesserte Ver- und Entsorgung des Muskels positiv auf den Reparaturvorgang auswirkt und die Verkrampfungen gelindert werden.

Trainingshinweise

Um die Möglichkeiten des Krafttrainings unter Vermeidung von Gefahrenmomenten zu nutzen, beachten Sie bitte folgende **Trainingshinweise** (vgl. auch Kap. Krafttraining):

- Führen Sie den einzelnen Satz (= Serie = mehrere Wiederholungen einer Übung ohne Pause) nicht bis zur letztmöglichen Wiederholung durch, sondern beenden Sie den Satz, wenn Sie das Gefühl haben, die Belastung ist mittel bzw. mittel bis schwer (aber nicht sehr schwer!).
- Erleichtern oder erschweren Sie die Übung so, daß Sie dieses Gefühl bei ca. 15 - 20 Wiederholungen in einem Satz haben. Je nach Trainingszustand werden 1 - 5 Sätze pro Übung durchgeführt. Die Pausendauer richtet sich nach dem individuellen subjektiven Belastungsempfinden.
- Halten Sie die Spannung bei statischen Übungen (Halteübungen) ca. 5 - 10 Sek. bei mehrmaliger Durchführung.
- Vermeiden Sie Preßatmung. Versuchen Sie regelmäßig zu atmen. Atmen Sie beim Überwinden des Gewichts aus und beim Nachlassen ein.
- Brechen Sie bei Schmerzen oder Verkrampfungen die Übung ab. Wählen Sie eine niedrigere Belastungsintensität oder wechseln Sie die Übung.
- Führen Sie alle Übungen ruhig, konzentriert und mit korrekter Technik durch.
- Wärmen Sie sich vor dem Krafttraining auf und bauen Sie Dehnübungen für die beanspruchte Muskulatur in das Programm ein. Führen Sie bei jeder Übung den ersten Satz mit leichter Belastung durch (Aufwärmsatz) und steigern Sie erst dann auf Ihre Trainingsintensität.
- Trainieren Sie regelmäßig und steigern Sie die Belastungen allmählich entsprechend dem sich neu entwickelnden Leistungsniveau.

Im folgenden sind jeweils 2 Übungen für die wichtigsten Muskelgruppen aufgeführt, die auch zu Hause durchführbar sind. Weitere Übungen können dem Kapitel Krafttraining und den Kapiteln Knie- und Rückentraining entnommen werden.

Übungsprogramm Krafttraining

siehe Seite 323 bis 326.

Hals- und Nackenmuskulatur

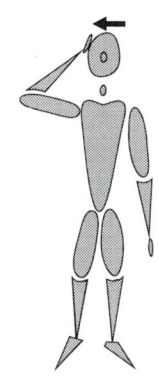

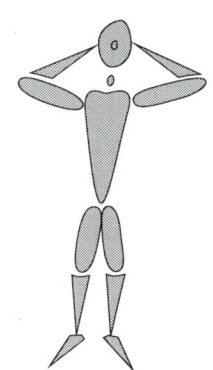

• Kinnspitze etwas zur Brust senken • Handinnenfläche an die Kopfseite legen - langsam mit dem Kopf gegen den Widerstand der Hand Spannung aufbauen, ohne daß der Kopf zur Seite gelegt wird • Wechsel andere Seite	• Hände im Nacken verschränken • Kinnspitze etwas zur Brust senken • Mit dem Hinterkopf Widerstand gegen die Hände aufbauen ohne Kopfbewegung

Rückenmuskulatur

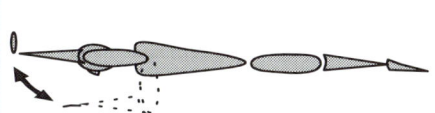

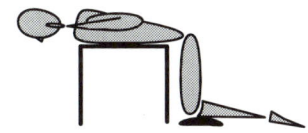

• Bauchlage, Bauch- und Gesäßmuskulatur anspannen • Regelmäßig atmen • Kopf in Verlängerung des Rumpfes halten,Blick zum Boden • Arme vor dem Kopf langsam beugen und strekken, unter der Vorstellung, einen ganz schweren Widerstand nach vorne wegzuschieben (Arme strecken) und dann heranzuziehen (Arme beugen) - Fäuste ballen	• Vor einem Stuhl knien - Knie mit Kissen unterpolstern • Rumpf auf der Sitzfläche ablegen, Kopf in Verlängerung des Rumpfes, Blick zum Boden, Arme bilden ein U, wobei die Unterarme parallel zum Oberkörper liegen • Schulterblätter zusammenziehen und Position halten (statische Übung)

Bauchmuskulatur

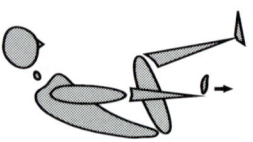

- Wichtigste Übung für die gesamte Bauch-
  muskulatur
- Kopf und Schulter vom Boden abheben und eine
  imaginäre Wand mit den Händen wegschieben,
  Winkel zwischen Rumpf und Oberschenkel < 90°
- Kleine Bewegungsamplitude
- Beim Hochgehen des Oberkörpers ausatmen
- Die Lendenwirbelsäule bleibt am Boden
- **Variationen**: verschiedene Ausgangsstellungen
  und Armhaltungen - je weiter die Arme nach
  hinten genommen werden, desto schwerer

- Statische Übung
- Eine Hand unter die Lendenwirbelsäule legen
- Mit der Ausatmung die Hand durch Anspannung
  der Bauchmuskulatur in den Boden drücken
- Versuchen, die Anspannungszeit durch eine
  etwas verlangsamte Ausatmung zu verlängern
- Mit der Einatmung die Spannung lösen
- Diese Übung eignet sich besonders für
  Personen mit schwacher Bauchmuskulatur oder
  Personen, bei denen bei der Durchführung von
  Bauchmuskelübungen in der Rückenlage mit
  Heben des Oberkörpers Hals- / Nackenbe-
  schwerden auftreten

Arm- und Schultermuskulatur

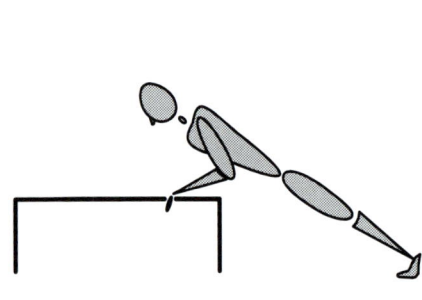
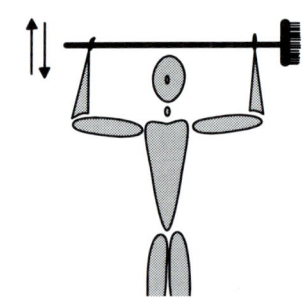

- Schräger Liegestütz auf einer Bank/Tisch
- Körperspannung aufbauen (Körper gerade / steif
  wie ein Brett)
- Ausatmung beim Strecken der Arme
- **Variationen**: Liegestütz an der Wand oder aus
  der Kniestellung (leicht), horizontal, mit den
  Füßen auf einer Erhöhung (schwer)

- Im Sitz oder Stand, Oberkörper aufrecht
- Ein Stab (oder z.B. Besenstiel) unter Muskelspannung ganz langsam nach oben schieben mit
  der Vorstellung, einen ganz schweren Widerstand wegzudrücken, dann in gleicher Weise den
  Stab wieder zu sich hinziehen, gleichfalls unter
  der Vorstellung, einen ganz schweren Widerstand zu bewegen

Oberschenkelvorderseite/Gesäß

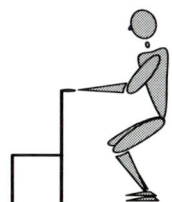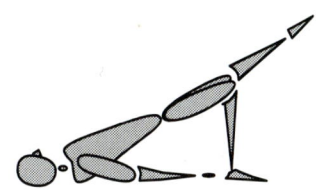

- Mit den Händen festhalten (z.B. Stuhllehne) und beidbeinige Kniebeugen durchführen
- Schulterbreite Fußstellung, Knie über den Füßen (Knie - Fuß - Einstellung)
- Blick geradeaus, Rücken gerade
- Rumpfmuskulatur zur Stabilisierung anspannen
- **Variationen**: Mit reduziertem Gewicht durch Handunterstützung z.B. an der Sprossenwand oder Stuhllehne, unterschiedliche Bewegungs- amplituden beim Tiefgehen - am wenigsten be- lastend ist die ¼ Kniebeuge, allerdings wird auch nur ein kleiner Winkelbereich trainiert, Treppen steigen (z.B. mehrere Stufen auf ein- mal) (vgl. Kap. Knieschule)

- Rückenlage, Füße ans Gesäß stellen, Gesäß vom Boden heben bis der Körper gestreckt ist
- Gesäßmuskulatur fest anspannen
- **Variationen**: Ein Bein strecken

Oberschenkelrückseite/Gesäß

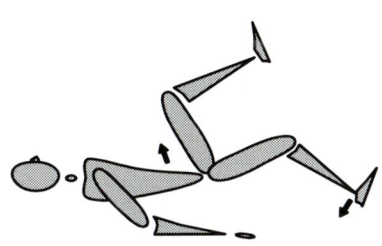

- Rückenlage - ein Knie Richtung Brust ziehen
- Fuß des anderen Beines hochziehen und Ferse in den Boden stemmen, so daß sich die Hüfte einige Zentimeter vom Boden abhebt
- Hüfte heben und senken

- Bankstellung, ein Bein waagrecht nach hinten strecken, Ferse nicht höher als Gesäß, Fußspitze angezogen
- Kopf in Verlängerung des Rumpfes, Blick zur Stützhand
- **Variationen**: Zusätzlich Kräftigung der Rücken- muskulatur durch Streckung des Gegenarmes nach vorn, Fingerspitzen zeigen nach oben

Adduktoren / Abduktoren

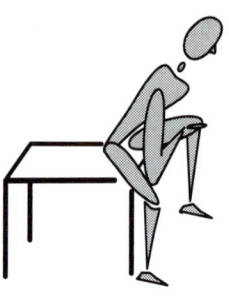

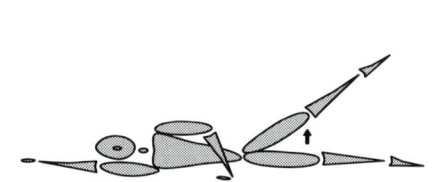

- Sitz - Unterarm zwischen die Knie legen und Knie zusammendrücken
- Rücken gerade
- Statische Übung - regelmäßig atmen

- Seitlage - Hüfte gestreckt
- Oben liegendes Bein nach oben abspreizen, dabei Fußspitze anziehen
- Bein nicht nach außen rotieren, Fußspitze zeigt nach vorne

Wadenmuskulatur

Ganzkörperspannung

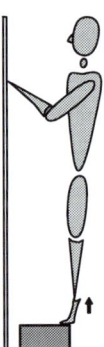

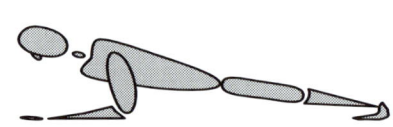

- Stand auf einem kleinen Podest oder einer Stufe, Fersen absenken und den Körper in den Ballenstand heben
- **Variationen:** Beidbeinig - einbeinig, mit Zusatzgewicht

- Halteübung in einer Position
- Auf Unterarme und Fußspitzen stützen, Körper steif wie ein Brett
- Kopf in Verlängerung des Rumpfes, Blick zum Boden
- Vor allem Bauch und Gesäß anspannen
- Regelmäßig atmen
- **Variation:** Seitlich mit Stütz auf einem Unterarm

9.8 Beweglichkeitstraining

Ein Beweglichkeitstraining ist in jeder Altersstufe für Frauen und Männer gleichermaßen sinnvoll und unabhängig von der Leistungsfähigkeit, der sportlichen Vorerfahrung oder dem Körpergewicht leicht und ohne gesundheitliche Risiken durchzuführen. Hierbei ist zu beachten, daß es nicht auf eine maximale, sondern eine optimale Beweglichkeit ankommt (vgl. Kap. Beweglichkeitstraining). Im Altersgang kommt es zu einer Abnahme der Muskel- und Sehnenelastizität. Neben der Verbesserung der Beweglichkeit bzw. der Kompensation ihrer altersbedingten Reduktion und einer hiermit verbundenen Leistungssteigerung werden einem richtig durchgeführten Muskeldehntraining u. a. auch noch und entspannende Effekte sowie ein positiver Einfluß auf die Entwicklung des Körpergefühls und das Wohlbefinden zugeschrieben.

Es gibt verschiedene **Methoden,** wie Sie Ihre Muskeln dehnen können, wobei sich aus wissenschaftlicher Sicht bisher keine als den anderen eindeutig überlegen herausgestellt hat (vgl. Kap. Beweglichkeitstraining). Für ältere Menschen, vor allem Personen, die längere Zeit keiner regelmäßigen körperlichen Aktivität nachgegangen sind, bieten sich vor allem die Dauerdehnung und gegebenenfalls die wiederholte Dehnung an, da sie die geringsten Anforderungen an die Körpererfahrung und sportlichen Vorkenntnisse stellen.

METHODE DER DAUERDEHNUNG

Kurzbeschreibung
Einnehmen der Dehnposition, so daß eine deutliche Dehnspannung spürbar ist (=Andehnen). Halten der Dehnposition, Muskulatur entspannen, Ausatmung und Atempause betonen. Wenn das Spannungsgefühl nachläßt, Verstärken der Dehnung und erneutes Halten der Dehnposition (= Nachdehnen). Bleiben Sie mit Ihrer Aufmerksamkeit bei dem zu dehnenden Muskel und versuchen Sie, ihn während der Dehnung bewußt zu entspannen (=bewußt locker lassen).

Intensität	Spannungsgefühl Bewegungstempo	Leicht bis mittel, angenehm Halten der Dehnposition
Dauer		Nach subjektivem Empfinden, ca. 20 Sek. Andehnen, ca. 20 Sek. Nachdehnen
Umfang	Wiederholungen	1 (-2)
Trainingshäufigkeit		Je nach Trainingsziel bis zu mehrmals täglich

Tab. 32: Methode der Dauerdehnung.

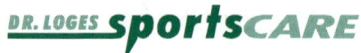
METHODE DER WIEDERHOLTEN DEHNUNG

Kurzbeschreibung
Wiederholtes, geführtes, nicht ruckhaftes, kontrolliertes „Schieben" in die Dehnposition mit kleiner Bewegungsamplitude und Betonung der Ausatmung. Bei nachlassendem Dehnreiz Bewegungsgrenze weiter hinausschieben. Bleiben Sie mit Ihrer Aufmerksamkeit bei dem zu dehnenden Muskel und versuchen Sie, ihn während der Dehnung bewußt zu entspannen (=bewußt locker lassen).

Intensität	Spannungsgefühl	Leicht bis mittel, angenehm
	Bewegungstempo	Kontrolliert, langsam bis zügig, nicht explosiv
Umfang	Wiederholungen Serien	Nach subjektivem Empfinden, ca. 20 - 30 Wh. 1 (-2)
Trainingshäufigkeit		Je nach Trainingsziel bis zu mehrmals täglich

Tab. 33: Methode der wiederholten Dehnung.

Übungsprogramm Beweglichkeitstraining

Hals - Nackenmuskulatur

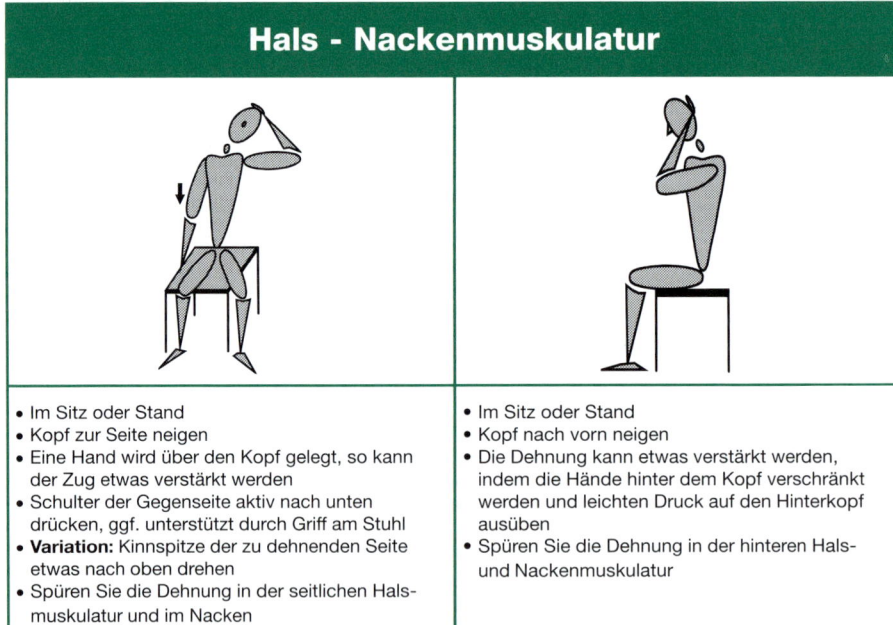

- Im Sitz oder Stand
- Kopf zur Seite neigen
- Eine Hand wird über den Kopf gelegt, so kann der Zug etwas verstärkt werden
- Schulter der Gegenseite aktiv nach unten drücken, ggf. unterstützt durch Griff am Stuhl
- **Variation:** Kinnspitze der zu dehnenden Seite etwas nach oben drehen
- Spüren Sie die Dehnung in der seitlichen Halsmuskulatur und im Nacken

- Im Sitz oder Stand
- Kopf nach vorn neigen
- Die Dehnung kann etwas verstärkt werden, indem die Hände hinter dem Kopf verschränkt werden und leichten Druck auf den Hinterkopf ausüben
- Spüren Sie die Dehnung in der hinteren Hals- und Nackenmuskulatur

Brustmuskulatur

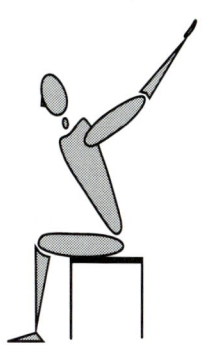 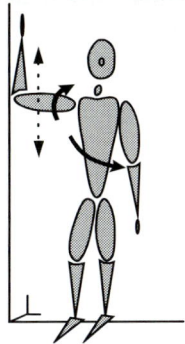

- Im Sitz Arme rück-hoch ziehen, Handflächen zeigen nach oben
- Leicht nach vorne beugen mit geradem Rücken
- Position der Arme variieren: seitlich/schräg - hoch/hoch
- Fühlen Sie die Dehnung der Brust- und die Anspannung der Rückenmuskulatur

- Oberarm waagrecht, Unterarm und Kleinfingerkante der Hand an einen Türrahmen anlegen
- Drehung des Rumpfes vom Arm weg
- Variation der Griffhöhe
- Spüren Sie die Dehnung in der Brustmuskulatur

Rückenmuskulatur

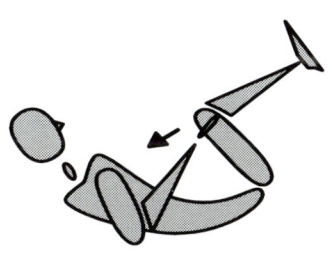 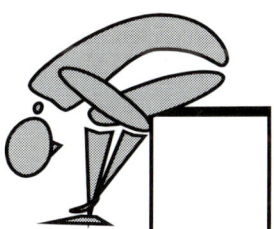

- Rückenlage - Oberschenkel am Rumpf vorbei in Richtung Boden ziehen
- Wirbelsäule ganz rund machen
- Dehnposition halten und entspannt weiteratmen
- Spüren Sie eine leichte Dehnung in der gesamten Rückenmuskulatur
- Zur Verstärkung der Dehnung können Sie durch die Beine an die Fersen greifen und mit leichtem Zug die Knie Richtung Boden drücken

- Sitz auf einem Stuhl
- Oberkörper nach vorne beugen und Rücken ganz rund machen
- Zug der Hände an den Knöcheln kann die Dehnung verstärken
- Beim Aufrichten mit den Händen auf den Oberschenkeln abstützen
- Spüren Sie die Dehnung vor allem im unteren Rücken

Hüftbeugemuskulatur

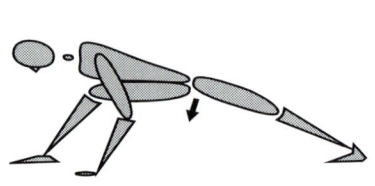

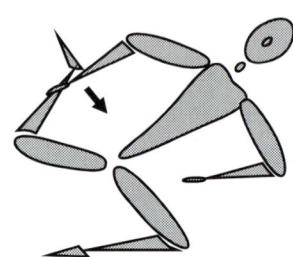

- Im Riesenausfallschritt den Oberkörper auf den Oberschenkel legen; Hände stützen am Boden Hüfte Richtung Boden drücken, hinteres Knie strecken
- Spüren Sie die Dehnung im Hüftbereich

- Seitlage, unteres Bein gebeugt
- Hüfte nach vorne schieben und in Endposition fixieren
- Ferse des oben liegenden Beines Richtung Gesäß ziehen
- Spüren Sie die Dehnung in der Hüfte und der Oberschenkelvorderseite

Oberschenkelrückseite

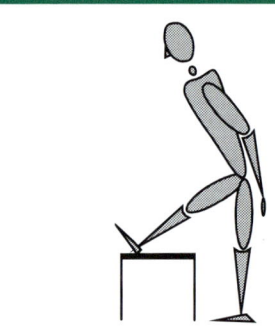

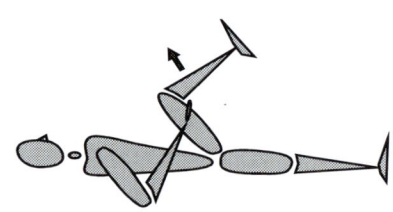

- Fuß mit der Ferse auf eine Erhöhung stellen
- Beckenachse im 90° Winkel zum gestreckten Bein
- Fußspitze nach innen drehen
- Becken nach vorne kippen und Oberkörper mit geradem Rücken in Richtung des zu dehnenden Beines bewegen
- Fühlen Sie die Dehnung in der Oberschenkelrückseite

- Rückenlage - ein Bein bleibt gestreckt am Boden, das andere wird zur Brust gezogen und mit den Händen fixiert
- Ohne den Oberschenkel zu bewegen wird nun versucht, im Kniegelenk soweit wie möglich zu strecken
- Spüren Sie die Dehnung in der Oberschenkelrückseite

Oberschenkelinnenseite	**Wadenmuskulatur**

- Aufrechter Sitz, Fersen nah an den Körper, Fußsohlen gegeneinander
- Lassen Sie die Knie entspannt nach außen fallen
- Spüren Sie die Dehnung an den Innenseiten der Oberschenkel
- Verstärken Sie die Dehnung. Drücken Sie die Knie mit den Unterarmen weiter nach außen

- Stütz an einer Wand in Schrittstellung
- Die Ferse des hinteren Beines bleibt am Boden Hüfte in Richtung Wand drücken
- Spüren Sie die Dehnung in der Wadenmuskulatur (sonst Fuß noch weiter nach hinten setzen)
- **Variation:** Das Kniegelenk des hinteren Beines beugen – Knie Richtung Fußspitze schieben. Spüren Sie die Dehnung im Bereich der unteren Wadenmuskulatur und Achillessehne

9.9 Koordinationstraining

Die Koordination, also das Zusammenspiel von Skelettmuskulatur und Zentralnervensystem, spielt bei jeder Bewegung eine Rolle und ist um so bedeutender, je unbekannter und komplizierter der Bewegungsablauf ist. Beim Laufen z.B. muß die Arm- und Beinbewegung koordiniert werden, die Bewegungsrichtung, das Bewegungstempo, die Kraftimpulse usw. so aufeinander abgestimmt werden, daß eine zielgerichtete Bewegungshandlung zustandekommt. Mit fortschreitendem Alter verschlechtert sich langsam die koordinative Lernfähigkeit. So bereitet z.B. das Erlernen neuer Sportarten im Alter mehr Schwierigkeiten als bei jungen Menschen. Bei den motorischen Fähigkeiten Ausdauer, Kraft und Beweglichkeit kann zu jeder Fähigkeit ein sinnvolles konkretes Trainingsprogramm erstellt werden, mit dem es gelingt, den Leistungseinbußen im Alter entgegenzuarbeiten und somit die Gesundheit zu stabilisieren. Für die Verbesserung der Koordination gibt es hingegen kein "allgemein gültiges

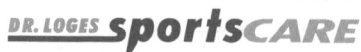

Trainingsprogramm", das ältere Menschen durchführen sollten, da sich die Koordination aus sehr vielen Faktoren wie z.B. Gleichgewichts-, Orientierungs-, Reaktions- und Rhythmusfähigkeit zusammensetzt. Die koordinativen Fähigkeiten sind bei dem einzelnen vor allem in Abhängigkeit von seinen Vorerfahrungen sowie seinen Alltags-, Sport- und Freizeitaktivitäten ganz unterschiedlich ausgeprägt und nehmen im Altersgang mehr oder weniger stark ab. Günstig ist es, sich einer Bewegungs- und Sportgruppe im Verein, im Fitness-Studio, an der Volkshochschule o.ä. anzuschließen, denn koordinative Aspekte können in Gruppenaktivitäten wie z.B. Sportspielen sehr gut angesprochen werden.

Mannschafts- und Partnerspiele	Alle Formen von Sport- und Bewegungsspielen (z.B. Tennis, Tischtennis, Badminton, Federball, Frisby, Fußball usw.) sind insbesonders dann zu empfehlen, wenn Vorerfahrungen vorhanden sind.
Individuelle Ballspiele	Zum Beispiel: Werfen und Fangen; einen Ball gegen die Wand werfen, auffangen; Variationen: Werfen, ½ Drehung, auffangen; werfen, klatschen, auffangen; Ball prellen, um den Körper, in Form einer Acht, zwischen den Beinen; mit rechter und linker Hand werfen; Jonglieren mit 3 Bällen erlernen.
Gymnastik, Tanz	Zu Hause individuell auf den Rhythmus unterschiedlicher Musikstücke frei bewegen; Gymnastik mit Musik durchführen; Gesellschaftstanz, Funktionsgymnastik (vgl. Übungen aus den Kapiteln Rücken- und Knietraining, sowie Kraft- und Beweglichkeitstraining), verschiedene Formen der Aerobic.

Abb. 41: Beispiele für die Koordinationsschulung.

Da eine unzureichende Koordination mitbeeinflussend für viele Altersunfälle ist, wobei z.B. Abfangbewegungen auch häufig aufgrund fehlender Muskelkraft nicht mehr effektiv durchgeführt werden, liegt der Schwerpunkt der folgenden Koordinationsübungen im Bereich der Gleichgewichtsschulung. Jeder einzelne muß hier selbst entscheiden, inwieweit er vielleicht einen Teil seiner Trainingszeit Gleichgewichtsaufgaben oder anderen koordinativen Fähigkeiten gezielt widmet.

Übungsprogramm Gleichgewichtsfähigkeit

Gewichts-verlagerung im beidbeinigen Stand 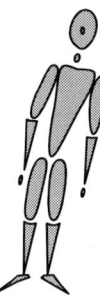	• Schulterbreite Fußstellung • Gewicht im Wechsel nach vorne, nach hinten, zur Seite verlagern, kreisen - versuchen, beide Füße am Boden stehen zu lassen • **Variationen:** • Tempo der Gewichtsverlagerung verändern Veränderung der Unterstützungsfläche (z.B. enge Fußstellung, auf dem ganzen Fuß, auf den Fußballen etc.) • Gewicht langsam so weit verlagern, daß ein Abfangschritt notwendig ist • Mit geschlossenen Augen • Auf verändertem Untergrund (z.B. Stand auf weicher Matte, Kissen, Sand, Matratze etc.)
Einbein-stand	• Stand auf einem Bein, anderes Bein ist abgehoben - erst wenig, dann immer mehr (Beinwechsel) • **Variationen:** • Mit dem Spielbein (abgehobenes Bein) Bewegungen durchführen: Oberschenkel an den Bauch ziehen, Bein nach vorn, hinten, zur Seite führen, Kreise ziehen, Zahlen oder Buchstaben in die Luft schreiben • Versuchen auf dem Standbein zu drehen • Tempo der Spielbeinbewegung verändern • Mit geschlossenen Augen • Auf verändertem Untergrund • Stehen auf einem Bein und Gegenstand aufheben
Balancieren 	• Gehen auf einer Linie, einer Bank, einer umgedrehten Turnbank, u.ä. • **Variationen:** • Vorwärts, rückwärts, seitwärts, mit halber oder ganzer Drehung, große Schritte/kleine Schritte, Fuß vor Fuß ("Gänsefüßchen"), Ballenstand • Blick von den Füßen lösen • Balancieren mit Zusatzaufgabe - z.B. Ball um Hüfte kreisen, über dem Kopf in einer Hand zur anderen übergeben u. ä. • Balancieren mit Übersteigen von Hindernissen
Sitz auf dem Ball 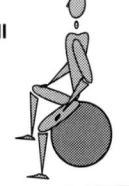	• Aufrechter Sitz auf einem großen Ball (z.B. Pezziball) • Gewichtsverlagerungen nach vorne/hinten/seitlich • **Variationen:** • Hopsen/Federn mit unterschiedlicher Bewegungsamplitude • Mit geschlossenen Augen • Einbeinig z.B. Beine übereinanderschlagen, ein Bein seitlich abheben, ein Knie anziehen

Wenn die Möglichkeit besteht, sollten die vorgestellten Gleichgewichtsübungen barfuß durchgeführt werden, um auch die taktil-kinästhetische Wahrnehmung zu fördern, das Haltungsgefühl zu verbessern und die Fußmuskulatur zu kräftigen. Zur Steigerung des Schwierigkeitsgrades bieten sich folgende Möglichkeiten an, die auch beliebig kombiniert werden können (vgl. Übungsprogramm Gleichgewichtsfähigkeit):

• Verkleinerung der Unterstützungsfläche (z.B. beidbeinig, einbeinig, Fußballen etc.)
• Veränderung des Untergrundes (hart, weich, fest, labil)
• Variation in Bewegungsausmaß und Geschwindigkeit
• Veränderung der optischen Kontrollen (z.B. Blick zum Boden, Blick geradeaus, Augen geschlossen)
• Doppelkoordination - Durchführung von Zusatzaufgaben (z.B. Balancieren und gleichzeitig einen Ball von der linken in die rechte Hand werfen).

9.10 Osteoporose und Sport

Definition und Statistik

Unter Osteoporose versteht man eine Stoffwechselerkrankung der Knochen, die durch eine Abnahme der Knochenmasse und eine Verschlechterung der Architektur des Knochengewebes charakterisiert ist, wodurch es zu einer Abnahme der Knochenstabilität und zu einem erhöhten Knochenbruchrisiko kommt. Man unterscheidet zwischen den primären Osteoporosen, denen keine eindeutige Ursache zugeordnet werden kann, und den sekundären Osteoporosen mit definierter Grunderkrankung. Letztere können z.B. durch Diabetes mellitus oder Störungen der Produktion von Schilddrüsenhormonen hervorgerufen werden (vgl. RINGE 1991). Innerhalb der primären Osteoporosen lassen sich wiederum zwei verschiedene Typen abgrenzen. Die Typ I - Osteoporose (postmenopausale Osteoporose) befällt überwiegend Frauen im Alter von über 60 Jahren, wobei auch eine frühere Erkrankung möglich ist. Sie tritt häufig 8-10 Jahre nach dem Beginn der Wechseljahre auf. Es kommt zumeist zu Einbrüchen von Wirbelkörpern, was sich in der Folge häufig in einem verstärkten Rundrücken äußert. Demgegenüber sind von der Typ II - Osteoporose (senile Osteoporose) auch ca. 30% Männer betroffen. Die Erkrankung tritt meist erst nach dem 65.-70. Lebensjahr auf und befällt neben den Wirbelkörpern auch die Röhrenknochen, wodurch z.B. vermehrt Oberschenkelhalsbrüche hervorgerufen werden können, an denen im Verlauf des ersten Jahres ca. 12-20% der Patienten sterben (vgl. KUNCZIK/RINGE 1994). Das Osteoporoseproblem wird sich aufgrund der Entwicklungstendenz unserer Bevölkerungsstruktur mit einer Erhöhung des Anteils älterer Menschen in unserer Gesellschaft in Zukunft weiter verstärken. Die höhere Lebenserwartung hat zur Folge, daß immer mehr Menschen einem potentiellen Osteoporoserisiko ausgesetzt sind. Gefährdet sind vor allem Frauen, weil bei ihnen mit Eintritt der Menopause die Geschlechtshormonproduktion aussetzt. Aufgrund des höheren Lebensalters steigt die Zahl der gelebten Jahre nach der Menopause gleichfalls an und somit das Erkrankungsrisiko. Rund 80% der Erkrankten sind weiblichen Geschlechts (vgl. KUNCZIK/RINGE 1991), wobei ca. 25-30% aller Frauen nach dem 60. Lebensjahr unter Osteoporose leiden. Bei den 70jährigen sind es bereits knapp 50% (vgl. PLATEN et al. 1995). Die Zahl der Osteoporoseerkrankungen wird in Deutschland auf etwa 5-7 Millionen geschätzt. Als Folgen der Osteoporose ergeben sich für die Betroffenen je nach Ausprägungsgrad chronische Schmerzen, Invalidität, Verlust an Selbständigkeit und eine erhöhte Mortalität.

Risikofaktoren für die Osteoporose

Zu den entscheidenden Risikofaktoren für die Osteoporoseentstehung gehören körperliche Inaktivität (Bewegungsmangel), Hormonmangel (Steroidhormone), Fehlernährung (Calcium- und Vitamin D-Mangel) sowie Nikotin- und Alkoholmißbrauch.

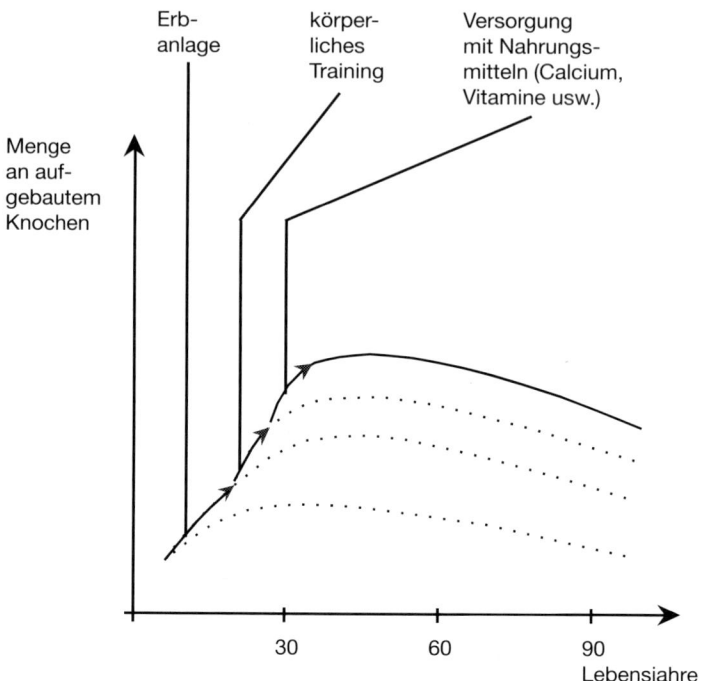

Abb. 42: Einfluß verschiedener Faktoren auf den Knochenbau (LAURITZEN/MINNE 1990).

Bedeutung der körperlichen Aktivität

Bei den meisten Formen der Osteoporose ist eine vollständige Heilung nicht möglich, es geht vielmehr darum, einen weiteren Knochenabbau zu verlangsamen bzw. zu verhindern oder, wenn möglich, wieder neue Knochensubstanz aufzubauen.

Die Ziele im präventiven Bereich liegen nach RINGE (1991)
- in der Steigerung der Peak Bone Mass (maximale Spitzenknochenmasse) =juvenile Prävention
- im Erhalt der Peak Bone Mass über möglichst viele Jahre = prämenopausale Prävention (vor den Wechseljahren)
- in der Verminderung des beschleunigten Knochenabbaus = postmenopausale Prävention (nach den Wechseljahren).

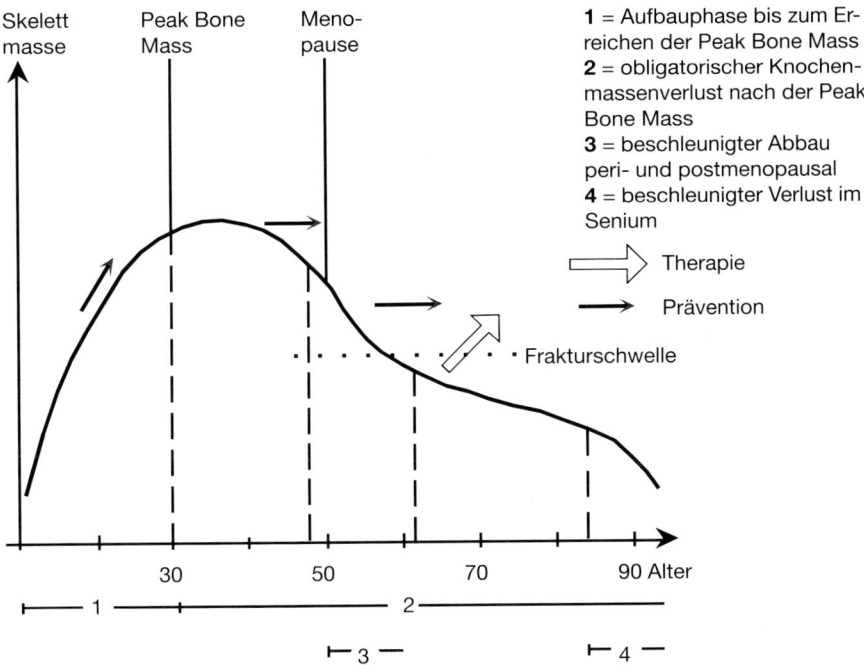

Abb. 43: Verschiedene Phasen des Auf- und Abbaus von Knochenmasse in verschiedenen Lebensabschnitten (modifiziert nach RINGE 1991).

Der in jedem Fall ca. ab dem 35.-40 Lebensjahr eintretende Abbau der Knochenmasse von ca. 0,3 - 1,5% jährlich - bei Frauen nach der Menopause für einen Zeitraum von ca. 8-10 Jahren etwa 2-3% pro Jahr - wirkt sich umso weniger negativ aus, je mehr Knochensubstanz bis zum 30. Lebensjahr aufgebaut worden ist, d.h. je höher die Spitzenknochenmasse ist. In der Prävention kommt einer regelmäßigen körperlichen Belastung sowie der richtigen Ernährung eine zentrale Bedeutung zu. Für den Aufbau der Spitzenknochenmasse sind diese Faktoren bereits im Kindes- und Jugendalter bedeutsam.

Das Skelettsystem bzw. die einzelnen Knochen sind keine toten Strukturen, sondern unterliegen als dynamisches Gewebe ständigen Aufbau-, Abbau- und Umbauprozessen. Vor allem die Schwerkraft und die Muskelkontraktion stellen die wesentlichen mechanischen Kräfte dar, die am Knochen wirken. Besonders wichtig ist dabei die Druckbelastung, die auf den Knochen ausgeübt wird. Fehlen diese mechanischen Belastungsreize, wird Knochenmasse abgebaut. Demgegenüber wirkt eine zunehmende Muskelkraft stimulierend auf die Knochensubstanzneubildung. Vor allem kräftigende Übungen führen zu einer Erhöhung der Knochendichte bei den Knochen, an welchen die betroffenen Muskeln ansetzen (vgl. ALOIA 1981). Im Bereich der Ausdauersportarten ist ein dosiertes Lauftraining aus präventiver Sicht besser geeignet als Radfahren oder Schwimmen, weil bei den letztgenannten Disziplinen weniger Gewichtskraft auf dem Körper lastet. Insgesamt läßt sich feststellen, daß der körperlichen Aktivität bzw. dem Sport sowohl in der Vorbeugung als auch in der Therapie und Rehabilitation der Osteoporose eine entscheidende Bedeutung zukommt.

Für gesunde Menschen ohne Reduktion der Knochenmasse sind folgende Aspekte bedeutsam:

Hinweise für ein präventives Osteoporosetraining

- Die Adaptationen des Skelettsystems finden in jedem Alter statt. Es ist also nie zu spät, mit dem körperlichen Training zu beginnen.
- Eine regelmäßige körperliche Aktivität sowie eine ausreichende Versorgung des Körpers mit Calcium und Vitamin D helfen, in der Jugend maximale Knochenmasse aufzubauen und im Altersgang die Verluste an Knochenmasse möglichst gering zu halten.
- Das Training sollte dem aktuellen Leistungs- und Gesundheitszustand angepaßt sein und vor allem ein breit angelegtes Krafttraining (= Schwerpunkt) und Muskeldehntraining, Ausdauer- und Entspannungstraining sowie Koordinationstraining (wichtig vor allem auch als Vorbeugung gegen Sturzgefahr) beinhalten (vgl. auch Kap. Rücken- und Knietraining). Die Trainingsinhalte und Übungen können den entsprechenden Kapiteln entnommen werden. Bei bereits vorhandener Reduktion der Knochenmasse (Osteopenie) sollte das Training zunächst unter fachlicher Anleitung bei kontrollierter Bewegungsausführung durchgeführt werden.
- Bei der Auswahl von Sportarten oder Übungen ist das sportart- bzw. übungsspezifische Verletzungsrisiko zu berücksichtigen. Bei Vorliegen einer Osteopenie sollten Sportarten mit erhöhtem Sturz- und Stauchungsrisiko (z.B. Reiten, Geräteturnen, Sportspiele mit Gegnereinwirkung) nur noch bei großer Erfahrung in den jeweiligen Sportarten in dosierter Form durchgeführt werden.

(vgl. PLATEN et al. 1995):

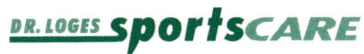

Menschen mit klinisch manifester Osteoporose sollten eine kontrollierte Be-
wegungstherapie unter medizinischer Anleitung durchführen, um die Alltagsmotorik zu verbessern, die Bewegungssicherheit zu erhöhen und das Sturz-
risiko mit Frakturgefahr zu vermindern sowie über die Kräftigung der Halte-
muskulatur Fehlhaltungen zu vermindern und langfristig eine Schmerzre-
duktion zu erzielen.

9.11 Inkontinenz – Beckenbodenschule

Der **Begriff** der Inkontinenz, auch "Blasenschwäche" genannt, leitet sich von
dem lateinischen Verb continere = zusammenhalten ab und bedeutet unwill-
kürlichen Urin- und Stuhlabgang.

Verbreitung

Frauen sind etwa 7 bis 8mal häufiger von Inkontinenz betroffen als Männer,
die jedoch keineswegs davon verschont bleiben. Die Harninkontinenz tritt ca.
4mal so häufig auf wie die Stuhlinkontinenz. Inkontinenz ist keineswegs ein
seltenes Problem, denn etwa 25-30% aller Frauen in Deutschland leiden darunter, und die Dunkelziffer ist hoch. Mit zunehmendem Alter nimmt die
Häufgkeit zu, so daß ca. 65% der über 80jährigen Frauen betroffen sind. Inkontinenz ist einer der häufigsten Gründe für die Einweisung in ein Pflege-
heim und geradezu alltäglich in Altersheimen (vgl. DEBUS-THIEDE 1994).

Aus **gesellschaftlicher und menschlicher Sicht** stellt die Inkontinenz für die
Betroffenen eine große Minderung der Lebensqualität dar. Aus Scham wird
geschwiegen, weil "ein Problem nicht existiert, wenn man nicht darüber spricht"
(vgl. GOTVED 1983). Der Leidensdruck, der sich aus dem Teufelskreis von
Verheimlichung, Bagatellisierung, Diskriminierung, Demütigung und Verlust
an menschlicher Würde ergibt, kann schwerwiegende Folgen haben und von
einer nur leichten Beeinträchtigung des Alltagslebens über Depression, soziale Isolierung bis zu einem Wandel des Sexuallebens und zur Berufsaufgabe
führen (vgl. HUMPAL/GARTLEY 1990).

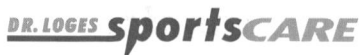

Inkontinenzformen und ihre Ursachen

Bei der häufig auftretenden Harninkontinenz werden die Streßinkontinenz und die Dranginkontinenz unterschieden. Seltenere Formen wie z.B. die Reflex- und die Überlaufinkontinenz bleiben hier unbesprochen.

Die Streß- oder Belastungsinkontinenz tritt bei 40-60% der Betroffenen auf. Der Bezeichnung entsprechend kommt es bei Belastungen wie Husten, Niesen, Lachen (Grad I), Heben, Hüpfen oder Treppensteigen (Grad II) oder sogar ohne besondere Belastungen, z.B. im Liegen (Grad III) zu unwillkürlichem Urinverlust. Die Ursachen der weiblichen Inkontinenz liegen vor allem in einer erschlafften Beckenbodenmuskulatur und den damit verbundenen Beeinträchtigungen des Verschlußmechanismus der Blase aufgrund von Geburten, Übergewicht, Unterleibsoperationen und Entzündungen.Weitere Ursachen sind angeborene Bindegewebsschwäche und häufige oder langanhaltende Druckbelastungen des Beckenbodens durch Pressen, chronischen Husten, Verstopfung, schweres Heben und Tragen, gebeugtes Sitzen und langes Stehen.
Die Drang- oder Urgeinkontinenz (engl. urge = Drang) ist durch einen nicht unterdrückbaren Harndrang bei bereits geringer Blasenfüllung charakterisiert. Sie tritt bei 20-40% der inkontinenten Personen auf und ist häufig durch sensorische Störungen bei intaktem Verschlußmechanismus bedingt.

Neben einer unverzichtbaren, genauen ärztlichen Diagnose - wenn Sie sich Ihrem Arzt anvertraut haben, ist der erste wichtige Schritt bereits getan - können Sie Ihren individuellen (In-) Kontinenzstatus durch die beiden folgenden, einfachen **Tests** überprüfen:
- Können Sie während des Miktionsvorgangs (Wasserlassen) den Harnstrahl willkürlich vollständig unterbrechen ?
- Wählen Sie einen Zeitpunkt, an dem Ihre Blase voll ist und ein starker Harndrang besteht. Stellen Sie sich im Badezimmer mit gegrätschten und leicht gebeugten Beinen hin und husten Sie so kräftig Sie können (vgl. GOTVED 1989).

Anatomie des Beckenbodens

Wie der Name sagt, bildet der Beckenboden sozusagen den "Boden" des Bauchraums, dessen "Deckel" das Zwerchfell darstellt. Wie ein Trampolin sind die Muskeln und Sehnenplatten des Beckenbodens zwischen den Beckenknochen verspannt. Als Antischwerkraftmuskeln stützen und tragen sie die Bauchorgane. Der Beckenboden besteht aus einem komplizierten Geflecht zahlreicher Muskeln, die kreuz und quer und schräg so verlaufen, daß die geniale Konstruktion eines "doppelten Bodens" entsteht. In dieses Geflecht sind die ringförmigen Schließmuskeln von Anus, Scheide und Harnröhre eingelagert und mit ihren Funktionen wie Sexualität und Ausscheidung untrennbar mit dem Beckenboden verbunden. Bei Störungen des Beckenbodens, z.B. Erschlaffen der Muskulatur, werden nicht nur seine Stützfunktion, sondern auch Ausscheidung und möglicherweise Sexualität negativ beeinflußt. Aufgrund des großen Durchmessers des weiblichen Beckens, der drei Öffnungen im Beckenboden (Anus, Scheide, Harnröhre) und der besonderen Belastungen bei Schwangerschaft und Geburt, sowie hormoneller Umstellung in den Wechseljahren, ist die Frau in bezug auf den Beckenboden wirklich das "schwache Geschlecht". Wenn zusätzlich der schwerwiegendste Risikofaktor Untätigkeit und fehlendes funktionelles Training der Beckenbodenmuskulatur hinzukommt, atrophiert die Muskulatur und erschlafft, die reflektorischen und neuromuskulären Funktionen schwinden.

Beckenbodentraining

Inkontinenz ist keineswegs ein unabwendbares hinzunehmendes Schicksal, sondern es stehen durchaus gute präventive und rehabilitative Behandlungsmöglichkeiten zur Verfügung. Nach einer Abklärung der Ursachen kann der Arzt aus dem Spektrum der vorhandenen medikamentösen, operativen, apparativen und verhaltensorientierten Therapieformen die angemessene auswählen. Gute, vielfach noch nicht ausgeschöpfte Möglichkeiten bietet ein funktionelles, kompetent angeleitetes Beckenbodentraining, das z.B. bei Streßinkontinenz in 60-80% aller Fälle zu deutlichen Verbesserungen führt. Die Beckenbodenmuskulatur ist prinzipiell trainierbar wie alle anderen Muskeln auch. Das Problem besteht in den meisten Fällen in Unkenntnis, Hemmungen und Scham, mangelhafter Konsequenz und Motivation der Betroffenen selbst sowie in fehlender fachlicher Anleitung. Die folgenden Ratschläge sollen dazu beitragen, daß Fehler vermieden werden und Ihr aktives Beckenbodentraining erfolgreich gestaltet wird.
• Gehen Sie mit dem Thema Inkontinenz offen um, bringen Sie das versteckte

Leiden ans Licht. Durchbrechen Sie die Tabuzone, die um den Ausscheidungsvorgang gezogen wird. Erwerben Sie Kenntnisse und klären Sie auch andere auf.

- Suchen Sie zu Beginn fachlich kompetente Hilfe und besuchen Sie einen "Beckenbodenkurs". Seien Sie kritisch und berücksichtigen Sie, daß die Beckenbodenfunktion medizinisch-wissenschaftlich bisher nur lückenhaft bearbeitet ist und nicht alle Ärzte und Krankengymnasten darauf spezialisiert sind.

- In unserem Kulturkreis gelten kreisende, kippende Beckenbewegungen häufig als unschicklich. Übungen zur freien Beweglichkeit des Beckens (z.B. Bauchtanz) leisten einen unterstützenden Beitrag zum Beckenbodentraining.

- Die meisten Übungen für den Beckenboden bedürfen intensiver Wahrnehmungsschulung, weil die Anspannung und Entspannung der innenliegenden Beckenbodenmuskulatur von außen nicht sichtbar ist.

- Der Atmung kommt eine Schlüsselrolle beim Beckenbodentraining zu. Bei der Ausatmung entsteht eine positive, entlastende Sogwirkung auf den Beckenboden, beim Einatmen wird der Druck dagegen erhöht. Bei allen Übungen und Alltagsbelastungen soll deshalb der Beckenboden durch Betonung der Ausatmung (bewußt mit fff) entlastet werden. Preßatmung oder Einatmung in der Anstrengungsphase muß vermieden werden.

- Der männliche Beckenboden ist weniger belastet (kleinerer Durchmesser des Beckens, nur zwei Öffnungen, keine Schwangerschaft und Geburt). Dennoch können, insbesondere in Verbindung mit Prostata- und Hämorrhoidenleiden ebenfalls Probleme beim Wasserlassen auftreten, und für Männer ist ein Training der Muskeln des Beckenbodens ebenfalls nützlich.

- Der Beckenboden ist mit den Sexualorganen verbunden. Deshalb kann ein Training dieser Muskeln auch die Sexualität positiv beeinflussen. Die sexuelle Reaktionsfähigkeit und Befriedigung können sich verbessern, und die Kontraktion der Beckenbodenmuskulatur soll einen spürbaren Druck auf den Penis ausüben können (vgl. MILLARD 1992).

- Die Belastungsdosierung soll so gewählt werden, daß sowohl schnelle, kurze als auch langandauernde Muskelkontraktionen durchgeführt werden. Die kurzen Anspannungen können in folgendem Rhythmus erfolgen, den Sie sich selbst vorsagen: Anspannnen - lockern, anspannen - lockern, ... Die längeren Kontraktionen folgen dem Schema: Ausatmen und anspannen - zwei - drei - vier - lösen - Pause, ... Je nach Leistungszustand sind 4-20 schnelle und 2-10 längere Kontraktionen in einer Übungseinheit angebracht. Anfangs ermüdet die Beckenbodenmuskulatur sehr schnell; steigern Sie die Anzahl der Wiederholungen allmählich, entsprechend Ihrer Leistungszunahme.

- Wichtiger als die erreichte Anzahl ist die Qualität der Muskelanspannung. Wie bei jedem Trainingsprogramm ist die Regelmäßigkeit entscheidend. Am besten üben Sie täglich; dies ist in der Regel leicht möglich, weil Sie Ihr Training jederzeit, überall und unbemerkt von anderen Personen durchführen können, wenn Sie die Grundlagen erlernt haben.
- Erste Erfolge, die sich bereits nach kurzer Zeit einstellen, motivieren Sie dranzubleiben, und auch das Üben selbst macht Spaß und Freude, vor allem in einer Gruppe.

Übungsprogramm Beckenboden

Das Übungsprogramm (vgl. TANZBERGER/MADERSBACHER o. J.) strebt folgende Ziele an:

- Förderung der Durchblutung des Beckenbodens
- Bewußtmachen des Beckenbodens
- Erlernen der isolierten Anspannung der Beckenbodenmuskulatur ohne Beteiligung anderer Muskelgruppen
- Kräftigung der Muskulatur des Beckenbodens in unterschiedlichen Ausgangsstellungen mit zunehmender Belastung und unter Einbeziehung des entlastenden Ausatmens
- Bewußtmachung beckenbodenschonender und -belastender Stellungen und Bewegungen
- Aktiver Einsatz des Beckenbodens in Belastungssituationen des Alltags

Beckenbodentraining

Rückenlage

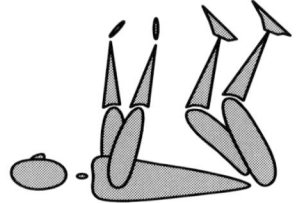

- Rückenlage - Arme und Beine nach oben strecken
- Verbesserung der Durchblutung des Venenpolsters des Beckenbodens
- Gleichmäßig atmen
- Position 3mal 20 Sekunden im Wechsel mit der zweiten Übung "Knie-Ellenbogenstellung" durchführen

Knie-Ellbogenstellung

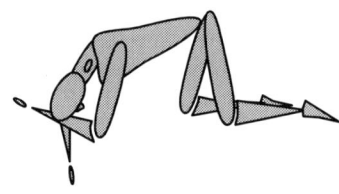

- Knie öffnen, Bauch locker hängen lassen = Entlastungsstellung für den Beckenboden
- Beckenboden stimulieren; dabei laut sagen: Brrr, brrr, brrr oder Ill-eck, Ill-ick, Ill-ock, mit explosiver Betonung des -ck
- **Variation**: "Malen" Sie mit dem Steißbein einen möglichst langen Strich zwischen Ihren Beinen; gleichmäßig atmen

Bauchlage

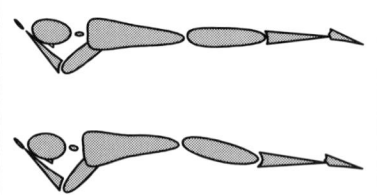

- Mit der Ausatmung auf "fff" Schambein gegen den Boden drücken
- Beim Einatmen den Druck lösen
- **Variation**: "Der Schwamm"
  Stellen Sie sich Ihren Beckenboden als vollgesogenen, nassen Schwamm vor. Drücken Sie den Schwamm mehrfach aus. Lassen Sie den Schwamm wieder füllen und drücken Sie ihn erneut aus (Spannung und Entspannung der Beckenbodenmuskulatur)

Beckenbodentraining

Bankstellung	• Ellbogen leicht beugen, Blick zwischen die Hände • Hände und Fußrücken so in den Boden-drücken, daß die Knie sich vom Boden lösen. Die Knie auf- und abbewegen und dabei "wipp, wipp" sagen (Kräftigung der Bauchmuskulatur und Spannungsübertragung auf den Becken-boden)
Sitz auf dem Übungsball 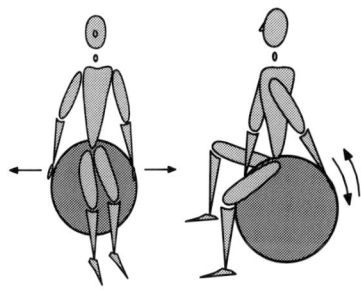	• Die Hände fixieren den Ball vorne und hinten bzw. links und rechts. Versuchen Sie, den Ball durch Beckenbewegungen nach vorne und hinten sowie rechts und links zu rollen. Dabei kommt es zu keiner Rollbewegung des Balles, da dieser von den Händen gebremst wird. Wichtig: Beim Bremsen ausatmen • **Variation**: "Der hüpfende Beckenboden" Sie federn auf dem Übungsball, wobei die Be-wegungen zunächst groß, dann zunehmend kleiner werden. Lassen Sie die Bewegung in Ihren Beckenboden übergehen und setzen Sie sie im Inneren fort (kurze Anspannungen und Entspannungen der Beckenbodenmuskulatur)
Sitzen - Stehen - Heben - Bücken 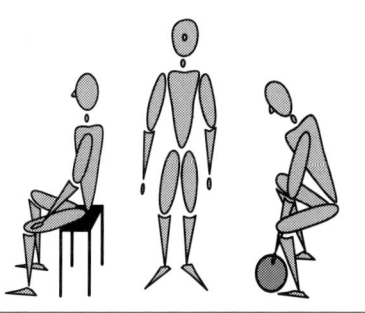	• Beachten Sie das korrekte Alltagsverhalten der Rückenschule (vgl. Kapitel Rückenschule) • Atmen Sie beim Heben bewußt aus. Dadurch entlasten Sie den Beckenboden

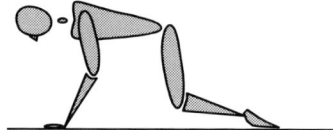

9.12 Literatur

ALOIA, J.:
Exercise and Skeletal Health.
In: J. of. the American Geriatrics Society. New York (1981), 104-107.

BIENER, K.:
Sport und Fitness im Alter.
In: Sport Praxis 2 (1992), 50/51.

BOECKH-BEHRENS, W.-U.:
Fit durchs Leben. Krefeld 1988.

BÖNING, D.:
Muskelkater - eine Übersicht über physiologische und morphologische Forschungsergebnisse.
In: RIECKERT, H. (Hrsg.): Sportmedizin-Kursbestimmung, Berlin-Heidelberg New York 1987.

BORTZ, W.:
Use it or lose it.
In: Runners World 25 (1990)8, 54-58.

BREHM, W.:
Kompetent altern mit Sport. In: Zeitschrift für Gerontologie 20 (1987), 336-344.

BUSKIES, W.:
Über das Verhalten des Blutvolumens in Lunge, Herz, Leber, Niere und Gehirn während dosierter Arbeit bei Luft- und Sauerstoffatmung. Konstanz 1986.

BUSKIES, W., KLÄGER, G., RIEDEL, H.:
Möglichkeiten zur Steuerung der Belastungsintensität für ein breitensportlich orientiertes Laufausdauertraining.
In: Deutsche Zeitschrift für Sportmedizin 43 (1992)6, 248 - 260.

BUSKIES, W., LIESNER, K., ZIESCHANG, K.:
Zur Problematik der Steuerung der Belastungsintensität beim Laufausdauertraining älterer Männer.
In: Deutsche Zeitschrift für Sportmedizin 44(1993)12, 568-573.

CONZELMANN, A.:
Zur Entwicklung der Ausdauerleistungsfähigkeit im Alter.
In: Sportwissenschaft 18 (1988), 160-175.

DANNESKIOLD-SAMSOE, B., KOFOD, V., MUNTER, J., GRIMBY, G., SCHNOHR, W., GORRN-JENSEN, S.:
Muscle strength and functional capacity in 78-81 year-old men and women.
In: European Journal of Applied Physiology 52 (1984), 310-314

DEBUS-THIEDE, G.:
Die weibliche Harninkontinenz - Differentialdiagnostik - Therapiemöglichkeiten.
In: Krankengymnastik 46(1994)3, 325-328.

DE MAREES, H.:
Sportphysiologie. Medizin von Heute. Köln 1992.

DULPER, T., CORTES, C.:
Effects of a whole body resistive training regimen in the elderly.
In: Journal for Gerontology (1993)39, 314-319.

GLAZER, W.:
Die Lebensqualität älterer Menschen in Deutschland.
In: Zeitschrift für Gerontologie 25 (1992)3, 137-144.

GOTVED, H.:
Harninkontinenz ist überwindbar. Stuttgart 1983.

HÖHN, H.:
Gene oder Umwelt - Welche Faktoren bestimmen Langlebigkeit und Altern des Menschen?
In: Naturwissenschaftliche Rundschau 47 (1994)12, 453-459.

HOLLMANN, W.:
Altern-Beweglichkeit-Training.
In: Zeitschrift für Gerontologie 26 (1993)1, 8-12.

HOLLMANN, W., HETTINGER, TH.:
Sportmedizin. Arbeits- und Trainingsgrundlagen. Stuttgart 1990.

HOLLMANN, W., LIESEN, H., ROST, R., MADER, A., DUFAUX, B., HECK, H.:
Gefahren im Breitensport, insbesondere für den älteren Menschen, aus internistischer Sicht.
In: Deutsche Zeitschrift für Sportmedizin 33 (1982) 5, 147-150.

HOLLMANN, W., ROST, R., DUFAUX, B., LIESEN, H.:
Prävention und Rehabilitation von Herz-Kreislaufkrankheiten durch körperliches Training. Stuttgart 1983.

HUMPAL, J.J., GARTLEY, CH.B.:
Inkontinenz: Aus menschlicher Sicht.
In: Documenta Geriatrica (1990)1.

ILLHARDT, F.J.:
"Ageism": Vorurteile gegen das Alter.
In: Zeitschrift für Gerontologie 26 (1993)5, 335-338.

KARVONEN, M.; KENTALA, K., MUSTALA, O.:
The Effects of Training on Heart Rate: A Longitudinal Study.
In: Annals of Medicine and Experimental Biology 35 (1957), 307-315.

KRUSE, A.:
Potentiale im Alter.
In: Zeitschrift für Gerontologie 23 (1990)5, 235-245.

KUHLMEY, A.:
Senioren in den neuen Bundesländern.
In Zeitschrift für Gerontologie 24 (1991)1, 45-49.

KUNCZIG, T., RINGE, J.:
Eine Herausforderung für die Zukunft.
In: Mobiles Leben 6 (1994) 3, 4-7.

LAGERSTRØM, D., GRAF, J.:
Die richtige Trainingspulsfrequenz beim Ausdauersport.
In: Herz, Sport & Gesundheit 3 (1986), 21-24.

LAURITZEN, C./MINNE, H.:
Osteoporose - wenn Knochen schwinden. Stuttgart 1990.

MEUSEL, H.:
Motorische Aktivität - Gesunde Entwicklung - Erfolgreiches Altern?
In: Zeitschrift für Gerontologie 23 (1990) 5, 267-274.

MILLARD, R.J.:
Vom Drang zur Pein - Blasenkontrolle als Selbsthilfe für sie und ihn.
München 1992.

OSWALD, F.:
Das persönliche Altersbild älterer Menschen. In: Zeitschrift für Gerontologie
24 (1991) 5, 276-284.

PLATEN, P., DAMM, F., MARX, K.:
Sport und Osteoporose.
In: Deutsche Zeitschrift für Sportmedizin 46 (1995) 5, 267-269.

PROKOP, L.:
Alter und Sport.
In: FORGO, J.: Sportmedizin für alle. Schorndorf 1983.

RINGE, J.:
Osteoporose. Berlin - New York. 1991.

SHARKEY, B.:
Physiology of Fitness.
Champaign, Illinois 1984.

SMITH, E., GILLIGAN, C.:
Osteoporosis, Bone Mineral and Exercise.
In: Physical activity and aging. American Academy of Physical Education Papers Nr.22. Kansas City 1988.

STATISTISCHES BUNDESAMT (Hrsg.):
Datenreport 1992. Bonn 1992.

TANZBERGER, R., MADERSBACHER, H.:
Bewegungsübungen bei Inkontinenz. Parmacia o.J.

WEINECK, J.:
Sportbiologie. Erlangen 1986.

WILMS, K.:
Allgemeinmedizinische Probleme des alternden Menschen.
In: Zeitschrift für Gerontologie 24 (1991) 4, 198-202.

Anhang

Dr. Loges sportsCARE
Ein Service für Sportler

Internet:
www.loges.de

Dr. Loges sportsCARE

Partner des Sports

Die Begeisterung am Sport – vor allem im Leistungs- oder Wettkampfbereich – nimmt ständig zu. Das Streben nach eigenen körperlichen Bestleistungen, guten Platzierungen oder Siegen zieht mehr Menschen in seinen Bann als je zuvor. Sportliche Aktivität hält uns außerdem langfristig fit, ist ein optimaler Ausgleich zu den bewegungsarmen Berufen unserer Zeit und verschafft uns individuelles Wohlbefinden.

Wer Sport allerdings gewissenhaft bzw. leistungsorientiert betreibt, sollte sich auch stets der damit verbundenen gesundheitlichen Risiken bewußt sein. Damit der Körper profitiert statt Schaden zu nehmen, muß der Aktive einiges beachten: z. B. optimale Ernährung, richtiges Verhältnis von Trainings- und Erholungseinheiten, Ausgleich der sportbedingten Vitamin- und Mineralstoffverluste, Aufbau bzw. Stärkung des Immunsystems etc.

Die Unterstützung und das Wissen eines kompetenten Partners, wie Dr. Loges sportsCARE®, ist deshalb für jeden Sportler von großer Bedeutung, um Gesundheit und Leistung kontinuierlich zu sichern – nicht nur, wenn es um einen Platz auf dem Siegertreppchen geht.

Ein wahrer Sportsfreund

Dr. Loges sportsCARE® bietet dem Sportler von heute natürliche, gut wirksame Produkte zur Leistungssteigerung, Regenerationsförderung, Vorbeugung und Behandlung von Sportverletzungen oder zur Immunsystemstärkung sowie umfangreiches Trainings- und Ernährungswissen. Mit Dr. Loges sportsCARE® an der Seite, steht einer gesunden und erfolgreichen sportlichen Leistung nichts mehr im Weg.

Dr. Loges + Co. GmbH
Postfach 12 62
21412 Winsen
Tel.: 0 4171-7 07-0
Fax: 0 4171-7 07-100
E-Mail: info@loges.de
Internet: www.loges.de

Dr. Loges

Modernste Arzneimittel auf natürlicher Basis

Der Firmensitz der Dr. Loges + Co. GmbH befindet sich in Winsen an der Luhe, in unmittelbarer Nähe zum Naturpark Lüneburger Heide. Die Naturverbundenheit war dem Unternehmen damit in die Wiege gelegt. Und an diesem Vermächtnis hat sich bis heute nichts geändert.

Ein entscheidender Unternehmensgrundsatz ist es, die Wirkung von Naturarzneien mit modernen wissenschaftlichen Methoden zu erforschen und diese Arzneimittel Therapeuten und Patienten zur Verfügung zu stellen. Im Laufe der Jahre kamen viele Arzneimittel sowohl mit bewährten als auch neuen Wirkstoffen aus der Natur hinzu.

Unsere Vertretungen in Österreich und in der Schweiz

Österreich
Vitasan GesmbH
Teichweg 2
A-5400 Hallein
Tel.: 06245-85766
Fax: 06245-85766841

Schweiz
Bucheli AG
Bahnhofstraße 27
CH-9100 Herisau
Tel.: 071-3513949
Fax: 071-3515861

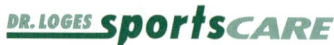

anabol-loges®

Hormonfreier Stoffwechselaktivator

anabol-loges® ist ein hormonfreier Stoffwechselaktivator mit folgenden Wirkstoffen: Vitamin E, Magnesium, Kieselerde und Johanniskraut.

Diese Bestandteile sind so aufeinander abgestimmt, daß sie sich wechselseitig unterstützen. Sie tragen zum Schutz der Muskelzelle während körperlicher Belastung bei und helfen dem Körper, seine Energie schneller wieder aufzubauen (aufbauender = anaboler Effekt).

Durch diese zellschützenden und aufbauenden Wirkungen kann es durch anabol-loges® zu einer spürbar verkürzten Erholung nach Trainings- und Wettkampfbelastungen kommen. So können Muskelschmerzen und muskuläre Ermüdung verringert werden, der Sportler wird körperlich und geistig schneller wieder fit. Die schnellere Erholungsphase ermöglicht es, das Training früher und intensiver wieder zu beginnen und schafft somit die Grundlage für die individuelle Leistungssteigerung.

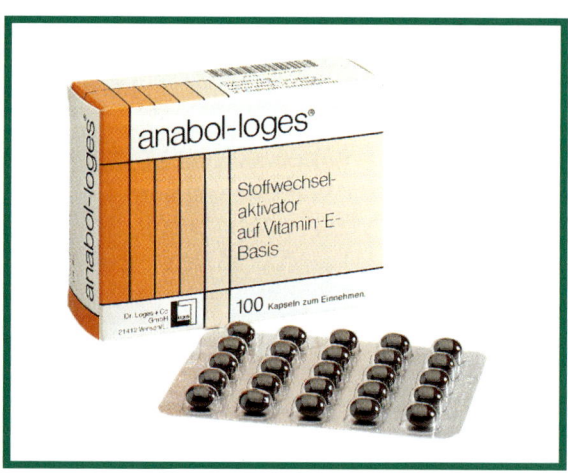

anabol-loges® zur schnelleren Regeneration nach erhöhten körperlichen und psychischen Leistungen. Zu Risiken und Nebenwirkungen lesen Sie die Packungsbeilage und fragen Sie Ihren Arzt oder Apotheker. Packungen mit 100, 200, 500 und 1000 Kapseln (erhältlich nur in Apotheken).

Für alle Altersklassen

Der sportlich aktive Mensch benötigt in erhöhtem Maße Vitamine und Mineralstoffe, denn

- sie erleichtern und verkürzen die Regenerationsphasen nach körperlicher Belastung, und
- sie sind für die Gesundheit von Herz und Blutgefäßen, Muskulatur, Binde- und Stützgewebe verantwortlich.

anabol-loges® trägt zum Schutz vor dem Angriff der so genannten freien Radikale bei – äußerst reaktionsfähigen und aggressiven Verbindungen –, die die Körperzellen vor allem bei Belastung schädigen und zerstören können. Dieser Schutzbedarf trifft auf alle Lebensalter zu. So wird der 25-jährige Leistungssportler primär den regenerationsfördernden Nutzen von anabol-loges® sehen. Für den 40- oder 50-jährigen sportlich Aktiven und erst recht für den Alterssportler wird die zellschützende, die gesundheitserhaltende Wirkung in den Vordergrund treten. Denn freie Radikale bilden mit zunehmendem Alter ein erhöhtes Risiko für Herz und Blutgefäße.

anabol-loges® ist sehr gut verträglich. Die volle Wirksamkeit wird bei längerer Einnahmedauer von ca. 6–8 Wochen und adäquater Dosierung erreicht. Die Basisbehandlung erfolgt mit 3-mal 2 Kapseln täglich. In Zeiten hoher Trainingsbelastung und mindestens drei Wochen vor Wettkämpfen wird die Einnahme von 3-mal 4 Kapseln empfohlen.

Ausführliche Informationen zur regenerations- und gesundheitsfördernden Wirkung von anabol-loges® entnehmen Sie bitte der kostenlosen Broschüre „anabol-loges® - Schlüssel zur verbesserten Regeneration". Nutzen Sie bitte die Anforderungskarte auf Seite 9.

toxi-loges®

Abwehrkraft für den Athleten

Gerade vor wichtigen sportlichen Ereignissen, während intensiven Trainings oder in Zeiten unaufschiebbarer beruflicher Verpflichtungen kommt es häufig zu Erkältungen und Infektionen. Ursache ist oftmals ein geschwächtes Immunsystem infolge einer erhöhten körperlichen und/oder geistig-psychischen Belastung.

Pflanzliche Immunstimulantien wie toxi-loges® spielen eine wichtige Rolle, die Immunabwehr in Phasen intensiver Belastung zu stabilisieren. Mit 7 Wirkstoffen zeichnet sich toxi-loges® durch ein breites Wirkspektrum aus. Es trägt zur Verminderung der Infektanfälligkeit und zur Verkürzung des Krankheitsverlaufes von bakteriellen Infektionen und Viruserkrankungen bei. toxi-loges® eignet sich dadurch in hervorragender Weise zur Stabilisierung des Immunsystems im Leistungssport.

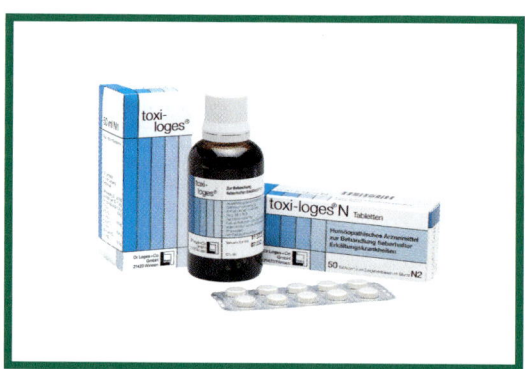

toxi-loges®. Die Anwendungsgebiete leiten sich von den homöopathischen Arzneimittelbildern ab. Dazu gehören: Fieberhafte Erkältungskrankheiten. Zu Risiken und Nebenwirkungen lesen Sie die Packungsbeilage und fragen Sie Ihren Arzt oder Apotheker. Packungen: Tropfen: 50 ml (N1); 100 ml (N2); toxi-loges® N Tabletten: 30 Stück (N1); 50 Stück (N2); 100 Stück (N3); 200 Stück (erhältlich nur in Apotheken).

sportsCARE

Zeitschrift für den informierten Sportler

Die Zeitschrift *sportsCARE* wurde 1997 aus der Taufe gehoben und hat sehr schnell viele Freunde gewonnen. Sie schätzen das besondere Konzept dieser neuen Sportzeitschrift:

sportsCARE ist fachübergreifend. Sie berichtet schwerpunktmäßig aus den Bereichen Sportmedizin, Sportwissenschaft und Sporternährung.

sportsCARE ist disziplinübergreifend. Sie informiert den Läufer wie den Radfahrer, den Triathleten wie den Tennisspieler, wie den Fitnesssportler ... eben alle aktiven Sportler.

sportsCARE ist kompetent. Sie arbeitet mit namhaften Sportexperten und Sportlern zusammen.

sportsCARE erscheint dreimal pro Jahr (Februar, Juni, Oktober). Sie will den an professionellen Nachrichten interessierten aktiven Sportler gut informieren und sucht den ständigen Dialog mit ihm.

Wollen Sie dabei sein? Dann bestellen Sie *sportsCARE* mit der Servicekarte auf Seite 9. Sie erhalten dann regelmäßig die neue Zeitschrift ab der nächsten Ausgabe im kostenlosen Abonnement. Wir freuen uns auf Sie.

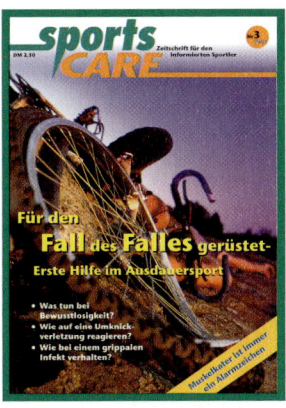

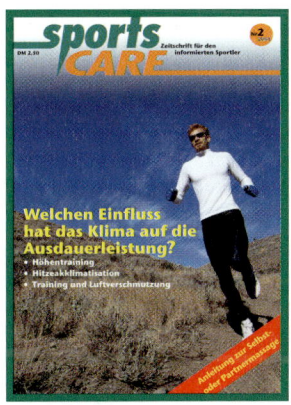

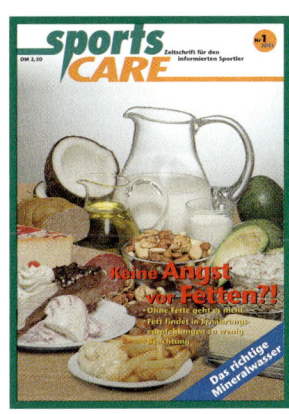

Internet

www.sportscare.de:
Ein Klick - viele Infos

Die Internetseite der Dr. Loges + Co. GmbH bieten dem interessierten
Sportler zahlreiche Informationen zu den Themen Sporternährung,
Sportwissenschaft und Sportmedizin. Durch laufende Aktualisierungen
erhält der Internetnutzer immer die neuesten Nachrichten zu den verschiedensten Sport- und Gesundheitsthemen. Schauen Sie doch einfach mal vorbei, es lohnt sich!

www.sportscare.de

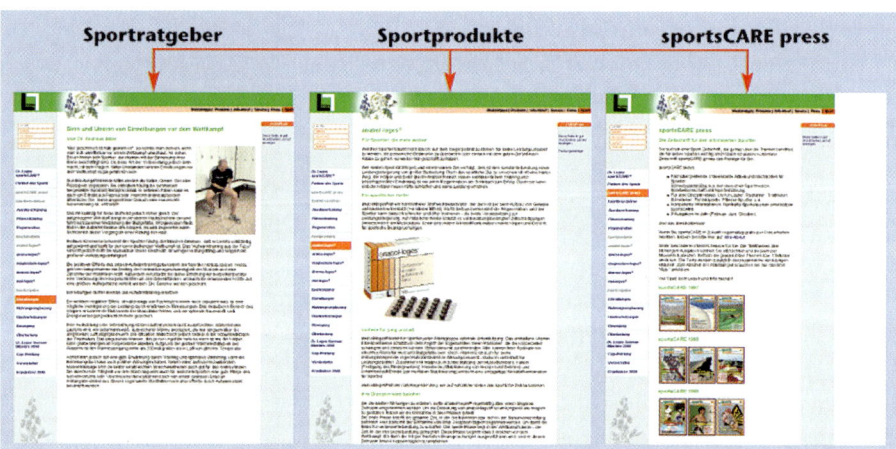

Serviceangebot

Bitte senden Sie mir folgende kostenlose Artikel aus dem
Dr. Loges Serviceangebot:

☐ Broschüre anabol-loges®
  „Der Traum vom sportlichen Erfolg"

☐ Broschüre toxi-loges®
  „Infektschutz für den Athleten"

☐ *sportsCARE*-Abonnement
  „Zeitschrift für den informierten Sportler"

Bitte abtrennen und in einen Fensterumschlag an
Dr. Loges + Co. GmbH schicken.

Dr. Loges + Co. GmbH
Frau Miriam Kassebaum
Postfach 12 62

21412 Winsen

Absender:

_____

Name

_____

Straße

_____

PLZ   Ort